医学检验技术专业新型课程体系教材

供医学检验技术、临床检验诊断学等专业用

临床形态学检验实验

主　编　徐和平　丁淑琴

副主编　毛　飞　阮　杰　陶传敏　江　华　彭春艳

编　者（以姓氏笔画为序）

丁淑琴　宁夏医科大学	吴　玮　福建医科大学医学技术与工程学院
马雪莲　河北中医药大学	张晓丽　陆军军医大学
王　丽　陕西中医药大学附属医院	张慧慧　郑州大学/郑州大学第一附属医院
王凡平　新乡医学院	陈小旋　厦门大学公共卫生学院
韦花媚　右江民族医学院	林晓燕　厦门大学附属中山医院
毛　飞　江苏大学附属人民医院	胡王强　温州医科大学附属第一医院
卢怀民　包头医学院	徐和平　厦门大学附属第一医院
刘淑艳　河北北方学院	陶传敏　四川大学华西临床医学院
江　华　襄阳市中心医院	黄连江　厦门医学院附属第二医院
阮　杰　广东医科大学	崔瑞芳　长治医学院附属和平医院
孙静芳　徐州医科大学附属医院	梁晓萍　西安医学院医学技术学院
杜　明　昆明医科大学第二附属医院	彭春艳　湖北医药学院
李海英　湖南中医药大学第一附属医院	黎安玲　武汉大学
杨　超　湖北中医药大学	戴晓莉　苏州大学附属第二医院

学术秘书　陈小旋　厦门大学公共卫生学院

U0284673

人民卫生出版社

·北京·

图书在版编目（CIP）数据

临床形态学检验实验 / 徐和平，丁淑琴主编.
北京：人民卫生出版社，2024. 8. -- ISBN 978-7-117
-36452-2

Ⅰ. R446. 1

中国国家版本馆 CIP 数据核字第 20245DU713 号

| 人卫智网 | www.ipmph.com | 医学教育、学术、考试、健康，购书智慧智能综合服务平台 |
| 人卫官网 | www.pmph.com | 人卫官方资讯发布平台 |

临床形态学检验实验
Linchuang Xingtaixue Jianyan Shiyan

主　　编：徐和平　丁淑琴
出版发行：人民卫生出版社（中继线 010-59780011）
地　　址：北京市朝阳区潘家园南里 19 号
邮　　编：100021
E - mail：pmph @ pmph.com
购书热线：010-59787592　010-59787584　010-65264830
印　　刷：北京瑞禾彩色印刷有限公司
经　　销：新华书店
开　　本：850×1168　1/16　　印张：18
字　　数：483 千字
版　　次：2024 年 8 月第 1 版
印　　次：2024 年 8 月第 1 次印刷
标准书号：ISBN 978-7-117-36452-2
定　　价：89.00 元

打击盗版举报电话：010-59787491　E-mail：WQ @ pmph.com
质量问题联系电话：010-59787234　E-mail：zhiliang @ pmph.com
数字融合服务电话：4001118166　E-mail：zengzhi @ pmph.com

出版说明

长期以来,我国医学检验专业课程体系教材大体上包括两部分内容,一部分是临床检验指标的临床应用,另一部分是临床检验指标的测定技术,是一种将两者合为一体的课程体系教材。这种体系的教材在创办医学检验专业初期,对课程建设发挥了重要的促进作用。2012 年,教育部制定了新的"普通高等学校本科专业目录",将医学检验专业(学制五年,授医学学士学位)改为医学检验技术专业(学制四年,授理学学士学位)。医学检验技术专业的学制、学位及归属类别发生了改变,培养目标也变为"培养具有基础医学、临床医学、医学检验等方面的基本理论知识和基本技术能力,能在各级医院、血液中心与防疫、体外诊断试剂研发及生产等部门,从事医学检验及医学类实验室工作的医学技术高级专门人才"。

为深入贯彻落实习近平总书记关于教育的重要论述和全国教育大会精神,以及教育部关于《进一步深化本科教学改革全面提高教学质量的若干意见》、教育部等部门关于《进一步加强高校实践育人工作的若干意见》,厦门大学、武汉大学、郑州大学、重庆医科大学、江苏大学、温州医科大学、广东医科大学、宁夏医科大学等医学院校开展了医学检验技术专业课程体系的改革与实践。

为适应并促进医学检验教育的改革与发展,亟需建设与培养目标相适应且符合医学检验技术专业发展的新型课程体系教材。

我们对全国开设医学检验技术专业的医学院校进行了调研,并邀请了医学检验领域的专家及相关院校一线教师对我国医学检验技术专业的教学现状、教材使用等进行了全面分析,确定编写一套适合我国医学检验技术专业的新型课程体系教材。随后成立的"医学检验技术专业新型课程体系教材评审专家委员会",由厦门大学郑铁生教授和西安交通大学陈葳教授担任主任委员,广东医科大学刘新光教授、武汉大学涂建成教授、郑州大学岳保红教授、温州医科大学郑晓群教授、厦门医学院袁丽杰教授等专家担任副主任委员,厦门大学潘莉莉担任秘书。专家委员会讨论并确定了本套教材的编写思想和编写原则,教材门类,主编、副主编和编者遴选原则及时间安排等。2023 年 4 月,本套教材主编人会议在西安召开,教材编写正式启动。

本套教材的编写在坚持"三基、五性、三特定"编写原则的同时,还注重整套教材的系统性和科学性,注重学科间的衔接、融合和创新。其特点是:

1. 强调立德树人,课程思政。注重加强医德医风教育,着力培养学生"敬佑生命、救死扶伤、甘于奉献、大爱无疆"的医者精神。注重加强医者仁心教育,在培养精湛医术的同时,教育引导学生始终把人民生命和健康放在首位,尊重患者,善于沟通,提升综合素养和人文修养,提升依法应对重大突发公共卫生事件的能力,做党和人民信赖的好检验师。

2. 以新型课程体系构建课程内容。实现了基础医学与临床医学、检验技术与实验操作的合理整合,具有一定的高阶性、创新性和挑战性,并可持续发展。加强了教材体系的条理性、系统性和临床应用的综合性,克服了脱离临床,分散且反复重述的问题。通过减少重复,突出重点,使得教材更加适合四年制医学检验技术专业。

3. 以培养学生岗位胜任力为目标。 通过临床医学、医学检验技术理论及实操训练、临床医学与医学检验案例学习，提高学生的临床诊断思维，全面提升学生胜任未来工作岗位的能力。本套教材既可作为医学检验技术专业的教材，也可以作为临床医学相关专业的参考书。

4. 注重教材的权威性和代表性。 全国 93 所院校及单位参与本套教材编写，其中既有综合性大学也有医药院校，中西部 20 余所院校参与编写。主编、副主编及编者均经过严格遴选，保证了教材的权威性、广泛性和代表性。教材编写积极落实中共中央办公厅、国务院办公厅印发《关于新时代振兴中西部高等教育的意见》精神。

本套教材包括三类共 12 种，其中新型临床应用课程体系教材及其配套案例教材 3 种，新型专业技术课程体系教材 7 种，新型专业实验课程体系教材 2 种。

新型临床应用课程体系教材编写思路和原则为： 以临床疾病及其临床检验指标合理应用为主线，将原 8 门专业技术课程中临床检验指标的临床应用内容融为一体，构建一门新型《临床检验医学》课程教材（在 2017 版基础上修订）。着重阐述疾病病程中临床检验指标与疾病发生、发展、转归和预后之间的关系，为临床应用提供依据；重点讨论各项临床检验指标在疾病诊断、病情观察、疗效监测、预后判断和疾病预防等方面的应用与评价，以拓展和提高临床检验指标在临床的应用价值。为便于学生理解临床疾病以及与临床检验指标的关系，培养临床思维能力，还配套有《临床化学检验案例分析》和《临床形态学检验案例分析》（均在 2017 版基础上修订）。

新型专业技术课程体系教材编写思路和原则为： 以医学检验技术与医学检验指标检测为主线，汇集国内外医学检验最常用、最核心、最先进的技术，把医学检验的各项指标分门别类地融合到各种医学检验技术之中，并从理论上较系统地总结归纳这些技术在各种物质测定中的应用原理和方法评价。改革、重组并形成了 7 门专业技术课程教材，包括《临床基础检验》《临床生物化学检验》《临床分子生物学检验》《临床免疫学检验》《临床病原生物学检验》（含临床寄生虫学检验）、《临床血液学检验》和《临床输血学检验》，按照教学规律设计构建，突出了医学检验技术专业的专业属性，以更好地培养学生胜任未来工作岗位的能力。

新型专业实验课程体系教材编写思路和原则为： 构建了以化学实验技术为主线的《临床化学检验实验》和以形态学鉴别技术为主线的《临床形态学检验实验》2 种新型实验课程体系教材。《临床化学检验实验》涵盖了《临床生物化学检验》《临床分子生物学检验》《临床免疫学检验》《临床输血学检验》4 门课程的实验内容。《临床形态学检验实验》涵盖了《临床基础检验》《临床病原生物学检验》（含临床寄生虫学检验）和《临床血液学检验》3 门课程的实验内容。这 2 种实验课程教材均按照"基本技能性实验""综合应用性实验"和"设计创新性实验"三个模块编写，自成体系，可以独立开设实验课程，做到"掌握技术""精准检验"。实验教材配有各专业技术课程的实验项目教学建议表，方便配合各教研室分别开设实验课程。实验教材建设符合教育部关于"实验课程独立开设，自成体系"课程改革要求。

本套教材力图做到人员融合、内容融合、检验指标与临床应用融合、检验技术与检验指标测定融合，促进医学检验与临床医学融合发展。关于"转氨酶"的名词叙述，采用 2024 年生物化学与分子生物学名词定义中的全称"氨基转移酶"，即"丙氨酸氨基转移酶"和"天门冬氨酸氨基转移酶"，与临床保持一致。教材每章都配套有网络增值服务，涵盖课程思政案例、教学课件、彩图、技术案例、习题和重点知识的微课讲解等数字资源。

本套教材主要用于医学检验技术、临床检验诊断学等专业教学；也可以作为临床医学相关专业的参考书。

前　言

随着现代医学飞速发展,免疫学、分子生物学、人工智能和信息化等新型技术和研究成果大量应用于临床诊疗中,临床检验技术也迎来了前所未有的快速发展阶段,大量新的检验技术和项目、高度信息化和自动化的仪器进入临床应用。因此基于"改革和创新"的理念,以及更加贴近临床工作实际状况等诸多原因,我们变革与优化了临床医学检验专业的本科实验教学体系,把过去分布在基础检验、血液学检验、输血检验、免疫学检验、生物化学检验、分子生物学检验、微生物学检验等的实验课程重新编排,按检验技术分为两门实验课程,即《临床化学检验实验》和《临床形态学检验实验》。

传统教材的实验编排是按照实验方法分为基础、免疫、分子、生化、微生物等各亚专业各自讲述,经常造成同一疾病在不同课程中重复讲述和实验;此次所编写的《临床形态学检验实验》将传统教材以检验项目为主线的编写模式转变为以疾病为主线的编写模式,强调疾病诊断中多学科、多种检验方法综合运用,本套实验教材以疾病为主线,打破了临床检验各亚专业之间的壁垒,实现各种检验方法和检验项目融合运用。实验课教学模式也将从传统的"验证式教学"向"探索式教学"转变,以加强动手能力与解决实际问题素养的培养方式为目标,从纯粹的医学检验技术培养向兼具临床思维能力训练转变。该教材中"临床形态学检验设计综合性实验"章节设计就是以面向现代检验医学的岗位胜任力,强调临床思维能力的培养和训练为目标。此外,该教材的内容既加强传统形态学基本功的综合训练,又介绍最前沿的仪器化与自动化的检验技术。"医学形态学检验分析仪器系统介绍"这一章节将系统介绍目前临床实验室形态学相关设备,体现检验医学的进步。

《临床形态学检验实验》课程内容主要是基于显微镜下形态学检验实验操作,附有大量原创、典型、清晰的图片,既可以作为高等医学院校医学检验技术专业教材使用,也可作为一本临床形态学诊断工具书和参考书,供临床形态学专业人员在工作中查阅或参考,还可作为临床检验医师、技师规范化培训的参考教材。本教材每章均配有数字资源(彩图、PPT 等),读者可在目录相应处扫描二维码获取。

本教材在编写过程中得到了人民卫生出版社、参编单位的大力支持,在此表示衷心的感谢。感谢所有参与编写的作者辛勤工作和大力支持,保证了本书的顺利出版,同时感谢本书引用的参考作者。

虽然我们尽了最大的努力,尽量去体现"改革和创新"的写作理念,但由于科学技术的不断进步,书中仍然可能存在遗憾、不足、缺陷或错误,诚请各使用单位的老师、同学和读者多提宝贵意见,以便再版时修正。

徐和平　丁淑琴

2024 年 1 月

目　录

第一章　临床形态学检验实验概述　1

第一节　临床形态学检验实验须知与
　　　　生物安全　1
　　一、临床形态学检验实验包含的内容　1
　　二、实验室生物安全　1
　　三、形态学检验发展史与发展方向　6

第二节　实验室常用试剂与仪器的使用
　　　　与维护　7
　　一、实验室常用试剂的选择、管理与
　　　　使用　7
　　二、实验室常用仪器的使用和维护　9

第二章　临床形态学检验实验室的质量体系　12

第一节　形态学质量控制　12
第二节　计数技术的质量控制　13
　　一、计数方法　13
　　二、计数技术的质量控制　13
第三节　染色技术的质量控制　15
　　一、染色技术　15
　　二、染色技术的质量控制　16

第四节　微生物鉴定与药敏质量控制　18
　　一、质控菌株及来源　18
　　二、微生物鉴定质量控制　18
　　三、微生物药敏质量控制　20
第五节　自动化仪器的质量控制　21
　　一、分析原理　21
　　二、自动化仪器的质量控制　21

第三章　临床形态学基本技能性实验　24

实验一　细胞计数　24
　　一、白细胞计数技术　24
　　二、红细胞计数技术　25
　　三、血小板计数技术　28
　　四、精液计数技术　29
　　五、网织红细胞计数技术　30
实验二　非染色理学与显微镜检查技术　33
　　一、红细胞沉降实验　33
　　二、尿液检查（细胞、结晶、本周蛋白、
　　　　糖类等）　34
　　三、粪便检查（细胞、结晶、虫卵等）　40

　　四、阴道分泌物检查（细胞、细菌、滴
　　　　虫等）　41
　　五、前列腺液显微镜检查　43
　　六、精液显微镜检查　44
　　七、脑脊液显微镜检查　49
　　八、浆膜腔积液显微镜检查　50
　　九、痰液显微镜检查　53
　　十、细菌形态学检查　53
实验三　染色技术　55
　　一、瑞氏染色和吉姆萨染色技术　55
　　二、革兰氏染色技术　71

三、抗酸染色技术　73
四、乳酸酚棉蓝染色技术　75
五、其他染色技术　76
实验四　凝集技术　98

一、细菌血清凝集试验　98
二、肥达试验　98
三、外斐试验　99
实验五　脱落细胞形态检查　100

第四章　血液系统和恶性肿瘤形态学鉴定技术　106

实验六　红细胞系统异常　106
一、缺铁性贫血的细胞形态学检查　106
二、巨幼细胞贫血的细胞形态学检查　107
三、再生障碍性贫血的细胞形态学检查　109
四、溶血性贫血的细胞形态学检查　110
实验七　白细胞系统异常　111
一、伴定义的遗传学异常的 AML　112
二、由细胞分化定义的 AML　115
三、淋巴细胞白血病/淋巴瘤　118
四、慢性髓细胞白血病　128

五、多发性骨髓瘤　129
实验八　血小板及出血与凝血系统异常　130
一、免疫性血小板减少症　130
二、血栓性血小板减少性紫癜　130
三、出凝血时间检测　131
实验九　输血相容性检验　138
一、ABO 血型鉴定检验　138
二、Rh 血型鉴定　140
三、血交叉相容性检测　141

第五章　寄生虫学检验　145

实验十　医学线虫检验　145
一、消化道线虫检验　145
二、组织线虫检验　149
实验十一　医学吸虫检验　151
实验十二　医学绦虫检验　154

实验十三　医学原虫检验　160
一、阿米巴原虫和纤毛虫检验　160
二、鞭毛虫检验　162
三、孢子虫检验　164
实验十四　医学节肢动物检验　167

第六章　细菌分离培养与鉴定技术　171

实验十五　细菌标本前处理技术　171
一、涂片技术　171
二、标本消化、浓缩离心技术　173
三、组织研磨技术　174
实验十六　标本接种与分离技术　175
一、培养基的制备　175
二、标本接种与分离技术　177
实验十七　细菌生化鉴定技术　181
实验十八　体外药物敏感试验　186
一、纸片扩散法　187

二、肉汤稀释法　189
三、琼脂稀释法　191
实验十九　耐药机制试验　192
一、葡萄球菌克林霉素诱导耐药的检测（D 试验）　192
二、耐甲氧西林金黄色葡萄球菌筛选试验（头孢西丁纸片法）　194
三、β-内酰胺酶检测试验　195
四、超广谱β-内酰胺酶（ESBLs）筛选试验　198

　　五、碳青霉烯酶检测试验　199
　实验二十　临床标本细菌鉴定技术　204
　　一、血液标本检验　204

　　二、尿液标本检验　208
　　三、脓液标本检验　211
　　四、脑脊液标本检验　214

第七章　医学形态学检验分析仪器系统介绍　217

　实验二十一　全自动血细胞分析系统　217
　实验二十二　尿液分析系统　219
　　一、尿液干化学分析仪检查　219
　　二、全自动尿液有形成分分析仪　222
　实验二十三　粪便分析系统　224
　实验二十四　精液分析系统　226

　实验二十五　骨髓细胞分析系统　227
　实验二十六　自动化血液培养系统　231
　实验二十七　细菌鉴定与药敏系统　233
　　一、细菌鉴定与药敏系统　233
　　二、质谱　236

第八章　临床形态学检验设计综合性实验　238

　实验二十八　红细胞假性异常　238
　　一、红细胞假性异常　238
　　二、血红蛋白假性异常　240
　　三、红细胞参数异常　242
　实验二十九　白细胞假性异常　244
　实验三十　血小板假性异常　246
　　一、血小板减少分析　246
　　二、血小板假性增多分析　247
　实验三十一　贫血原因待查　249
　实验三十二　白细胞异常原因待查　252
　　一、AML 伴 RUNX1::RUNX1T1 融合
　　　实验室检查　252
　　二、APL 伴 PML::RARA 融合实验室
　　　检查　256
　　三、慢性髓细胞白血病的实验室检查　260

　实验三十三　血栓性血小板减少性
　　　　　　　紫癜　263
　实验三十四　尿液标本异常原因待查
　　　　　　　（肾病综合征方向）　265
　实验三十五　尿频、尿急、尿痛原因待查
　　　　　　　（尿路感染方向）　267
　实验三十六　发热原因待查（细菌感染）　270
　实验三十七　头痛发热病因待查（真菌
　　　　　　　感染）　272
　实验三十八　腹痛、腹泻病因待查（沙门
　　　　　　　菌感染）　273
　实验三十九　寄生虫疾病原因待查　275
　　一、线虫感染　275
　　二、疟原虫感染　276
　　三、蠕形螨感染　277

第一章　临床形态学检验实验概述

临床形态学检验是以形态学显微镜检查为基础的各种检验,如血液细胞形态学、体液细胞形态学、寄生虫学、病原微生物学等各形态学的检验,是检验医学领域的一门非常重要的学科,可为许多疾病的诊断、治疗、监测及预后等提供直接的证据。临床形态学检验实验是临床形态学检验教学的重要组成部分。

第一节　临床形态学检验实验须知与生物安全

一、临床形态学检验实验包含的内容

临床形态学检验实验是整合了临床检验基础、临床血液学检验、寄生虫学检验和临床微生物学检验等四门以形态学为主的实验教学内容,通过融合不同学科的专业视角和实验技术,为疾病的防治、健康普查与咨询、医学科学研究等做出综合决策。临床形态学检验实验包含的内容有概述、质量体系、基本技能性实验、血液系统和恶性肿瘤形态学鉴定技术、寄生虫检验、细菌分离培养与鉴定技术、医学形态学检验分析仪器系统介绍、临床形态学检验综合设计性实验共 8 个部分。

二、实验室生物安全

实验室生物安全(laboratory biosafety)是指实验室的生物安全条件和状态不低于容许水平,可避免实验室人员、来访人员、社区及环境受到不可接受的损害,符合相关法规、标准等对实验室生物安全责任的要求。根据实验室对病原微生物的生物安全防护水平,并依照实验室生物安全国家标准的规定,将实验室生物安全水平(biosafety level, BSL)分为四级,一级生物安全水平最低,四级生物安全水平最高。

(一)实验室生物安全要求

1. **实验室生物安全水平**　一般形态学教学实验室属于一级生物安全水平,其实验室设计和结构、安全操作规程、安全设备等适用于操作在通常情况下不会引起人类或者动物疾病的微生物或危害生物因子。而临床微生物学实验室属于二级生物安全水平,其实验室设计和结构、安全操作规程、安全设备等适用于操作能够引起人类或者动物疾病的微生物或危害生物因子,但一般情况下对人、动物或者环境不构成严重危害,传播风险有限,实验室感染后很少引起严重疾病,并且具备有效的治疗和预防措施。

2. **实验室分区**　实验室分为清洁区、半污染区和污染区三个区域。

(1)清洁区:指没有生物因子污染的区域。该区可存放个人物品,一般位于实验室外。

(2)半污染区:指有轻微污染的区域。该区主要进行实验准备工作,如试剂、培养基、细胞的准备等。在该区操作应做好个人防护,穿工作服或防护服,戴口罩和手套等,禁止带入个人物品。

（3）污染区：为实验操作核心区。在该区操作必须做好个人防护，穿工作服或防护服，戴口罩和手套等，严格按照要求进行实验操作，禁止带入个人物品。

3. 实验室安全设备　常用实验室安全设备包括生物安全柜、高压灭菌器、微型加热灭菌器、超声清洗器、离心机、紧急喷淋装置、洗眼装置、紫外灯等。应了解仪器的摆放位置，并严格按照标准操作规程（standard operating procedure，SOP）使用及维护。

4. 个人防护用品　主要个人防护用品包括实验室防护服、护目镜、面（眼）罩、手套、防护鞋等。

5. 实验室生物安全基本要求

（1）生物安全柜是实验教学控制生物危害所必需的设备之一，可根据需要选择合适的型号，并应根据不同型号产品要求进行安装、使用和维修。在常规操作过程中容易产生气溶胶，如混匀、超声雾化和剧烈搅拌等操作时，应尽量使用生物安全柜。

（2）按照要求配备常用消毒剂，并及时更换。

（3）所有锐利物品在使用后，应集中放入专用锐器盒内，用完后拧紧盖子，整体按照医疗废物进行处理。

（4）使用机械移液装置，禁止口吸移液。

（5）实验完成后，应使用合适的消毒剂对工作台面进行消毒。

（6）手或皮肤在接触血液或其他体液后必须立即彻底清洗，实验结束后或取下手套后应立即洗手，离开实验室之前应脱下隔离衣等所有个人防护装备，并存放在指定位置。

（二）常见临床形态学检验教学实验室意外应急处理措施

1. 皮肤刺伤、切割伤或擦伤　被血液、体液污染的针头或其他锐器刺伤皮肤后，受伤人员应当脱下实验服，清洗双手，立即用力捏住受伤部位，向离心方向挤出伤口的血液，同时用流动水冲洗伤口或污染的皮肤；再用75%乙醇或碘伏消毒伤口，并用防水敷料覆盖。意外受伤后必须立即报告。

2. 化学药品腐蚀伤　先用大量清水冲洗，若为强酸则以5%碳酸氢钠或5%氢氧化铵溶液中和；若为强碱则以5%醋酸或5%硼酸洗涤中和；必要时进行医学处理。

3. 液体溅入眼睛　立即用洗眼器或生理盐水连续冲洗至少10min（避免揉擦眼睛），然后再进行相应的医学处理。

4. 菌（毒）种外溢在台面、地面和其他表面　戴手套（必要时穿防护服及对脸和眼睛进行防护），立即用布或纸巾覆盖并吸收溢出物；向布或纸巾上倾倒适当消毒剂，并覆盖周围区域，通常可以使用5%次氯酸钠溶液，消毒剂应从溢出区域的外围开始，向中心进行处理；如有碎玻璃或其他锐器，则要使用簸箕或硬的厚纸板来收集处理过的物品，并将其置于可防刺透的容器中以待处理。对溢出区域再次清洁并消毒，将污染材料置于防漏、防穿透的废弃物处理容器中。污染的防护服用消毒液浸泡后进行高压灭菌处理。

5. 菌（毒）种外溢到皮肤黏膜　及时停止实验，能用消毒液的部位可直接进行消毒，然后用水冲洗15～20min；若皮肤被刺破视为有极大危险，及时按"皮肤刺伤、切割伤或擦伤"处理。视情况隔离观察，其间根据条件进行适当的预防治疗。如果菌（毒）病原微生物不小心溅至实验人员眼内，立即用生理盐水或洗眼器冲洗。

6. 非封闭离心筒的离心机内盛有潜在感染性物质的离心管发生破裂　这种情况视为发生气溶胶暴露事故，应立即加大个人防护力度。处理方法如下：①如果机器正在运行时发生破裂或怀疑发生破裂，应关闭机器电源，停止后密闭离心筒至少30min，使气溶胶沉积；②如果机器停止后发现破裂，应立即将盖子盖上，并密闭至少30min。发生这两种情况时都应报告实验室负责人。随后的所有操作都应加强个人呼吸保护，并戴厚橡胶手套，必要时可在外面再戴一次性手套。清理玻璃碎片时应当使用镊子，或用镊子夹着的棉花来进行。

所有破碎的离心管、玻璃碎片、离心筒、十字轴和转子都应放在无腐蚀性的、已知对相关微生物具有杀灭活性的消毒剂内浸泡。未破损的带盖离心管应放在另一个有消毒剂的容器中，然后回收。离心机内腔应使用适当浓度的同种消毒剂反复擦拭，然后用水冲洗并干燥。清理时所使用的全部材料都应按感染性废弃物处理。

7. 在封闭离心筒(安全杯)内离心管发生破裂　所有密封离心筒都应在生物安全柜内装卸。如果怀疑在离心筒内离心管发生破损，应该松开离心筒盖子并将离心筒高压灭菌或化学消毒。

8. 菌液或标本污染　倾倒适量消毒液于污染面，浸泡30min后抹去；若手上沾有活菌，也应将手在上述消毒液中浸泡10min，再用肥皂及自来水冲洗。

9. 实验书籍、材料、衣物等被污染　将被污染物置于盛放污染性废弃物的容器内，高压灭菌处理。

10. 在生物安全柜以外发生有潜在危害性的气溶胶释放　所有人员必须立即撤离相关区域，并通知实验室负责人，任何暴露人员都应该接受医学咨询。为了使气溶胶排出和较大的粒子沉降，在一定时间内(如24h)应在实验室门上张贴"禁止进入"的标志。过了相应时间后，在相关人员的指导下来清除污染。

11. 意外发生火灾　应沉着处理，切勿慌张。如因电源起火，立即关闭电源，再行灭火；如系乙醇、二甲苯、乙醚等起火，切忌用水，应迅速用沾水的布类和沙土覆盖扑灭。

12. 感染的实验动物逃跑　应立即抓回，并对污染区进行处理。

(三)常用生物安全设备

1. 生物安全柜　是二级生物安全实验室必备的设备。

(1)生物安全柜的分类：生物安全柜是在操作具有感染性的实验材料时，为保护操作者本人、实验室内外环境和实验材料，使其避免在操作过程中可能产生的感染性气溶胶和溅出物而设计的一种实验室安全防护设备。生物安全柜有三种级别，即Ⅰ级、Ⅱ级和Ⅲ级(表1-1)。Ⅰ级生物安全柜的工作窗开口向内吸入的负压气流用于保护操作者安全；排出气流经高效过滤器过滤以保护环境免受污染。Ⅱ级生物安全柜的工作窗开口向内吸入的负压气流用于保护操作者的安全；经高效过滤器过滤的垂直气流用于保护实验材料；排出气流经高效过滤器过滤以保护环境免受污染。Ⅱ级生物安全柜分为4种型号，即Ⅱ级A1型、Ⅱ级A2型，Ⅱ级B1型、Ⅱ级B2型。Ⅲ级生物安全柜是完全密闭不漏气结构，能满足一类、二类、三类和四类致病因子操作要求。操作者通过与生物安全柜连接的密闭手套实施操作。生物安全柜内对临床实验室的负压应不小于120Pa，送风应该经过高效过滤器过滤后进入柜内，排风应该经过两道高效过滤器过滤后排至室外。当密闭手套脱落时，其与柜体连接处的洞口风速应不小于0.70m/s。

表1-1　生物安全柜的分类

级别	类型	排风	循环空气比例/%	柜内气流	工作窗口进风平均风速/m·s	保护对象
Ⅰ级		可向室内排风	0	乱流	≥0.40	操作者
Ⅱ级	A1型	可向室内排风	70	单向流	≥0.40	
	A2型	可向室内排风	70	单向流	≥0.50	操作者、实验材料和环境
	B1型	不可向室内排风	30	单向流	≥0.50	
	B2型	不可向室内排风	0	单向流	≥0.50	
Ⅲ级		不可向室内排风	0	单向流或乱流	无工作窗口进风，当一只手套取下时，手套口风速≥0.70	操作者和环境，有时兼顾实验材料

（2）生物安全柜维护

1）一般要求：生物安全柜的安装、调试及维修必须由具有相应资质的专业人员来进行。生物安全柜允许 24h 连续工作，Ⅱ级 B1 型和Ⅱ级 B2 型生物安全柜必须与房间通风系统联动，以维持房间空气的平衡。

2）紫外灯：生物安全柜中紫外灯，每周应用 75% 乙醇擦拭清洁。在生物安全柜重新性能验证时，应检查紫外线的强度以确保有适当的光发射量。

3）清洁和消毒：每次使用生物安全柜前，应对柜的内表面进行消毒。在每天实验结束时，应将包括仪器设备在内的生物安全柜内所有物品进行表面消毒后移出生物安全柜。然后选用合适的消毒灭菌剂擦拭工作台面、四周及玻璃的内侧灯部位。清洁和消毒推荐在生物安全柜维持运行状态进行。如果要关机的话，则应在关机前运行 5min 以净化内部的气体。

4）警报：生物安全柜一般有两种警报器（窗式和气流），在维护保养过程中需要对报警器功能状态进行检查。

5）现场检查：在首次安装完毕、设备移动位置后、设备检修后、设备更换高效过滤器后及以后一年一度的常规检测，均应由具有资质的专业人员按照生产商的说明对生物安全柜的整体运行性能进行现场检查和评估，具体检查项目和评价标准见中华人民共和国卫生行业标准 WS 233—2017《病原微生物实验室生物安全通用准则》。

（3）生物安全柜规范使用

1）操作准备：①每次使用前应检查生物安全柜的相关指标，如风速、气流量和负压等，这些指标均应在正常范围内。若出现异常应停止使用，并向相关部门申报检修。②使用生物安全柜时，不要打开玻璃观察窗。③开始工作之前，要准备一张实验室工作所需要的材料清单，先将工作所需物品放入。放入生物安全柜的物品表面应使用 75% 乙醇进行消毒，以去除污染。④打开风机 5～10min，待安全柜内的空气得到净化并且气流稳定后再开始操作。将双臂伸入安全柜静止至少 1min，使安全柜内气流稳定后再开始操作。⑤生物安全柜上装有窗式报警器和气流报警器两种警报器。当窗式报警器发出警报时，表明操作者将滑动窗移到了不当的位置，应将滑动窗移到适宜的位置；当气流报警器报警时，表明安全柜的正常气流模式受到了干扰，操作者或物品处于危险状态，应立即停止工作，并采取相应的处理措施。在工作完成后，应至少让生物安全柜继续工作 5min 来完成"净化"过程，即留出将污染的空气排出生物安全柜的时间。

2）物品摆放与污染预防措施：①生物安全柜内尽量少放仪器和物品，只摆放本次工作需要的物品。②摆放物品不要阻塞后面气口处的空气流通，同时要注意前面的空气栅格不要被吸管或其他材料挡住。③操作时废物袋及盛放废弃吸管的容器等必须放在安全柜内，因其体积较大可放在一侧。污染的物品应先放于装有消毒液的容器中消毒 1h 以上，方可转入医疗废物专用垃圾袋中进行高压灭菌等处理。洁净物品和污染物品要分开放在不同区域。④在柜内的所有工作都要在工作台中央或后部进行，并且通过观察窗能够看见柜内的操作。⑤尽量减少操作者背后人员的走动及快速开关房间的门，以防对生物安全柜的气流造成影响。

3）明火的使用：禁止在生物安全柜内使用本生灯。它产生的热量会改变气流方向，也可能破坏滤板。建议使用微型加热灭菌器和无菌的一次性接种环进行操作。

4）消毒和灭菌：①在操作结束后，应使用适宜的消毒剂（如 75% 乙醇）擦拭生物安全柜的台面和内壁（不包括送风滤器的扩散板）。②如果用紫外灯，室内有人时紫外灯应处于关闭状态，以防皮肤和眼睛暴露在紫外线中而受到损伤。

5）完善相关记录：每次使用后或者维修后应及时做好相关记录。

2. 高压灭菌器　高压灭菌是对实验室灭菌的最有效和最可靠的方法之一。

（1）高压灭菌器分类：高压灭菌器分为燃料加热压力锅式高压灭菌器、预真空式高压灭菌器和重力置换式（下排气式）高压灭菌器三种。

1）燃料加热压力锅式高压灭菌器：只有在没有重力置换式高压灭菌器的情况下才使用这种高压灭菌器。从其顶部装载物品，通过燃气、电力或其他燃料来加热。通过加热容器底部的水来产生蒸汽，由下而上置换空气并经排气孔排出。当所有的空气排出后，关闭排气孔的阀门，缓慢加热使压力和温度上升到安全阀预置的水平，此时记为灭菌开始时间。灭菌结束后停止加热，让温度下降到80℃以下再打开盖子。

2）预真空式高压灭菌器：这种灭菌器的灭菌原理是利用机械抽真空的方法，使空气在蒸汽进入前先从灭菌器排出，灭菌柜室内形成负压，蒸汽进入时得以迅速穿透到物品内部进行灭菌。气体是通过一个装有HEPA过滤器的排气阀排出。在灭菌结束时，蒸汽自动排出。这种高压灭菌可以在134℃下进行，灭菌周期可以缩短至3min。

3）重力置换式（下排气式）高压灭菌器：热蒸气在压力作用下进入灭菌器，由上而下置换较重的空气并通过灭菌器的排气阀（装有高效空气过滤器HEPA）排出，排出的冷空气逐渐由饱和蒸汽取代，利用蒸汽释放的潜热达到灭菌的效果。

（2）高压灭菌器维护

1）应选择有资质的正规厂家生产的灭菌设备。灭菌设备中的温度、压力表和减压阀等影响灭菌效果和安全性的部件要建立年检制度，压力蒸汽灭菌器应由有资质的单位定期依据国家质量技术监督局《压力容器安全技术监察规程》进行检测评价、校验，使用单位也应定期进行检测维护，一般每3个月进行一次。

2）使用单位每天还需进行一些常规检查，包括：①检查门框与橡胶圈有无损坏、是否平整；门的锁扣是否灵活、有效。②检查压力表在蒸汽排尽时是否达零位。由柜室排气口倒入500mL水，检查有无阻塞。关好门，通蒸汽检查是否存在泄漏。③检查蒸汽调节阀是否灵活、准确，压力表与温度计所标示的状况是否吻合，排气口温度计是否完好。检查安全阀是否在蒸汽压力达到规定的安全限度时被冲开。④预真空压力蒸汽灭菌器每日进行一次B-D测试（Bowie-Dick test），检测它们的空气排出效果。⑤检查蒸汽质量：发生蒸汽的水质应该符合标准，应该使用去离子水，以避免水中的一些杂质在蒸汽水中产生惰性气体影响灭菌效果。蒸汽的温度、压力应符合要求，应使用饱和蒸汽。蒸汽输送管道避免泄漏。⑥检查需灭菌物品的包装：包装应保证物品内部空气的排出和蒸汽的透入。对于不了解特性的包装材料应先用生物指示物验证灭菌效果后方可使用。⑦检查灭菌物品：应保证灭菌物品内部空气的排出和蒸汽的透入。对于长管腔、大体积的物品宜使用预真空压力蒸汽灭菌器并增加脉动次数，延长脉动时间和灭菌时间。

（3）高压灭菌器灭菌效果监测：应对灭菌锅内、套层内和蒸汽输送管道内的温度、压力等因素进行实时监测，对灭菌各步骤的时间进行记录。根据危险程度对每一个灭菌包进行监测，常用方法有化学监测法和生物监测法。

1）化学监测法：包括化学指示卡（管）监测方法和化学指示胶带监测法。①化学指示卡（管）监测方法：将既能指示蒸汽温度又能指示温度持续时间的化学指示卡（管）放入被灭菌物品的中央，经过一个灭菌周期后，取出指示卡（管），根据其颜色及性状的改变判断是否达到灭菌条件。②化学指示胶带监测法：将化学指示胶带粘贴在每一个待灭菌物品包外，经过一个灭菌周期后，观察其颜色的改变，以指示是否经过灭菌处理。

2）生物监测法：指示菌株为耐热的嗜热脂肪芽胞杆菌（ATCC7953或SSIK31）。生物监测是将嗜热脂肪杆菌芽孢片装入灭菌小纸袋内，并置于试验包中心部位。经过一个灭菌周期后，在无菌条件下，经（56±1）℃培养7d，观察培养基的颜色变化。监测时设阴性对照和阳性对照。

（4）高压灭菌器的规范使用

1）使用前准备：高压灭菌器设备安装调试完成后应该进行检测评价。检测内容包括温度、压力指示器的计量检测，灭菌器门的灵活性和密闭性，并按有关标准进行灭菌效果的生物学评价。

2）下排气式高压灭菌器的使用方法：①将待灭菌物品放入灭菌柜室内，关闭柜门并扣紧；②打开进气阀，将蒸汽通入夹层预热；③夹层压力达 102.9kPa（1.05kg/cm^2），调整控制阀到"灭菌"位置，蒸汽通入灭菌室内，柜内冷空气和冷凝水经柜室阻气器自动排出；④柜内压力达 102.9kPa（1.05kg/cm^2），温度达 121℃，维持 20～30min；⑤需要干燥的物品，灭菌后调整控制阀至"干燥"位置，蒸汽被抽出，柜室内呈负压，维持一定时间物品即达干燥要求；⑥对液体类物品，应待自然冷却至 60℃以下，再开门取物，不得使用快速排出蒸汽法，以防止突然减压，液体剧烈沸腾或容器爆炸。

特殊操作按照厂家说明书的要求进行，有些下排气式高压灭菌器的灭菌操作程序已经变为自动程序，灭菌可以自动完成。

3）注意事项：①高压灭菌器的操作和维护应由受过培训并取得资质的专职人员负责。②应使用饱和蒸汽，并且其中不含腐蚀性抑制剂或其他化学品，这些物质可能污染正在灭菌的物品。③所有要高压灭菌的物品都应放在空气能够排出，并具有良好热渗透性的容器中；灭菌器柜腔装载要松散，以便蒸汽可以均匀作用于装载物。④当灭菌器内部加压时，互锁安全装置可以防止门被打开，而没有互锁装置的高压灭菌器，应关闭主蒸汽阀，待温度下降到 80℃以下时再打开门。⑤当高压灭菌的对象是液体时，由于取出液体时可能因过热而沸腾，故应采用慢排式设置。⑥在进行高压灭菌效果的常规监测中，生物指示剂或热电偶计应置于每件高压灭菌物品的中心。宜在"最大"装载时用热偶计和记录仪进行定时监测，以确定灭菌程序是否恰当。⑦灭菌器的排水过滤器（如果有）应每天拆下清洗。⑧应注意保证高压灭菌器的安全阀没有被高压灭菌物品中的纸等物品堵塞。⑨高压灭菌操作应有严格的记录，高压灭菌效果的监测结果应及时观察并记录，若发现异常情况立即报告带教老师，并妥善保存记录。

三、形态学检验发展史与发展方向

形态学检验在现代国际医疗领域广为推崇的多学科诊疗模式（multi-disciplinary treatment，MDT）的指导下，整合临床基础检验、临床血液学检验、寄生虫学检验和临床微生物学检验等四门以形态学为主的学科，内容涵盖显微技术、染色技术、阅片技术、自动化技术等，应用于细菌检验、真菌检验、外周血细胞检验、骨髓细胞检验、尿液检验、粪便检验、寄生虫检验等。

形态学检验最早应从显微技术说起，其主要技术工具为显微镜。17世纪，微生物学家列文·虎克（Anthony Von Leeuwenhoek）通过透镜与可透过光线的铜板制造的显微镜，观察到运动的"微小动物"——细菌，并用文字和图画进行记载。随后，光学显微镜、电子显微镜、现代显微成像技术的迅速发展，为形态学检验提供了有力的工具。

染色技术可以帮助在显微镜下观察微生物或细胞的形态、大小、排列、特殊结构、内含物等，在形态学检测、鉴定等应用广泛。汉斯·克里斯蒂安·革兰（Hans Christian Gram）发明了革兰氏染色法，并根据细菌染色的着色情况分为革兰氏阳性菌和革兰氏阴性菌两大类。目前，常用的抗酸染色、荧光染色、墨汁染色、瑞氏染色、吉姆萨染色等染色技术能够更直观、清晰地观察目标结构或细胞，推动着形态学的快速发展。

阅片技术依靠检验人员长期丰富的经验积累。他们利用显微镜和染色技术辨别特异的形态、结构、排列等从而鉴定相应的细胞、细菌、真菌和寄生虫等。当前,随着人工智能在临床实验室中应用日益广泛,人工智能在形态学检验中也扮演着不可或缺的角色。全自动显微扫描拍摄系统集数字图像技术、形态学识别和智能化判断于一体,已成为形态学中的智能化医疗设备,包括全自动血细胞分析仪、骨髓细胞图像自动识别系统、尿液有形成分分析仪、粪便有形成分分析仪和抗酸染色自动阅片仪等。全自动血细胞分析仪可分析外周血红细胞、白细胞、血小板的大小和形态等参数,快速进行预分类,并实现结果趋于标准化,减少主观差异性。骨髓细胞图像自动识别系统集合计算机技术和成像处理技术,通过人工智能的深度学习和神经网络技术学习分析每一份检验报告,构建专家库,可对复杂多样的骨髓细胞进行鉴别,提高诊断效率和准确度。尿液有形成分分析仪和粪便有形成分分析仪通过机器视觉进行图形识别处理,可有效识别尿液和粪便的理化指标、有形成分等。抗酸染色自动阅片仪可判断涂片的阴性或阳性、每个视野出现的抗酸杆菌数量、总体抗酸杆菌的密度等,智能化筛选出抗酸杆菌供检验人员审核确认。智能化设备虽然可以有效提高形态学检验的效率与准确性,但其依然是一类过筛性设备,需要制订复检和筛选规则,而显微镜下的形态学检验依然是金标准(gold standard)。

我国检验医学发展已有近百年的历史,经历过手工检验的最初时代,只用显微镜、离心机、试管、分光光度计来完成一些基本的检验,也经历了从半自动化分析到全自动化分析的飞速发展阶段。随着科技的迅速发展,检验新技术、新方法、新设备不断涌现,尤其是信息技术的飞速发展及其在医学领域的广泛应用,使得检验医学正逐步向自动化、信息化、智能化、标准化和便捷化转变,与传统相比大多数检验速度更快、标本用量更少、检验结果更准。形态学检验仍然是检验医学不可或缺的重要内容,是任何自动化仪器检测所不能替代的。随着技术的不断进步,形态学检验也将迎来更好的发展,如流式细胞、荧光原位杂交(fluorescence in situ hybridization, FISH)等技术的应用,全自动血细胞形态学分析仪等仪器的普及,降低了检验人员的工作强度,提高了工作效率。随着人工智能学习能力不断提升,形态学检验诊断将带来突破性进展,并逐渐替代大部分人工显微镜形态学检查,甚至还可结合临床给出具有丰富图文解读、精准检测结果、明确检验诊断的报告,而推动这一天早日到来则需要大家共同作出努力。

(陶传敏　黄连江)

第二节　实验室常用试剂与仪器的使用与维护

一、实验室常用试剂的选择、管理与使用

随着检验技术不断改进,实验室检查结果已成为高效的诊断信息。而检验试剂的选择、管理和使用是影响检验质量的重要因素之一。规范化、标准化的实验室管理体系,是为临床提供高质量检验报告的必然要求。

试剂是检验工作中很重要的一个因素,检验试剂商品化程度不断提高,需要人工配制试剂的比例在逐渐减少。特别是临床生化、免疫检测试剂盒的出现,减少了烦琐的配制流程,节约了时间成本。然而,在临床血液、尿液、脑脊液、浆膜腔积液、分泌物与排泄物的检验中,显微镜形态学检验仍然是分类计数正常细胞、炎症细胞、肿瘤细胞,以及识别管型、结晶、寄生虫等的最重要手段。特别是在需要进行形态学检验确诊疾病的实验中,绝大多数检验项目仍然依靠手工制备标本,涂片、切片、抹片、甩片、压片等的显微镜观察或培养物的肉眼观察,各种细胞、细菌、真菌、寄生虫、管型、结晶等有形成分的识别、分类、计数等,还依赖于检验技师或检验医生的形态学诊断。面对错综复杂的镜下形态,进行正确的解读及

诊断的前提,就是建立规范和严格的试剂标准化的管理制度,规范从质量保证到合理使用等一系列程序,才能在提高检测速度的同时保证检验质量。

（一）试剂选择

1. 选择证件齐全的生产厂家。国外试剂应具有进口许可证、海关报关单等,国内试剂生产厂家应提供生产许可证,以及国家药品监督管理局或省、自治区、直辖市的药品监督管理局颁发的注册证、生产制造批准文号、检测报告等材料。

2. 选择经室间质量评估和室内质量控制证实准确度高、重复性好、灵敏度高、线性范围宽、抗干扰能力强、稳定性高的试剂。

3. 选择性价比高的试剂:在各项性能、质量指标相近的情况下,选择操作简便、易于保存、价格相对低廉的试剂,力求最优性价比。

4. 选择与仪器匹配的试剂:选择与仪器最匹配的试剂,力求达到最好的检验结果。有些仪器对试剂有特殊的要求,有的仪器依赖于专用试剂。

5. 根据实验目的选择化学试剂:根据检验方法的要求及样本的含量选择自配试剂的所用化学药品,如用于检测样本含量低的化学试剂,必须选用品级纯度较高试剂,至少是分析纯;而用于定性检测的试剂要求相对低,可选用实验试剂或化学纯。

（二）试剂管理

实验室应制订文件化程序,规范试剂的购买、使用、保存、标识及安全,保证实验所用试剂的质量。

1. 专人管理 试剂管理应专人负责,管理人员必须有较强的责任心,工作踏实、诚实可靠。严格遵循试剂保存条件,每天查看并填写储存试剂专用冰箱的温度记录,并负责温度计定期校准。

2. 分类储存 试剂应按检测项目分类存储、分层摆放,严格遵守试剂保存条件及试剂药品的储存规则;入库试剂在试剂盒外侧标记入库日期并对试剂进行编号,便于观察和使用。储存时应进行出入库登记,包括试剂名称、生产厂家、规格、批号、数量、有效期、出库时间和数量等信息。

（1）一般试剂药品:固体与液体分开,氧化剂与还原剂分开,酸与碱要分开放置。试剂放置温度根据试剂药品的要求,分为常温、4~8℃和4℃以下。

（2）危险性化学药品:危险性化学药品应有专人负责管理,标签必须完整清楚,以免拿错造成事故。对标签脱落、性质不明的药品应及时上交上级主管部门,集中处理,不可随意丢弃。酸碱类、氧化剂和还原剂,以及其他能相互作用的药品试剂,不应存放在一起,以防变质、失效或燃烧。挥发性药品应于阴凉避光处保存,避免光直接照射。强氧化剂不宜受热及与酸接触,否则会分解放出活泼的氧,导致其他物质燃烧或爆炸。易爆炸性的药品应放置在有缓冲液的容器内,以防撞击和剧烈震动而引起爆炸。

（3）剧毒药品:剧毒药品需放置于具有双锁的保险柜内;剧毒药柜应放置在24h有值班人员的附近;剧毒药柜应由专人管理,两人各持不同锁之钥匙;使用剧毒药品时必须两人在场,规范填写《剧毒药品使用记录》。

（4）自配试剂的管理:配好的试剂贴上标签,内容包括试剂名称、浓度、配制日期、配制人姓名等信息;自配试剂应按照不同的保存方式进行保存;新配制的试剂倒入试剂瓶之前,一定要将试剂瓶内残余的试剂倒干净;废弃试剂不能直接倒入下水道,特别是易挥发的、有毒的有机化学试剂不能直接倒入下水道,应倒入专有的废液瓶内,定期妥善处理。

（三）合理使用试剂

试剂使用时应注意试剂盒的生产日期和失效日期,按试剂编号顺序使用,防止试剂过期,减少不必要的损失;使用试剂时,严格按操作说明操作,规范试剂使用,不能随意增加或者减少试剂用量,不同批号的试剂成分不能相互交换、合并。

1. 一般情况下,实验室每周领取试剂两次,每次领取试剂的量不可过大,用完后方可向试剂库请领;特殊情况,也可随时领取。

2. 试剂开封后,应在试剂包装上注明开封日期和有效期,并按规定条件保存。

3. 应每日检查保存试剂的冰箱的温度,并进行登记。

4. 各实验室校准品、室内质控品管理:各实验室应严格遵循校准品、室内质控品的保存条件。不得使用过期的校准品、室内质控品。校准品、室内质控品开封后,应在其包装上注明开封日期和有效期,并按规定条件保存。如在使用过程中发现校准品、室内质控品的质量不符合要求,则应报告外部供应主管,要求退货,并向供应商和药库或器械库主管负责人说明理由,并记入《物品拒收记录》。

5. 外部质量评价机构质控品:由质量控制小组接收外部质量评价机构分发的质控品,对质控品验收情况进行初步评估,得出接收意见,并按外部机构的规定条件保存;然后分发给各专业实验室的工作人员,按规定时间和条件检测,最终形成《外部质控品接收及操作记录》。

6. 易腐蚀试剂的使用

(1)使用有挥发性强酸、碱,以及有毒性的气体时,应在通风橱内开启瓶塞;如无通风橱时,应在空气流通处开瓶,人站在上风向,眼应侧视,操作迅速,用毕立即塞紧瓶塞。

(2)对于液体试剂,应观察试剂名称、浓度、溶液的颜色、透明度、有无沉淀,以确定试剂是否变质。

(3)取用液体试剂时,应将试剂倒入试管中吸取,原则上不能将吸管直接插入试剂瓶中吸取,剩余试剂不能倒回试剂瓶内。

(4)倾倒试剂时,左手握住贴有瓶签的瓶体,右手拔出瓶塞,从瓶签的对侧倒出溶液,避免溶液腐蚀标签,瓶塞开启后将塞座放在桌上,塞心朝上不可与任何物品接触,以免污染试剂,也应注意不可戴错瓶塞。

随着检验医学的发展,检验科的标准化、规范化建设除提高检验人员的理论和操作水平外,还必须加强试剂管理,规范检验试剂的使用程序。通过严格管理和合理使用,杜绝漏洞,减少浪费,保证检验质量,提高经济效益,促进科室的健康、有序发展。

二、实验室常用仪器的使用和维护

实验室仪器包括仪器的硬件和软件、测量系统和实验室信息系统。实验室应制订仪器选择、购买和管理的文件化程序。实验室应配备其提供服务所需的全部设备(包括样品采集、样品准备、样品处理、检验和储存)。如实验室需要使用非永久控制的设备,实验室管理层也应确保符合要求。必要时,实验室应更换仪器设备,以确保检验结果质量。

(一)仪器的使用

1. 每台仪器应建立简易操作卡,由操作者保存,按文件控制要求对操作卡进行控制。操作者应随时可得到操作程序,并保持最新版本。操作者要严格按程序执行。

2. 仪器操作人员必须经过培训,考核合格取得许可后,方可进行操作。

3. 仪器设备所用的试剂应与该设备完全匹配,对新购进的试剂或不同批号的试剂应进行核查(可以通过质量控制、验证等方式进行核查,核查合格后方可使用)。

4. 遵循实验室工作安全规程,仪器工作区非操作人员禁止进入。

5. 每台仪器建立严格的质控制度,室内质控结果在质控范围内方可出报告。不定期参加国家卫生健康委员会临床检验中心、世界卫生组织(WHO)及中国合格评定国家认可委员会(CNAS)组织的室间质评活动。如果室内质控失控或仪器故障时,应为不符合项,依据

《不符合项及持续改进控制程序》处理。

6. 实验室所用与仪器设备有关的一切过程(包括原始标本的采集、制备及处理、检验、存放等)都应与仪器设备要求的一致。标本的采集按各类试验项目标本采集及处理过程进行管理。

7. 与检验结果和仪器联网的计算机设备与程序必须符合检验要求。计算机设备由专人负责,制订严格的制度,规定科内使用人员的使用权限(包括患者结果输入、确认、更改等),非本科室人员禁用,按《实验室信息系统管理程序》进行管理。

8. 实验室对投入使用或修理的仪器进行清洁,保证仪器设备不污染环境。在仪器设备退役前,应对仪器设备进行消毒处理。

9. 如果设备脱离实验室,或已被修理、维护过,必须对其校准、验证,符合要求后方可使用。

(二)仪器的校准

1. 所有需要校准的仪器必须通过校准后才可使用。

2. 特殊仪器设备应选择国际或国家标准中已公布的方法、质量控制来监测仪器设备性能(如电泳分析仪)或由权威机构来校准仪器设备(如分析天平)。

3. 校准仪器时,保证环境条件都必须符合仪器校准的要求,所有的试剂都必须是仪器设备要求的原装试剂并且贮存过程符合试剂的要求,过期的或不符合贮存要求的试剂一律不用。

4. 校准仪器设备的人员必须熟悉仪器的原理、性能、使用方法和仪器设备校准的过程,仪器厂商或代理商技术工程师应对仪器设备校准者进行培训。

5. 校准的时间应按仪器操作手册要求进行,校准的全部资料应记录在案,由实验室负责人保存。

6. 因仪器都使用厂家配套试剂,所以仪器校准溯源性要求都必须溯源到厂家要求的性能参数。

7. 在校准过程中,因仪器试剂等因素变动导致校准因子变动时,必须经质量控制或其他比对活动确认结果无误后才能确认其校准因子,并报实验室负责人批准,否则应报告质量主管,由专门人员重新校准仪器设备。

8. 校准不能通过的仪器设备应停止使用,立即更换仪器状态标识,并通报科室仪器负责人并请仪器维修中心进行维修。

9. 在校准过程中,当仪器校准给出一组修正因子,校准人员必须检查仪器设备,确定此组修正因子已被仪器接受,否则应重新校准仪器设备。

10. 实验室质量控制小组不定期对仪器设备检测系统经过校准的状态进行抽查(每年至少2次),以保证检测系统处于正常功能状态。

(三)仪器的维护与保养

1. 实验室应留出合适的空间以供设备维护和保养。

2. 每台仪器设备应遵循制造商的建议,实验室制订每天的维护与预防性保养程序,并按程序对仪器设备进行常规性维护和保养。

3. 实验室的仪器设备作业指导书中必须制订安全处理、运输、存放和使用设备的程序,防止仪器在上述过程中被污染或损坏。

4. 未经技术主管授权,不得擅自变动影响检验结果的设备的性能,这些设备包括硬件、软件、参考物质、消耗品和试剂等。

(四)仪器出现故障的维修与处理

1. 当仪器出现故障时应先通报科室各实验室负责人和仪器维修中心,仪器维修中心根据情况解决（包括医院工程师维修、厂商工程师进行维修，多数情况下请厂商工程师维修），并立即更换仪器标识。

2. 维修工程师维修仪器时，实验室应出现温馨提示，告知工程师此仪器设备在生物污染方面可能存在传播的疾病，采取必要的预防措施，降低感染的概率。

3. 仪器设备每次维修后应有维修报告并存档保存，一般性维修后经校准或质量控制合格后即可使用，非一般性修复的仪器设备都必须经过校准、验证，证明仪器性能满足要求后，并经各实验室负责人审核后方能投入使用。

4. 当仪器设备出现故障时，应为不符合项，依据《不符合项及持续改进控制程序》处理。实验室负责人应对故障之前的检验报告进行评审，按下列步骤进行处理：

（1）当仪器设备出现故障时应立即停发该仪器所有检验的报告结果（至少追回工作到前一次质量控制之后），并对所有检验样品使用同类仪器重新检测，以验证检测结果的准确性。

（2）如果检测报告没有发出，若检测结果与原检测一致时，可以发出检测报告，若检测结果与原检测不一致时，则发出新检测报告。

（3）如果检测报告已发出，但标本能够复查则立即采用其他仪器设备复查。若检测结果与原检测一致时，报质量主管或技术主管同意后，可以不追回检验报告。若检测结果与原检测不一致时，应立即通知患者或临床医护部门，告知有可能造成的不良后果，并尽力追回检验报告。同时报告质量主管和技术主管并联系患者和临床医护部门进行协商解决。若标本已经作废，则立即报告质量主管和技术主管并联系患者和临床医护部门进行协商，重新采集标本进行复查。

（卢怀民）

第二章 临床形态学检验实验室的质量体系

第一节 形态学质量控制

血细胞量和质的变化是诊断血液系统疾病的重要依据。目前,各骨髓室标本处理所用试剂、报告方式和检验人员素质不同,这些对实验结果的影响较大,导致实验室间血细胞形态学检查结果不一致。因此,做好骨髓血细胞形态学质量控制非常必要。采用统一的实验室检查流程和技术标准,规范实验室人员行为,加强检验人员技能培训,保证不同实验室间形态学结果的一致性。

加强检验人员技能培训是形态学质量控制的关键,骨髓血细胞形态学分析在不同检测阶段的质量保证见表2-1。

表 2-1 骨髓血细胞分析不同检测阶段的质量保证

阶段		质量保证
分析前	技能培训	① 加强血细胞形态学检查的学习,提高检验人员技术素质 ② 积极参加室间质量评价
	标本采集和处理	① 规范填写《骨髓细胞形态学检验申请单》,包括患者一般信息,标本采取部位,采取时间,临床诊断,简要病史及体征,主要检查结果,检查目的等 ② 骨髓液一般不超过 0.3mL,以免骨髓稀释 ③ 骨髓涂片制备良好:血膜头、体、尾分明,厚薄适中 ④ 初诊患者骨髓涂片至少 10 张,同时送检血涂片 4～6 张,复诊患者至少 5 张,且标本标记清晰 ⑤ 标本运送:标本完全干燥后放在盒子里,尽快运送,室温下尽量不超过 1 周 ⑥ 标本选择:选择涂片制备良好的血涂片 2 张及骨髓小粒丰富骨髓涂片 3 张 ⑦ 骨髓涂片染色:推荐瑞特染色,瑞特染液和 pH 6.4～6.8 磷酸盐缓冲液比例为 1 :（2～3）,骨髓涂片染色 25min 左右,血涂片染色 20min 左右
分析中		① 镜检部位选择:选择染色良好、细胞分布均匀、红细胞没有过度叠加和分散,且能看到淡染区的部位,一般选在体尾交界处 ② 计数顺序:一般从左到右,从上到下,呈城垛式 ③ 计数数目:骨髓涂片至少 200 个有核细胞,血涂片至少 100 个有核细胞 ④ 计数的细胞:除巨核细胞、破碎细胞、分裂象以外的所有有核细胞 ⑤ 观察内容:包括粒细胞、红细胞、淋巴细胞、单核细胞、浆细胞、巨核细胞系统及其他细胞的观察。细胞计数、分类完成后,应再一次进行全片观察 ⑥ 根据初诊患者病情选择合适的细胞化学染色 ⑦ 报告单格式:包括患者一般情况、血涂片及骨髓涂片各期细胞比例、涂片一般情况、骨髓增生情况、粒红比值、各系形态学描述(包括粒细胞、红细胞、淋巴细胞、单核细胞、巨核细胞系统及其他)、血涂片特点描述、细胞化学染色结果、诊断意见及典型骨髓特点图片

续表

阶段	质量保证
分析后	① 骨髓涂片保存:方便会诊和查证
	② 骨髓涂片复核:保证结果准确性
	③ 加强检验与临床沟通
	④ 加强随访,总结经验,提升自己

（胡王强）

第二节　计数技术的质量控制

细胞计数是医学检验专业的基本技术之一。在血液及各种体液中存在数量不等和类别各异的各类细胞,通过细胞计数了解细胞的数量变化,用于判断人体的生理和某些疾病的发生、发展状况。细胞计数分为显微镜计数法和血细胞分析仪法,显微镜计数法是细胞计数最基本的方法。

一、计数方法

（一）原理

将血液或其他体液标本直接或经过适当处理(稀释、浓缩或破坏某些细胞,有时还需将标本进行特殊染色),充入具有固定体积和精密划分刻度的计数板中,在显微镜下计数一定区域内的细胞,再换算成单位体积的细胞数。

（二）方法学评价

细胞显微镜计数作为传统的细胞计数方法,其优点是操作简便、设备简单、费用低廉,适用于日常检验量少的基层医院和分散检测,缺点是费时、费力,且受计数板质量、细胞分布状态、操作者技术水平等诸多因素的影响,不适用于大批量标本的测定。

（三）临床应用

细胞显微镜计数法在临床上常用于血液细胞如红细胞、白细胞、血小板计数及嗜酸性粒细胞的直接计数;也可用于尿液中红细胞、白细胞、管型的计数;脑脊液、浆膜腔积液中各类细胞计数,以及精液中精子的计数等。

在严格规范的操作条件下,细胞显微镜计数还可用于血液自动化分析仪异常检查结果的复查,其多次重复测定的均值可作为校正仪器的参考值。

二、计数技术的质量控制

（一）技术误差

技术误差多由于操作者技术不熟练和/或操作不规范导致,此类误差通过主观努力可以避免或显著减少。常见的技术误差与可能的原因见表2-2。

（二）仪器误差

仪器误差是由于仪器不精确所造成的误差。对显微镜法细胞计数而言,仪器误差主要来源于不符合规格要求的血细胞计数板、微量吸管等因素。

1. 计数板与盖玻片的质量要求　计数池玻面透明光滑、划线清晰、划线面积准确,防止不合格或磨损而影响计数结果的准确性。计数板启用前及使用后每年须检定1次,其检定内容包括如下几点。

（1）计数池深度:将微米级千分尺尾部垂直架在计数板两堤上,移动尾部微米级千分

表 2-2　细胞计数常见的技术误差与原因

技术误差	可能的原因
计数器材或试剂不符合要求	计数板未按要求校准或检定；盖玻片不合格；细胞稀释液未过滤除杂质等
标本采集不当	末梢采血深度不够、挤压过度、采血速度太慢；采血部位皮肤冻疮、发绀、水肿、感染等使标本失去代表性；其他体液如尿液标本不新鲜等
标本凝固	静脉采血未及时充分混匀，其他体液标本未加入相应抗凝剂或处理不当等
标本混匀不当	充池前未混匀、混匀不充分或过分振荡产生大量气泡，导致细胞分布不均
稀释倍数不准确	吸取稀释液或标本的量不准确、稀释液放置过久水分蒸发、浓缩等
充池不当	充池不连续、充液量过多或过少、计数池内产生气泡、充池后移动盖玻片、操作台不平整，都可能导致细胞分布不均
静置时间不当	未静置或静置时间不够可能漏计部分细胞，时间过长细胞破坏或稀释液挥发
细胞误认	将杂质等误认为待计数的细胞
计数方法不当	未按顺序计数或压线细胞未按原则导致计数重复或遗漏
其他	某些情况如乙二胺四乙酸（EDTA）依赖可引起血小板聚集、球蛋白升高或冷凝集素可使红细胞聚集等，均会影响计数结果

尺，多点测量计数池的高度误差，应在 ±2%（±2μm）以内。

（2）计数池划线：采用严格校正的目镜测微计测量计数池的边长，每个大方格边长的误差应在 ±1% 以内。

（3）盖玻片检查：主要为厚度和平整度检查，要求盖玻片厚薄均匀一致，具有一定的重量；玻面平整光滑、无裂痕。厚度检查：使用千分尺对盖玻片的厚度进行多点测定，最少测 9 个区，每个区测 2 点，要求区域间厚度差<2μm；平整度检查：使用平面平晶仪检测盖玻片两表面的干涉条纹，其条纹细密均匀或微量弯曲即为符合要求。

2. 保证计数板和盖玻片清洁　操作中勿用手指接触计数池和盖玻片表面，以防污染计数池，致使充液时产生气泡。如使用血液充池后，应依次用 95% 乙醇、蒸馏水棉球擦拭计数板和盖玻片，最后用清洁纱布拭净，不能用粗糙织物擦拭，以免磨损计数板的刻度。

3. 加盖玻片方式　WHO 推荐"推式"法，此法较"盖式"法更能保证充液的高度为 0.10mm。盖玻片盖在计数板上之后，若两层玻璃之间见到彩色条带（Newton 环），说明计数板和盖玻片清洁良好，否则应重新清洁盖玻片和计数板。

4. 微量吸管　主要由微量吸管不精密所致，可通过增加计数次数来减少。

（三）计数域误差

即使是技术熟练者，使用同一标本多次充液计数，其计数结果也存在一定的差异。这种每次充液后，由于细胞在计数池分布不可能完全相同所造成的误差，称为计数域误差或分布误差，属于偶然误差。根据统计学原理，细胞在计数池内的分布符合 Poisson 分布，可通过增加计数面积或计数更多细胞来减少计数域误差。

（四）其他影响因素

1. 稀释液　配制的细胞稀释液应为无菌、无毒、适用于检测系统的缓冲盐溶液。稀释液使用前应过滤，避免杂质、微粒干扰细胞计数。血液稀释后应在 1h 内完成计数，以免血细胞凝集、溶解、液体挥发后浓缩或分布不均。

2. 充液与混匀　充液前应平放计数板，适当用力充分混匀细胞悬液，但要防止剧烈振荡而破坏细胞，再一次性完成充池。充入细胞悬液以不超过计数池台面与盖玻片之间的矩形边缘为宜，充液后不能移动或触碰盖玻片。如充池时出现满溢、不足或气泡，应拭净计数板及盖玻片后重新充液计数。液体太多容易侧流到计数板小沟，细胞容易被流走；液体太少容易在计数室或附近形成空泡。

3. 静置的时间 较大的有形成分如白细胞、红细胞、精子等其他有形成分计数前一般需静置 2～3min 使其充分下沉；较小的有形成分如血小板，计数前需静置 10～15min 才能充分下沉。静置时应注意保湿，防止因静置时间过长，稀释液挥发而影响细胞计数结果的准确性。

4. 充池质量的判断 先用低倍镜观察，观察整个计数板的结构和特征，同时观察细胞分布是否均匀。若细胞分布严重不均则应重新充池，如白细胞数在参考区间内，每个大格的细胞数不得相差 8 个以上；两次重复计数误差不超过 10%，否则需重新充池。充池后移动计数板及计数过程中都要保持计数板在水平位且不晃动，防止细胞液体侧流带动细胞流失或者局部聚集。

5. 形态辨认与计数 计数时通过调节微调旋钮，仔细分辨细胞或有形成分再计数。白细胞计数用低倍镜，分别计数四角 4 个大方格内的白细胞数；红细胞和血小板计数用高倍镜，分别计数中央大方格的四角及中央 5 个中方格的细胞数；而嗜酸性粒细胞、体液细胞及精子计数区域为两侧计数池四角及中央 5 个大方格，共 10 个大方格。计数时应遵循"数上不数下，数左不数右"的计数原则，计数细胞时应注意与非细胞成分相鉴别。

6. 结果分析 建议细胞计数板上下两室都计数，然后取平均或者多次计数取平均值，准确的计数应该是多次计数结果差别很小，或者稀释一定倍数后计数结果依然吻合。

【课后思考】
1. 如何保证在计数池内计数细胞或血小板结果的准确性？
2. 不同的样本在计数区域分布有什么不同？
3. 充池操作时如何保证结果的准确？

（黎安玲）

第三节 染色技术的质量控制

染色是医学形态学检验的基本操作技术，有形成分涂片后染色镜检能为临床提供大量的信息，主要用于红细胞、白细胞、血小板及其他有形成分的形态检验与数量评估。涂片制备及染色技术的质量直接影响形态学检验结果。

一、染色技术

（一）原理
细胞染色包括物理吸附及化学亲和作用，用复合染料对各种细胞涂片染色后，不同种类的细胞及细胞的不同成分，对酸性及碱性染料的结合能力不同，从而使各种细胞呈现各自的染色特点即为染色。

（二）标本采集
须采集到足够量的细胞，各类标本中应出现有效的细胞成分。

（三）涂片制备
一张合格的涂片要求厚薄均匀适度，低倍镜下观察全片，要求细胞不重叠，头、体、尾分明，头尾及两侧留有一定的空隙，边缘整齐。

（四）染色操作过程的注意事项

1. 染液质量 新配制的瑞氏染液效果较差，需在室温或37℃环境下存放，待染液"成熟"，即亚甲蓝逐渐转变为天青B后再使用。在密封条件下，贮存时间愈久，转化的天青B愈多，染色效果愈好。在贮存过程中注意密封严实，防止甲醇挥发或氧化，影响染液质量。

2. 染色时机 涂片干透后再固定染色，否则细胞吸附不牢易脱落。

3. 染液用量 染液以刚好覆盖细胞膜为宜。过少会导致局部不着色或水分易蒸发使染料沉积；过多则造成深染。

4. 染色操作 ①染液与缓冲液需充分混匀。②冲洗时不能先倒掉染液，应以流水冲洗，防止染料沉着，冲洗时间不能过长，以防脱色；冲洗水流不宜太快，水压不宜过高。③冲洗后涂片立放于支架上，防止水分浸泡脱色。④如有染料颗粒沉积，可用甲醇溶解，但须立即用水冲掉甲醇，以免脱色。

5. 染色时间 环境温度越低、细胞数越多，染色时间越长。反之亦然。

6. 染色质量判断 ①观察染色效果，确保观察区域内的细胞结构清晰、颜色鲜艳、背景干净，无重叠、模糊或变形等不良现象。②染色过深可用甲醇脱色或清水冲洗或浸泡一定时间脱色。③染色过浅，可以复染，复染应先加缓冲液后加染液，或加二者的混合液，不可先加染液再加缓冲液。

（五）方法学评价

不同的染色方法各有其优缺点，其方法学评价见表2-3。

表2-3 不同染色方法的方法学评价

方法	评价
瑞氏染色	最常用。操作简单、染色时间短、对细胞质及中性颗粒染色效果较好，但对细胞核染色不如吉姆萨染色。多用于临时血涂片镜检
吉姆萨染色	对细胞核和寄生虫着色好，但对细胞质及中性颗粒染色较差。主要用于寄生虫检测或需要长期保存的涂片
瑞 - 吉氏染色	染色时间短，效果好（对细胞核、寄生虫、细胞质染色均较好）。多用于临时寄生虫或血涂片等检查
巴氏染色	染色效果好，细胞着色鲜艳多彩、透明度好、胞质颗粒和胞核结构清晰；但染色时间长，步骤多而复杂。主要用于脱落细胞或肿瘤细胞检查
苏木精 - 伊红染色	染色透明度好，层次清晰，细胞核和细胞质对比鲜明，效果稳定；但不能显示胞质分化程度。主要用于组织病理学、痰液涂片检查等

二、染色技术的质量控制

（一）细胞染色技术的质量控制

良好的外周血或骨髓涂片是染色后细胞形态学检查的前提，而染色的好坏则是细胞形态识别的基础，所以染色技术的质量控制在形态学检验中至关重要。

1. 细胞瑞氏染色的质量控制 瑞氏染色是细胞形态学检验最常用的染色方法，是识别细胞形态的基础。瑞氏染色的优点是能较全面地对细胞核、细胞质及胞质内容物进行染色，为细胞形态的正确识别奠定基础。

（1）染色前：新配瑞氏染色液的染色效果不如放置1年以上的染液，放置时间越长，亚甲蓝转变为天青越多，染色效果越好。染液应贮存在棕色瓶中，久置应密封，以免甲醇挥发或氧化成甲酸。瑞氏染色液在使用前，应试验性完成正常新鲜血涂片的染色，至少确认染色后的细胞核和细胞质分明、嗜酸性颗粒呈橘红色、嗜碱性颗粒呈紫黑色、嗜中性颗粒呈淡紫红色、非特异性颗粒呈紫红色、淋巴细胞胞质呈透亮的天蓝色、红细胞呈肉粉色,以保证染液的染色质量。

（2）染色中:应使用洁净、中性、干燥的玻片制作血/骨髓涂片;应尽量在 1h 内完成血/骨髓涂片的染色。染色时,涂片应水平放置;染液尽量覆盖血/骨髓膜,染液量不能太少,避免染液蒸发后染料颗粒沉淀影响镜下细胞观察;缓冲液以 1～2 倍染液的量与染液充分混匀。应根据染色环境的温度、染色标本的细胞数量、涂片的厚薄程度灵活掌握染色的时间。应用缓慢流水将染液冲去,不能先倾倒染液再用流水冲洗,避免染料沉淀在血/骨髓膜上,影响镜检;流水冲洗时间不能过长,避免脱色,冲洗后的涂片应及时立于玻片架上。

（3）染色后:染色过深可用水冲洗或浸泡一定时间,或用甲醇或瑞氏染液适当脱色,但需要控制好脱色时间。染色过浅应复染,复染时应先加缓冲液再加染液并及时混匀,或加染液与缓冲液的混合液,不能先加染液,以免将染好的细胞脱色。

2. **细胞化学染色的质量控制**　细胞化学染色种类较多,结果指示多样,其基本要求是在目标细胞原位显示出细胞的成分和结构,故应选择染色结果稳定、阳性结果明显、容易标准化的染色方法,同时注意质量控制。

（1）过氧化物酶（MPO）染色:是急性白血病分型诊断中最重要的首选细胞化学染色方法。应在每次染色的血/骨髓涂片上观察成熟粒细胞是否呈强阳性反应,以判断试验是否成功及排除试剂失效。抗髓过氧化物酶抗体的免疫学检测较细胞化学染色更敏感,若 MPO 染色阴性,也可用流式细胞术进行确认。

（2）氯乙酸萘酚酯酶（NAS-DCE）染色:即特异性酯酶染色,用于 MPO 阳性的急性粒细胞白血病和急性单核细胞白血病的鉴别。氯乙酸萘酚酯酶又称为粒细胞酯酶,为中性粒细胞的标志酶。应在每次染色的血/骨髓涂片上观察成熟粒细胞是否呈阳性,以判断试验是否成功并排除试剂失效导致的假阴性。

（3）α-丁酸萘酚酯酶（α-NBE）染色:α-NBE 是主要存在于单核细胞内的一种碱性非特异性酯酶,其活性可被氟化钠抑制,对急性单核细胞白血病与急性粒细胞白血病鉴别意义较大。应在每次染色的血/骨髓涂片上观察成熟单核细胞是否呈阳性,以判断试验是否成功并排除试剂失效导致的假阴性。

（4）过碘酸-希夫（PAS）染色:又称糖原染色,该染色受试剂等影响可出现假阴性或假阳性,故应在每次染色的血/骨髓涂片上观察中性粒细胞或血小板是否阳性,判定染色效果,同时排除试剂失效导致的假阴性。

（5）中性粒细胞碱性磷酸酶（NAP）染色:该染色受试剂、生理性波动及判断标准不同的影响较大,每次实验应同时做阳性对照以保证实验质量。阳性对照标本一般选取妊娠晚期妇女的外周血涂片标本,与检测标本同步固定、染色及复染,以阳性对照片中的成熟中性粒细胞阳性作为判断试验成功的标准。

（6）骨髓铁染色:骨髓涂片易被外界铁污染,如试剂、玻片清洁度及操作过程等因素均会影响铁染色的结果,应在实验中注意各实验环节,避免污染,并在结果判断时注意污染铁的鉴别。

（二）细菌及真菌染色技术的质量控制

1. **革兰氏染色质量控制**　每次革兰氏染色都要采用大肠埃希菌 ATCC25922 质控标准菌株和金黄色葡萄球菌 ATCC25923 质控标准菌株平行染色,并记录室内质控的结果。新批次试剂启用之前也都要用以上质控标准菌株进行染色。

2. **抗酸染色质量控制**　每次抗酸染色用龟分枝杆菌 ATCC93326、大肠埃希菌 ATCC25922 分别做阳性对照和阴性对照。新批次试剂启用之前也都要用以上质控标准菌株进行染色。

3．六胺银染色质量控制　每次染色同时染一张阳性涂片。阳性涂片：用白念珠菌ATCC90028制备菌悬液后制成涂片，或者用已知阳性的标本制作的涂片，晾干后备用。根据阳性涂片着色的深浅调整染色时间。新批次试剂启用之前也都要用以上质控标准菌株进行染色。

4．乳酸酚棉蓝染色质量控制　每次染色用烟曲霉菌平行染色，孢子和菌丝均染着蓝色，背景色淡。

5．墨汁染色质量控制　每次墨汁染色采用新型隐球菌ATCC32609、白念珠菌ATCC90038分别作为阳性对照和阴性对照平行染色。质控标准菌株可接种至脑心浸液，分装后于4℃保存备用。新批次试剂启用之前也都要用以上质控标准菌株进行染色。

6．弱抗酸染色质量控制　每次弱抗酸染色采用巴西诺卡菌标准菌株进行平行染色，或者用诺卡菌属阳性的临床标本的涂片进行平行染色。新批次试剂启用之前也都要用以上质控标准菌株进行染色。

【课后思考】
1．细胞染色的质量控制包括哪些？
2．细菌及真菌染色技术的质量控制包括哪些？

（林晓燕　黄连江）

第四节　微生物鉴定与药敏质量控制

微生物检验结果的准确性依赖于标本的质量、方法学、检验过程、人员、试剂、仪器和结果报告等因素，实验室应制订相应的文件及程序监控标本质量和检验全过程，及时发现并消除错误，采取纠正措施，达到预期的质量标准。其中微生物鉴定与药敏的质量控制是微生物检验中最基本和重要的部分。

一、质控菌株及来源

质控菌株应具备3个条件：生物学形状、生化反应和血清学反应典型，药敏反应稳定，并且不易变异。标准菌株是微生物检验最理想的质控物质，但临床实验室难以获得与其检测能力相应的所有标准菌株，可依次选择标准菌株、能力验证或室间质评菌株，以及其他来源的已知菌株用于质量控制。

标准菌株大多来源于世界上专门保存菌种的权威机构，这些机构收藏的菌种有特定的编号，为国内或国际所公认。国内外专门提供标准菌株的机构包括美国国家标准菌株保藏中心（American Type Culture Collection，ATCC）、英国国家菌种保藏中心（National Collection of Type Culture，NCTC）和中国医学细菌保藏管理中心（National Center for Medical Culture Collections，CMCC）。

二、微生物鉴定质量控制

微生物鉴定包括培养基、试剂、全自动微生物鉴定系统和基质辅助激光解吸电离飞行时间质谱细菌快速鉴定。其质量控制标准有以下几点。

1．培养基　实验室使用的培养基都应具备：①良好的外观，即表面平滑、水分适宜、无污染、颜色和厚度适当；②明确的标识，包括培养基名称、生产日期（批号）、保质期（或失效日期）、生产厂家和贮存条件等信息；③每批号培养基应进行无菌试验和性能试验，如生长试验、生长抑制试验和生化反应等。

（1）无菌试验：新配制的培养基按批号抽取一定数量的样品作无菌试验。对于高压灭菌后倾注的固体培养基，抽样后放入培养箱培养24～48h；对于高压灭菌后经无菌操作分装的液体培养基需全部放入培养箱培养24h；对于有些无需高压灭菌、需煮沸消毒的选择性培养基要去部分琼脂，加入无菌肉汤管中培养24h。上述试验证实无细菌生长时才算合格。若有细菌生长，说明培养基在制备过程中已受杂菌污染，应查找原因并做好记录，不得使用这批培养基。

（2）性能试验：以病原微生物在培养基中生长或典型生长特征为依据。以细菌为例，基础培养基质量控制标准为细菌生长良好，呈典型的菌落形态、溶血性等特征；营养培养基应满足营养要求高的细菌生长，选择灵敏菌种；选择培养基应包括抑制或生长菌种；生化反应试验培养基是观察病原微生物生化反应特征，质量控制包括阳性和阴性反应菌株。常用培养基的质量控制见表2-4。

表 2-4　常用培养基的质量控制

培养基	质控菌株	预期结果
血琼脂平板	化脓性链球菌	生长，β-溶血
	肺炎链球菌	生长，α-溶血
	金黄色葡萄球菌	生长
	大肠埃希菌	生长
巧克力色琼脂平板	流感嗜血杆菌	生长
麦康凯平板	大肠埃希菌	生长，红色菌落
	鼠伤寒沙门菌	生长，无色菌落
中国蓝平板	大肠埃希菌	生长，蓝色菌落
	宋氏志贺菌	生长，无色菌落
SS琼脂平板	鼠伤寒沙门菌	生长，无色菌落，中心黑色
	粪肠球菌	生长被抑制
沙保罗培养基	白念珠菌	生长
	大肠埃希菌	部分或完全抑制
靛基质	大肠埃希菌	阳性
	肺炎克雷伯菌	阴性
V-P试验	肺炎克雷伯菌	阳性
	大肠埃希菌	阴性
枸橼酸盐	肺炎克雷伯菌	阳性
	大肠埃希菌	阴性
O-F试验（葡萄糖）	铜绿假单胞菌（氧化型）	阳性
	不动杆菌属（不利用）	阴性
赖氨酸脱羧酶	鼠伤寒沙门菌	阳性
	福氏志贺菌	阴性
精氨酸双水解酶	阴沟肠杆菌	阳性
	奇异变形杆菌	阴性

续表

培养基	质控菌株	预期结果
鸟氨酸脱羧酶	黏质沙雷菌	阳性
	肺炎克雷伯菌	阴性
苯丙氨酸脱氨酶	奇异变形杆菌	阳性
	大肠埃希菌	阴性
硝酸盐还原试验	大肠埃希菌	阳性
	不动杆菌属	阴性
胆汁七叶苷	肠球菌属	阳性
	非 D 群链球菌	阴性
半固体（动力）	奇异变形杆菌	阳性
	肺炎克雷伯菌	阴性

2. 试剂　实验室使用的生化试剂、染色液和抗血清等都应标记名称、浓度、储存条件、制备日期和有效期等。试剂启用时需要标注开启日期。新批号或每一批次的试剂都应进行质量控制，确保试剂的质量。

3. 全自动微生物鉴定系统和基质辅助激光解吸电离飞行时间质谱细菌快速鉴定　质控菌株种类应根据实验室拟开展的鉴定病原菌范围进行选择，质控菌株可采用制造商建议的标准菌株或经实验室测序等方法确认的临床菌株。所有质控菌株进行质控操作时需采用新鲜培养（16～48h）的单个菌落，推荐细菌采用血琼脂平板培养，真菌采用沙保罗平板培养，冻存菌株传代两次后使用。新批号或每一批次的试剂都应进行质量控制，确保试剂的质量。

三、微生物药敏质量控制

微生物药敏试验包括纸片扩散法、稀释法和 E- 试验。采用标准菌株是进行药敏试验质量控制的主要措施。常用的临床药敏试验质量控制的标准菌株有金黄色葡萄球菌 ATCC 25923、大肠埃希菌 ATCC25922 和铜绿假单胞菌 ATCC27853，分别代表临床常见的革兰氏阳性球菌、肠杆菌科细菌和非发酵细菌。定期将标准菌株和待测菌在同一条件下进行药敏试验的质量控制。标准菌株的抑菌圈直径或最低抑菌浓度应处于临床和实验室标准协会（The Clinical and Laboratory Standards Institute，CLSI）允许的预期范围内。表 2-5 是标准菌株的抑菌圈直径预期值范围，若超出该范围，应视为失控且不能出具报告，应及时查找原因，予以纠正。临床微生物实验室不仅应常规进行室内质量控制，还应该参加地区、全国或全球的室间质量控制。

表 2-5　标准菌株的抑菌圈直径预期值范围

| 抗菌药物 | 纸片含药量 | 抑菌圈直径（mm） | | |
		大肠埃希菌 ATCC25922	金黄色葡萄球菌 ATCC25923	铜绿假单胞菌 ATCC27853
阿米卡星	30μg	19～26	20～26	18～26
庆大霉素	10μg	19～26	19～27	17～23
青霉素	10U	—	26～37	—

续表

抗菌药物	纸片含药量	抑菌圈直径（mm）		
		大肠埃希菌 ATCC25922	金黄色葡萄球菌 ATCC25923	铜绿假单胞菌 ATCC27853
头孢西丁	30μg	23～29	23～29	—
氨苄西林	10μg	16～22	27～35	—
氨苄西林/舒巴坦	10/10μg	19～24	29～37	—
哌拉西林	100μg	24～30	—	25～33
哌拉西林/他唑巴坦	100/10μg	24～30	27～36	25～33
头孢唑啉	30μg	21～27	29～35	—
头孢噻肟	30μg	29～35	25～31	18～22
头孢曲松	30μg	29～35	22～28	17～23
头孢他啶	30μg	25～32	16～20	22～29
万古霉素	30μg	—	17～21	—
红霉素	15μg	—	22～30	—
环丙沙星	5μg	30～40	22～30	25～33
克林霉素	2μg	—	24～30	—
复方磺胺甲噁唑	1.25/23.75μg	23～29	24～32	—
亚胺培南	10μg	26～32	—	20～28
氨曲南	30μg	28～36	—	23～29
头孢吡肟	30μg	31～37	23～29	24～30

（徐和平　陶传敏）

第五节　自动化仪器的质量控制

自动化是临床检验仪器发展的重要趋势之一。自动化分析仪使得检验过程更加快捷、准确、可靠。自动化检验仪器可以实现样本的自动分装、自动检测、自动分析、自动报告，大大提高了检验效率和准确性，在临床检验中得到广泛的应用。

一、分析原理

临床检验常用的自动化仪器主要包括全自动血液分析仪、尿液分析仪、粪便分析仪等，其主要原理是综合性运用电学、光学两大检验原理，对细胞及其内容物进行检验和分析，获得各类临床检测参数。

二、自动化仪器的质量控制

（一）分析前的质量控制

1. 合格的操作人员

（1）操作人员上岗前要接受规范的操作培训，仔细阅读仪器说明书、标准操作规程和培训教材，了解检测原理、使用操作程序、注意事项、实验检测干扰因素；掌握仪器基本调试、保养和维护。

（2）了解仪器检测系统和溯源性，掌握校正仪器检测参数的原则。

（3）参加各种能力测试。

2. 合格的检验仪器 仪器新安装后，必须校准、性能验证合格后方可投入使用；每次进行维修后，可通过以下任意一种合适的方式进行检测验证后才能再次启用，包括：①可校准的项目实施校准验证；②质控物检测；③与其他仪器或方法比对；④留样复测。

3. 合适的检测环境 全自动分析仪应按照仪器手册的要求安装，满足仪器对环境空间、温湿度、电源、抗热源、抗电磁、通风及光线等特定条件的要求，应用电子稳压器并妥善接地。

4. 配套试剂 原则上应使用仪器配套试剂。如使用不配套的替代试剂，必须为国家许可并经与配套试剂比对合格方可使用。否则，将影响结果的准确性和可靠性。

5. 合格的检验标本 标本采集量和贮存应符合要求。过多或过少都会影响结果，不合格标本予以拒收。

（二）分析中的质量控制

1. 仪器

（1）维护保养

1）每日维护：仪器表面清洁，穿刺针清洁，清空废液桶和废料箱，执行开关机维护。

2）每周维护：清洁洗针池和样本架。

3）每月维护：清洁光学模块过滤网和空气过滤网，清洁测量通道和试剂仓，清洁抓杯机械臂等。

4）其他维护：由厂家工程师定期对仪器进行专业调试和保养。

（2）仪器校准

1）频率：每年一次。

2）内容：工作环境、电源、运行温度、各部件状况、液路系统、测量系统、携带污染、仪器重复性和准确性等。

（3）仪器性能验证

1）频率：每年一次。

2）内容：正确度、准确度、精密度、线性范围、可报告范围、参考范围和交叉污染等。

（4）室内质控

1）质控品：一般选取正常和异常两个水平的质控品，质控品复溶后可分装保存，避免反复冻融。

2）靶值设定：最初靶值的设定至少检测10天，每天2次，使用20个检测结果的均值为靶值。新批号质控品日常使用前，在旧批号在控的状态下收集新批号质控品的20个数据，计算均值作为新批号质控品靶值。当试剂批号更改需要调整靶值时，可将前3次的质控数据的均值作为暂定靶值，检测5～10天，收集10个以上在控数据，计算均值为靶值。

3）质控限设定：以初始质控数据的变异系数（coefficient of variation，CV）值作为暂定的 CV 值。3 个月后用 3 个月的累计 CV 值作为该项目的常用 CV 值。通过一段时间的反复检测得到该质控项目的平均 CV 值，作为该项目在该检测系统的常用 CV 值，以该 CV 值 × 靶值作为当月 SD，以靶值 ±3SD 为当月质控限，对标准差的估计值应定期重新评估。

4）质控规则：一般采用 1_{3s}、2_{2s} 规则。

5）失控处理：质控数据失控时立即重测同一质控品，若能够纠偏，则可能是偶然误差，若未纠偏，更换质控品，重做质控，若能纠偏，说明原质控品失效变质，若仍不能纠偏，更换试剂，重做质控，此时若能纠偏，说明试剂失效变质，若不能纠偏，则需进行仪器维护，必要时联系工程师。

6）失控纠偏后验证：失控纠偏后，随机抽取失控前样本 5 份，重新检测，计算前后两次结果的相对偏差，若 4 份样本符合要求，无须处理失控前的样本。反之，对已发放的检验结果必须给予追回，并重新检测。

（5）室间质量评价：每年制订室间质评计划，参加国家级、省级和市级室间质量评价。

2. 试剂

（1）试剂准备：根据每日工作量，推测当日试剂用量，复溶试剂，充分混匀，室温平衡，试剂瓶身标明开启时间、开启人和有效期。

（2）批号更换：更换试剂批号时，须对新批号试剂进行验证，验证通过方可使用。

（3）试剂存储：按要求存储试剂，必要时进行分装，避免反复冻融。

3. 操作　工作人员严格按照操作规程进行开关机和样本检测等操作。

（三）分析后的质量控制

1. 检验结果的审核　需确保当日室内质控在控才能审核报告，审核者应具备相应资质；科室考核通过、能力评估合格、经科室负责人或授权签字人授权。

2. 结合临床情况分析结果　需关注冷球蛋白、红细胞冷凝集素和高脂血症等病理因素对仪器结果的影响，如有异常检验结果先进行仪器复查和/或人工复检，如已排除检验因素，则可积极与临床沟通，结合临床资料进行分析处理。

3. 建立危急值报告制度　与临床医生联系、协商，建立科学、合理、实用的项目及危急值并应用于临床。

4. 参加室间质量评价　一般要求至少每半年参加一次省级或国家级质量评价机构的室间质量评价，条件允许时也可以参加国际权威机构或仪器厂家组织的能力比对，结果应达到合格水平或能力比对要求。如果有项目失控，应有详细的失控报告记录，并查找原因，及时纠正。所有的质控记录至少保存 2 年。

【课后思考】

全自动分析仪质量控制要素包括哪些？

（黎安玲）

第三章 临床形态学基本技能性实验

实验一 细 胞 计 数

一、白细胞计数技术

【目的要求】

掌握显微镜法白细胞计数的方法。

【实验原理】

用白细胞稀释液将血液稀释一定的倍数,同时破坏溶解红细胞。将稀释的血液充入改良牛鲍血细胞计数板的计数室,在显微镜下计数一定区域内的白细胞数量,经换算求出每升血液中的白细胞数量。

【实验材料】

1. 器材

(1)显微镜、改良牛鲍血细胞计数板、盖玻片。

(2)试管架、试管、刻度吸管、微量吸管、玻璃棒。

(3)采血针、消毒棉球、干脱脂棉。

2. 试剂 白细胞稀释液:2%冰乙酸溶液中加入10g/L结晶紫(或亚甲蓝)3滴。

3. 标本 毛细血管血或EDTA抗凝新鲜全血。

【实验方法】

1. 加稀释液 用吸管吸取白细胞稀释液0.38mL于小试管中。

2. 采血 用微量吸管采血20μL,拭净管尖外部余血。将吸管插入小试管中白细胞稀释液的底部,轻轻放出血液,并吸取上层稀释液清洗吸管3次。

3. 混匀 将试管中血液与稀释液混匀,待细胞悬液完全变为棕褐色。

4. 充液

(1)采用"推式"法在改良牛鲍血细胞计数板上加盖盖玻片。

(2)再次混匀白细胞悬液,用微量吸管或玻璃棒取混匀后的细胞悬液1滴,充入计数板的计数室中,室温静置2~3min,待白细胞完全下沉后,在显微镜下计数。

5. 计数 在低倍镜下计数计数室的四角4个大方格内的白细胞总数。

6. 计算

$$白细胞数(L)=\frac{N}{4}\times 10\times 20\times 10^6=\frac{N}{20}\times 10^9$$

上式中N:4个大方格内数得的白细胞数;÷4:每个大方格的白细胞平均数量;×10:将每个大方格细胞数量换算成1μL血液的白细胞数;×20:稀释倍数;×10^6:将1μL换算成1L。

【参考区间】

白细胞数:成人$(3.5\sim 9.5)\times 10^9/L$,新生儿$(15\sim 20)\times 10^9/L$,儿童$(5\sim 12)\times 10^9/L$。

【注意事项】

1. 本试验是有创性检查，故要严格按无菌技术操作，防止采血部位感染，做到一人一针，避免交叉感染。

2. **器材要求**　均须清洁、干燥，并经过严格的校准，采用合格的检测试剂。

3. **标本要求**

（1）标本种类：新鲜全血标本，血标本与抗凝剂应立即充分混匀。标本中不得有肉眼可见的溶血或小凝块。

（2）抗凝剂：EDTA-K_2作为抗凝剂，其浓度为$3.7\sim5.4\mu mol/mL$血（$1.5\sim2.2mg/mL$血）。

（3）采血速度：采血速度要快（以免血液凝固），针刺深度要适当（$2\sim3mm$），不能过度挤压（以免组织液混入）。

（4）稀释与混匀：稀释液应为无菌、无毒、适用于检测系统的缓冲盐溶液。稀释液应过滤（以免杂质、微粒干扰），取血量和稀释倍数要准确。

（5）容器及条件：①必须采用符合要求的塑料注射器或真空采血系统；②盛有标本的试管应有足够的剩余空间，以便血标本混匀；③标本置于$18\sim22℃$温度下直接检测；④从标本采集到检测的时间间隔应不超过4h；⑤检测前轻轻颠倒盛有标本的试管，使标本充分混匀。

4. **操作要求**

（1）加盖玻片：加盖玻片的方式可影响充液的高度，进而影响计数结果。WHO推荐采用"推式"法，此法较"盖式"法更能保证充液体积的高度为0.10mm。

（2）充液：①充液前应适当用力、快速振荡30s，以充分混匀白细胞悬液，但应避免产生过多气泡影响充液和准确计数；②充液时应避免充液过多、过少、断续，避免气泡及充液后移动或触碰盖玻片。

（3）细胞分布要均匀：白细胞总数在正常范围内时，各大方格间的细胞数不得相差8个以上。2次重复计数误差不超过10%，否则应重新充液计数。

（4）寻找计数区域：在显微镜光线不要太强的情况下，仔细调整显微镜的细螺旋，寻找计数区域。

（5）计数

1）计数原则：计数压线细胞时，遵循"数上不数下、数左不数右"的计数原则。

2）校正有核红细胞的影响：由于白细胞稀释液不能破坏有核红细胞，若外周血出现有核红细胞，可使白细胞计数结果偏高。若计数结果可疑，存在有核红细胞的干扰，可用全血标本涂片后瑞氏染色进行细胞分类，用校准公式进行校准。

3）减小固有误差：当白细胞数量$<3\times10^9/L$时，可扩大计数范围（计数8个大方格内的白细胞数），或缩小稀释倍数（如采集$40\mu L$血液）。当白细胞数量$>15\times10^9/L$时，可适当减少血量（如采集$10\mu L$血液），或增加稀释倍数（如取0.78mL稀释液）。

【课后思考】

1. 生理因素对白细胞计数有什么影响？白细胞计数的临床意义是什么？

2. 如何处理有核红细胞对白细胞计数的影响？写出白细胞的校准公式。

（江　华）

二、红细胞计数技术

【目的要求】

掌握显微镜法红细胞计数的方法。

【实验原理】

用等渗稀释液将血液稀释一定倍数后，充入改良牛鲍血细胞计数板的计数室，在显微镜下计数一定区域内的红细胞数量，经换算求出每升血液中的红细胞数量。

【实验材料】

1. 器材

（1）显微镜、改良牛鲍血细胞计数板、盖玻片、绸布。

（2）试管架、试管、刻度吸管、微量吸管、玻璃棒。

（3）采血针、消毒棉球、干脱脂棉。

2. 试剂

（1）红细胞稀释液（Hayem液）：氯化钠1.0g，结晶硫酸钠5.0g（或无水硫酸钠2.5g），氯化高汞0.5g，蒸馏水加至200mL。溶解后加20g/L伊红溶液1滴，过滤后使用。

（2）甲醛枸橼酸盐稀释液：枸橼酸钠3.0g，36%～40%甲醛1mL，加蒸馏水至100mL。

（3）生理盐水或1%甲醛生理盐水。

3. 标本　毛细血管血或EDTA抗凝新鲜全血。

【实验方法】

1. 加稀释液　取小试管1支，加红细胞稀释液2mL。

2. 采血　用微量吸管采集毛细血管血或新鲜全血10μL，拭净吸管外余血，轻轻加至红细胞稀释液底部，再轻吸上清液清洗吸管3次，然后立即混匀，制成红细胞悬液。

3. 充液

（1）采用"推式"法在改良牛鲍血细胞计数板上加盖盖玻片（图3-1）。

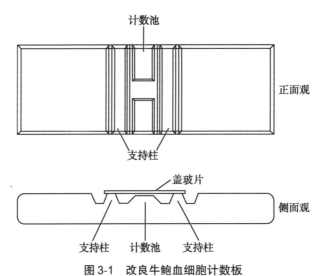

图3-1　改良牛鲍血细胞计数板

注：计数池即计数室，底边距离盖玻片0.1mm间隙。

（2）再次混匀试管中的红细胞悬液，用微量吸管或玻璃棒取混匀后的细胞悬液1滴，充入计数板的计数室，室温下平放3～5min，待细胞下沉后于显微镜下计数。

4. 计数　采用高倍镜依次计数计数室中央大方格内四角和正中5个中方格内的红细胞数（图3-2）。

5. 计算

$$红细胞数（L）=N\times\frac{25}{5}\times10\times10^6\times200=N\times10^{10}=\frac{N}{100}\times10^{12}$$

上式中 N：表示 5 个中方格内数得的红细胞数；$\times\dfrac{25}{5}$：将 5 个中方格红细胞数换算成 1 个大方格红细胞数；$\times 10$：将 1 个大方格红细胞数换算成 $1\mu L$ 血液内红细胞数；$\times 10^{6}$：将 $1\mu L$ 换算成 $1L$；$\times 200$：血液的稀释倍数。

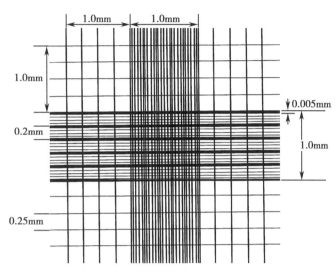

图 3-2　改良牛鲍血细胞计数板计数室

【参考区间】

红细胞数：成年男性 $(4.3\sim5.8)\times10^{12}/L$，成年女性 $(3.8\sim5.1)\times10^{12}/L$，新生儿 $(6.0\sim7.0)\times10^{12}/L$。

【注意事项】

1．本试验是有创性检查，故要严格按无菌技术操作，防止采血部位感染，做到一人一针，避免交叉感染。

2．**器材要求**　所用器材均应清洁干燥，改良牛鲍血细胞计数板、盖玻片、微量吸管及刻度吸管的规格应符合质量要求，或经过校正方可使用。

3．**稀释液**　红细胞稀释液应等渗、新鲜、无杂质微粒。

4．**操作要求**　严格规范操作，从消毒、采血、稀释、充液到计数等环节都应严格规范要求。

（1）采血局部的冻疮、发绀、水肿、感染等均可影响结果，使标本失去代表性。应避开这些部位。

（2）稀释液或/和血液的量不准确；吸血时吸管内有气泡；未拭净吸管外余血；血液加入稀释液后，吸管带出部分稀释血液；稀释液放置时间过长，蒸发浓缩。

（3）采血动作缓慢、过分挤压采血部位等可造成血液凝固。

（4）红细胞悬液未混匀、充液过多或过少、断续充液、计数室内有气泡、充液后盖玻片移动、操作平台不平等，均可造成细胞分布不匀。因此，既要充分混匀红细胞悬液，又要防止剧烈振荡而破坏红细胞。必须一次性充满计数室，防止产生气泡、充液过多或过少等，充入血细胞悬液的量以不超过计数室台面与盖玻片之间的矩形边缘为宜。

（5）在显微镜光线不太强的情况下，仔细调整显微镜的细螺旋，寻找计数区域。

（6）计数压线细胞时，应遵循"数上不数下、数左不数右"的原则，避免漏数或重复计数；缩小计数域误差：尽量扩大血细胞计数范围和数量。细胞分布要均匀，参考区间数值内，2 次重复计数红细胞误差不超过 5%，否则应重新充液计数；减少其他细胞影响：如减少白细胞、网织红细胞和有核红细胞的影响。

【课后思考】

1. 什么是技术误差？常见的血细胞计数的技术误差有哪些？

2. 如何排除异常标本对红细胞计数的影响？

（江　华）

三、血小板计数技术

【目的要求】

掌握血小板普通显微镜计数的方法。

【实验原理】

血液经血小板稀释液按一定比例稀释和破坏红细胞后，充入改良牛鲍血细胞计数板的计数室，在显微镜下计数一定区域内的血小板数量，经过换算求出每升血液中血小板的数量。

【实验材料】

1. **器材**

（1）显微镜、改良牛鲍血细胞计数板、盖玻片、绸布。

（2）试管架、试管、刻度吸管、微量吸管、玻璃棒。

（3）采血针、消毒棉球、干脱脂棉。

2. **试剂**　10g/L 草酸铵稀释液：草酸铵 10.0g 和 EDTA-Na$_2$ 0.12g 溶于 1 000mL 蒸馏水中，混匀。

3. **标本**　毛细血管血或 EDTA 抗凝新鲜全血。

【实验方法】

1. **加稀释液**　准确吸取 10g/L 草酸铵稀释液 0.38mL，置于清洁小试管中。

2. **采血**　常规消毒无名指，穿刺后，让血液自然流出，准确采血 20μL（或直接用 EDTA 抗凝新鲜全血），置于含有草酸铵的稀释液中，立即充分混匀。

3. **静置**　置室温 10min，待完全溶血后再混匀 1min。

4. **充液**

（1）采用"推式"法在改良牛鲍血细胞计数板上加盖盖玻片。

（2）轻轻摇动血小板悬液 2min 或 200 次以上，取混匀的血小板悬液 1 滴充入计数板计数室内，静置 10～15min，使血小板充分下沉。空气干燥季节应将计数板置于湿盒内。

5. **计数**　用高倍镜计数计数室中央大方格内的四角和中央共 5 个中方格内血小板的数量。

6. **计算**

$$血小板（L）=N×5×10×20×10^6=N×10^9$$

上式中 N：表示 5 个中方格内数得的血小板数；×5：将 5 个中方格血小板数换算成 1 个大方格血小板数；×10：将 1 个大方格血小板数换算成 1μL 血液内血小板数；×10^6：将 1μL 换算成 1L；×20：血液的稀释倍数。

【参考区间】

血小板参考值为（100～300）×10^9/L。

【注意事项】

1. **患者准备**　检查前患者应避免服用阿司匹林及其他抗血小板药物。

2. **器材要求**　所用器材均须清洁、干燥，并经过严格的校准。

3. 稀释液要求　草酸铵稀释液要清洁,无细菌、尘埃等污染。存放时间较长应过滤后再使用。

4. 采血　毛细血管采血时,针刺应达 3mm 深,使血液流畅。拭去第 1 滴血后立即采血,以防止血小板聚集和破坏。如果同时做白细胞和血小板计数时,应先做血小板计数。本试验是有创性检查,故要严格按无菌技术操作,防止采血部位感染,做到一人一针,避免交叉感染。

5. 制备悬液　血液加入血小板稀释液内要充分混匀,但不可过度振荡,以免导致血小板破坏和聚集。

6. 充液

（1）充液前必须轻轻摇动血小板悬液 2min 或 200 次以上,但用力不宜过大,以免造成血小板破坏或产生气泡,引起计数误差。

（2）血小板悬液充入计数板计数室后,需要静置 10～15min,使血小板完全下沉后再计数。但应注意保持湿度,避免水分蒸发而影响计数结果。

7. 计数光线要求　计数时光线不可太强,注意微有折光性的血小板与尘埃等的鉴别,附着在血细胞旁的血小板也要注意,不要漏数。

8. 计数时间　应在 1h 内计数完毕,否则结果偏低。

9. 及时核准血小板计数结果　由经验丰富的检验人员及时核准血小板计数结果。常用的方法有:

（1）用同一份血标本制备良好的血涂片,观察血小板数量、形态和分布情况,进行核准。

（2）用血小板计数的参考方法核准计数结果。

（3）每份标本最好做 2 次计数,若 2 次计数误差小于 10%,取其均值报告;若计数误差大于 10%,应做第 3 次计数,取 2 次相近结果的均值报告。

10. 排除非技术因素的影响

（1）血小板聚集或凝集、异常蛋白血症、巨大血小板、卫星现象、高脂血症可导致血小板假性减少。

（2）含 HbH 包涵体的红细胞碎片、慢性淋巴细胞白血病患者的淋巴细胞核和细胞质碎片、小红细胞等可被误认为血小板,导致血小板假性增多。

【课后思考】

1. 手工法计数血小板时,如何避免血小板被激活或破坏?

2. 不同血小板计数稀释液的优缺点。

（江　华）

四、精液计数技术

【目的要求】

掌握显微镜法 Neubauer 计数板精液计数的方法。

【实验材料】

1. **标本**　患者的一次精液量。

2. **器材**　显微镜、改良牛鲍血细胞计数板、盖玻片、试管架、试管、刻度吸管、微量吸管、玻璃棒、乳胶吸头。

3. **试剂**　精液稀释液的配制:碳酸氢钠 5g、40% 甲醛 1mL、蒸馏水加至 100mL。

【实验方法】

1. **稀释**　于小试管中加入精液稀释液 0.38mL,再加入混匀液化精液 20μL,混匀。

2. **充液**　取混匀稀释精液 1 滴充入 Neubauer 板计数室内,静置 2～3min。

3. **计数**　计数中央中方格内精子数(N)。若每个中央中方格内精子数为＜10 个、10～40 个、＞40 个,应分别计数 25、10、5 个中方格内的精子数。

4. **计算**

(1) 精子浓度(精子数/L)＝(N/计数中方格数)×25×(1/计数池高度)×20×10^6/L。

(2) 精子总数＝精子数/L× 精液量(mL)×10^{-3}。

5. **参考区间**　精子计数≥20×10^9/L;精子总数≥40×10^6/次排精。

【注意事项】

1. 精液标本的采集、保温、送检等质量控制同精液标本采集。

2. 精液标本必须完全液化,吸取精液前必须充分混匀标本。吸取精液量必须准确。

3. 计数板使用的注意事项同"血细胞显微镜计数法"。

4. 计数时以精子头部为基准,应计数结构完整的精子(有头和尾),有缺陷的精子(无头或尾)不计数在内,若数量多时应分开计数并记录。

5. 同一份标本应重复 2 次稀释和计数,以减少计数误差。太少的精子用于计数,将会得出不可信的结果,对诊断和治疗产生影响。

6. 精子数量变异较大,最好在 2～3 个月内间隔至少 3 次,2 次间隔应超过 7 天,但不超过 3 周的精液检查,方能得出较准确的结果。

【课后思考】

1. 精子计数检测时的注意事项有哪些?

2. 精子计数常用的方法及评价是什么?

（彭春艳）

五、网织红细胞计数技术

（一）试管法

【目的要求】

掌握网织红细胞试管法计数的方法。

【实验原理】

网织红细胞胞质内残存少量核蛋白体和核糖核酸(RNA)等嗜碱性物质,经煌焦油蓝或新亚甲蓝等染液活体染色后呈蓝色网织状或点粒状,在显微镜下计数一定数量红细胞中的网织红细胞。

【实验材料】

1. **器材**　显微镜、香柏油、拭镜纸、清洁液、试管、试管架、载玻片、推片、Miller 窥盘。Miller 窥盘是一种将光学圆片状 Miller 窥盘安装在显微镜目镜中,窥盘中有面积比例为 1∶9 的 2 个正方形计数方格(图 3-3),大方格 B 的面积(含小方格)为小方格 A 的 9 倍。

2. **试剂**

(1) 10g/L 煌焦油蓝生理盐水浴液:煌焦油蓝 1.0g,枸橼酸三钠 0.4g,氯化钠 0.85g,溶于双蒸水 100mL 中,混匀,过滤后贮存于棕色试剂瓶中备用。

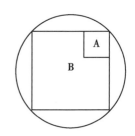

图 3-3　Miller 窥盘

(2) 新亚甲蓝 N 溶液:新亚甲蓝 0.5g,草酸钾 1.4g,氯化钠 0.8g,蒸馏水加至 100mL,过滤后贮存于棕色试剂瓶中备用。

3. **标本**　新鲜全血。

【实验方法】

1. **加染液**　于小试管中加入染液2滴。

2. **加血染色**　于上述试管内加入新鲜全血2滴,立即混匀,室温下放置15～20min。

3. **制备涂片**　取混匀染色血1小滴推制成薄血涂片,待自然干燥。

4. **观察**　低倍镜下观察红细胞的分布和染色情况,选择红细胞涂片薄而均匀、着色好的部位,观察网织红细胞形态(图3-4)。

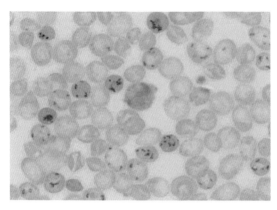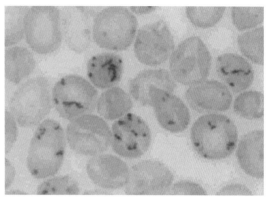

图3-4　网织红细胞(100×)

5. **计数**

(1)常规法:在油镜下对所选观察区域计数至少1 000个红细胞中的网织红细胞。

(2)Miller窥盘计数法:为了提高网织红细胞计数的精度和速度,国际血液学标准化委员会(ICSH)推荐使用Miller窥盘。将Miller窥盘放置于接目镜内,于Miller窥盘的小方格内计数所有成熟红细胞,在大方格内(含小格)计数网织红细胞数。为控制CV水平,建议根据网织红细胞的数量决定所应计数的红细胞数量(表3-1)。

表3-1　实际需要在小方格内计数的红细胞数

网织红细胞百分数(×100)	小方格内需要计数的红细胞数 (达到CV=10%)	所计数目达到相当于总的红细胞数
1～2	1 000	9 000
3～5	500	4 500
6～10	200	1 800
11～20	100	900

6. **计算**

常规法:网织红细胞百分比 $= \dfrac{\text{计数1 000个红细胞中的网织红细胞数}}{1\,000} \times 100\%$

Miller窥盘法:网织红细胞百分比 $= \dfrac{\text{大方格B内的网织红细胞数}}{\text{小方格A内的红细胞数} \times 9} \times 100\%$

网织红细胞数(L)=红细胞数(L)×网织红细胞百分比

【参考区间】

成人、儿童:0.5%～1.5%;新生儿:2.0%～6.0%;成人绝对值:(24～84)×10⁹/L。

【注意事项】

1. 标本采集后应及时处理,标本染色后也应及时测定,因染料吸附可人为增高网织红细胞计数值。

2. 染液应定期配制,防止变质沉淀,以提高计数的准确及可靠性。

3. 染色时间应适当,不宜过短,如室温低时,可放置在 37℃ 温箱或适当延长染色时间。染液与血液的比例以 1：1 为宜,如有贫血情况,可适当增加血液量。

4. 选择薄而均匀、红细胞无重叠的血涂片进行计数,含有 2 个以上网织颗粒的红细胞均应计为网织红细胞。由于网织红细胞体积偏大,应注意血片边缘和尾部。

5. 网织红细胞与血红蛋白 H 包涵体(HbH 包涵体)的鉴别,前者为蓝绿色网织状或点粒状结构,分布不均匀;后者为蓝绿色圆形小体,在红细胞内散在分布均匀,一般在温育 10～60min 后出现。

6. 瑞氏染液复染可使 Ret 数值偏低,WHO 推荐使用新亚甲蓝染液,其对网织红细胞的染色力强,稳定性好。

(二)玻片法

【目的要求】

掌握网织红细胞玻片法计数的原理及操作步骤。

【实验原理】

同试管法。

【实验材料】

1. **器材**　显微镜、香柏油、拭镜纸、清洁液、载玻片、推片、Miller 窥盘。

2. **试剂**　10g/L 煌焦油蓝乙醇溶液:煌焦油蓝 1.0g(置于乳钵中研磨),溶于 95% 乙醇 100mL,过滤后贮存于棕色试剂瓶中备用。

3. **标本**　新鲜全血。

【实验方法】

1. **加染液**　于载玻片的一端滴加 10g/L 煌焦油蓝乙醇溶液 1 滴,待其自然干燥后备用。

2. **加血液**　取血 1 滴,滴在干燥的染料上,用推片角轻轻将血滴与染料混匀,然后用另一载玻片盖在此载玻片上,使两玻片黏合,以免血液和染料干燥。

3. **制备涂片**　15～20min 后,移开上层玻片,取 1 小滴推制成血涂片。

4. **观察并计算**　同试管法。

5. **操作示意**　见图 3-5。

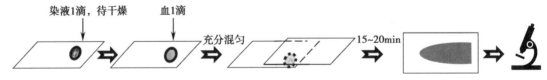

图 3-5　网织红细胞玻片法操作示意图

【参考区间】

同试管法。

【注意事项】

大致同试管法,因使用此方法过程中混合血液中的水分容易蒸发,造成染色时间偏短,结果偏低,故在染色时应特别注意防止水分蒸发。

【课后思考】

影响网织红细胞计数准确性的因素有哪些？如何提高其计数的准确性？

（韦花娟）

实验二 非染色理学与显微镜检查技术

一、红细胞沉降实验

（一）魏氏法

【目的要求】

掌握魏氏法测定红细胞沉降率（erythrocyte sedimentation rate，ESR）的原理及操作步骤。

【实验原理】

将一定量的枸橼酸钠抗凝全血置于特制刻度的血沉管内，垂直立于血沉架上，由于红细胞比重大于血浆，在离体抗凝血中能克服血浆阻力而下沉。室温静置1h后读取上层血浆高度的毫米数值即为红细胞沉降率。

【实验材料】

1. 器材

（1）魏氏（Westergren）血沉管：ICSH规定，血沉管全长为（300±1.5）mm，两端相通，表面有规范的200mm刻度的无色、平头、正圆柱形玻璃或塑料制品，管内径2.55mm，误差小于5%，横轴与竖轴差＜0.1mm，外径为（5.5±0.5）mm，管壁刻度200mm，误差±0.35mm，最小分度值1mm，误差＜0.2mm。

（2）血沉架、吸耳球、计时器。

（3）静脉采血用具及消毒剂。

2. 标本 枸橼酸钠抗凝全血。

【实验方法】

1. 采集血液 准确采集静脉血至枸橼酸钠抗凝的真空采血管（黑色帽子）的2mL刻度处，颠倒混匀。

2. 吸取血液 混匀全血，用血沉管吸取抗凝血至"0"处，拭去管外余血。

3. 立血沉管 将血沉管垂直于血沉架上，启动计时器。

4. 读取结果 室温静置1h，准确读取红细胞下沉后露出的血浆段高度的毫米数。

5. 报告方式 "××mm/h"。

6. 参考区间 成年男性0～15mm/h；成年女性0～20mm/h。

【注意事项】

1. 器材要求 魏氏血沉管应符合ICSH标定规格，清洁干燥；血沉架要平稳。

2. 标本要求

（1）标本量要准确，保证抗凝剂和血液比例为1∶4，因为抗凝剂多，会使血沉加快，反之血沉减慢。

（2）标本中不得有肉眼可见的溶血或小凝块。

（3）检测应在标本采集后3h内测定完毕。存放时间超过3h的样本，会出现假性增高；如置于4℃冷藏，可延长至6h内测定完毕，但测定时应将血液标本恢复至室温。

3. 操作要求

（1）吸取血液：避免产生气泡。

（2）立血沉管：血沉管应严格垂直放置，防止血液外漏或形成气溶胶影响测定结果；血沉架应放置平稳,不移动,不摇动,不震动,避免阳光直射。

（3）测定温度:测定室温要求18～25℃,且稳定在±1℃。室温过高时,血沉加快,应查血沉温度校正表进行温度校正后报告结果。

（4）测定时间:严格控制在(60±1)min。红细胞沉降率在1h沉降过程中并不是均匀等速的沉降,因此决不能只观察30min沉降率、将结果乘以2作为1h的血沉结果。

4. 其他 应注意红细胞比容对ESR的影响,CLSI参考方法严格要求调节红细胞比容≤0.35,以消除红细胞比容对ESR的影响。

【课后思考】

1. 血沉测定过程中哪些操作会对结果有影响? 在实验中如何进行控制?

2. 血沉测定的临床意义有哪些?

3. 血沉测定时,环境因素对结果有何影响? 如何进行报告?

（二）自动血沉仪法

【目的要求】

了解自动血沉仪法的工作原理和操作步骤。

【实验原理】

根据手工魏氏法检测原理设计,使用配套的枸橼酸钠真空标本采集管,同时或分别对多个血液标本进行检测。采用红外线探测技术或其他光电技术定时扫描红细胞与血浆界面的位置,数据经计算机处理后得出,可动态记录血沉全过程。

【实验材料】

1. 器材 自动血沉仪、与仪器配套的专用血沉管。

2. 标本 枸橼酸钠抗凝全血。

【实验方法】

1. 采集血液 采集血液至标本室规定的刻度后,颠倒混匀,避免血液凝固。

2. 操作规程 严格按照仪器说明书制订的操作规程进行操作。

3. 报告方式 ××mm/h。

4. 参考区间 成年男性0～15mm/h;成年女性0～20mm/h。

【注意事项】

1. 标本要求 采集足够量的血液标本;标本中不得有肉眼可见的溶血或小凝块;应在标本采集后3h内测定完毕。

2. 操作要求 严格按照仪器说明书制订的操作规程进行操作。

3. 测定温度的要求同魏氏法。

（孙静芳）

二、尿液检查（细胞、结晶、本周蛋白、糖类等）

【目的要求】

1. 掌握尿液各种有形成分的形态特点。

2. 熟悉尿液有形成分未染色显微镜检查法的内容和方法。

3. 了解尿液有形成分定量计数板的构造和使用方法。

【实验原理】

在显微镜下观察尿液中细胞、管型、结晶等有形成分的形态特征,识别并记录其在一定显微镜视野内的数量(或换算为一定体积尿液中数量)。

【实验材料】

1. **标本**　新鲜尿液

2. **器材**　显微镜、水平式离心机、专用离心管、滴管、载玻片及盖玻片、尿液有形成分定量计数板等。

【实验操作】

（一）未离心尿液直接涂片镜检法

1. **制备涂片**　吸取混匀的尿液,滴1滴于载玻片上,用镊子轻轻加上盖玻片,注意防止产生气泡。

2. **观察、计数有形成分**　①首先低倍视野观察全片细胞、管型、结晶等有形成分的分布情况,再用高倍视野确认;②管型在低倍视野下至少观察计数20个视野;在高倍视野至少计数10个视野;结晶按高倍视野中分布面积估计量;计数时观察细胞的形态、完整性,有无其他异常细胞、寄生虫卵、滴虫、细菌和真菌等。

3. **尿液有形成分的形态特点**

（1）常见细胞形态

1）红细胞:尿液中未染色的正常红细胞呈双凹圆盘状,淡黄色,直径约8μm,厚约3μm,有折光性。其形态受出血部位、尿液渗透压、pH值及标本放置时间等因素影响。高渗尿中,红细胞呈锯齿形,有时可见表面呈颗粒状。低渗尿中,红细胞肿胀,膨胀过度可使细胞膜破裂,血红蛋白溢出,成为空壳细胞,称为影红细胞。受肾小球挤压损伤时可见棘细胞、锯齿状红细胞等异常形态(图3-6)。

2）白细胞:主要为中性分叶核粒细胞,也可见少量淋巴细胞和单核细胞。白细胞形态与外周血白细胞形态基本一致,呈圆形或椭圆形,直径10～14μm,呈灰白色、黄绿色,细胞核较模糊,细胞质内的颗粒清晰可见(图3-7)。泌尿道感染时,中性粒细胞变性坏死,常成团分布,细胞形态多不规则,结构模糊,核不清晰,细胞质呈胶样,充满粗大颗粒,称为中性粒细胞-脓细胞。白细胞形态受尿pH值、尿渗透压的影响。在低渗尿及碱性尿中,胞体常肿大,易溶解。在低渗尿液中,中性粒细胞胞质内颗粒呈布朗运动,由于光的折射,因其运动似星芒样闪光,故称为中性粒细胞-闪光细胞。在高渗尿及酸性尿液中粒细胞常皱缩,直径多为8～10μm。

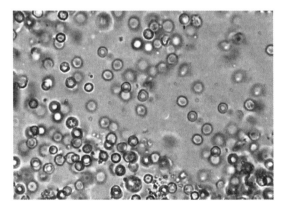

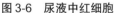

图3-6　尿液中红细胞

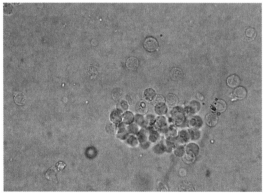

图3-7　尿液中白细胞

3）吞噬细胞:分为小吞噬细胞和大吞噬细胞。小吞噬细胞为中性粒细胞-吞噬细胞,多吞噬细菌等微小物体。大吞噬细胞是单核细胞,又称为巨噬细胞,体积为白细胞的2～3倍,边缘不整,细胞核呈圆形或马蹄形,常偏于一侧;细胞质丰富,细胞质中吞噬的成分可有红细胞、白细胞碎片、脂肪滴、精子、颗粒状物体及其他不易识别的多种成分,细胞质中还可见空泡（图3-8）。

4）肾小管上皮细胞：其形态与白细胞相似，但较中性粒细胞大1.5倍，一般不超过15μm，含1个较大的圆形细胞核，核膜很厚。细胞质中有小空泡、颗粒或脂肪小滴，颗粒分布不规则，多少不定，有时较多，甚至看不清细胞核。在尿液中易变形，呈不规则的钝角，常为多边形，故又称多边细胞或小圆上皮细胞。由于肾小管局部病变的性质不同，除上述的肾小管上皮细胞以外，还有以下2种表现：①脂肪颗粒细胞。肾小管上皮细胞吞噬脂肪或发生脂肪变性后，细胞质内有较多的脂肪颗粒，称脂肪颗粒细胞。如肾小管上皮细胞内脂肪颗粒或含铁血黄素颗粒较多，甚至覆盖于核上，又称为复粒细胞（图3-9）。②含铁血黄素颗粒细胞。肾小管上皮细胞内出现微褐色的含铁血黄素颗粒时，称为含铁血黄素颗粒细胞。

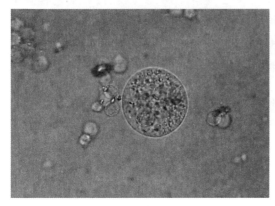

图3-8　尿液中吞噬细胞

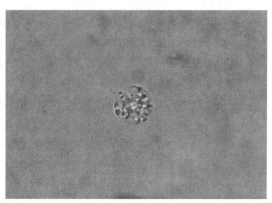

图3-9　尿液中复粒细胞

5）尿路上皮细胞：①表层尿路上皮细胞，来自于膀胱、尿道近膀胱处，因胞体较大又称大圆上皮细胞，多为圆形，或不规则形。细胞核较小，为圆形或卵圆形，居中。细胞质中等，很厚，呈颗粒状、网眼状。②中层尿路上皮细胞，来自于肾盂、输尿管、膀胱颈部，又名尾形上皮细胞或纺锤状上皮细胞。形状呈圆形、纺锤状、带尾状、梨形等。细胞核稍大，呈圆形或椭圆形，常偏于细胞一侧。细胞质中等，多呈颗粒状。因其多来自于肾盂，故又称为肾盂上皮细胞。③底层尿路上皮细胞，来自于肾盂、输尿管、膀胱、尿道。形状呈圆形或矩形。细胞核稍大，呈圆形或卵圆形，居中或偏位。细胞质丰富。与肾小管上皮细胞统称为小圆上皮细胞。

6）鳞状上皮细胞：来自于尿道外口和阴道表层，是尿液中最大的上皮细胞，形状不规则，边缘常卷曲折叠，细胞核很小，呈圆形或卵圆形，有时可有2个以上小核，完全角化者可无核。细胞质丰富、有点状分布的细小颗粒（即透明角质颗粒，随细胞退化而颗粒增加）。因形状扁平，又称扁平上皮细胞。

（2）管型

1）透明管型：为无色透明的圆柱体，质地均匀，偶见少许颗粒或细胞。大小、长短不一，折光性差，暗视野下较容易被发现。

2）红细胞管型：管型呈黄褐色，可见到完整的红细胞，容量在1/3以上。

3）血液管型：管型以破碎红细胞为主，碎片为大小不等的颗粒状；多呈血色、橙红色、褐色及咖啡色。

4）血红蛋白管型：管型中以血红蛋白为主，多为血色、黄色、深棕色、褐色等。

5）白细胞管型：管型内包含完整的白细胞，容量在1/3以上，细胞多退化变性，核质结构不清（图3-10）。

6）肾上皮细胞管型：又称上皮细胞管型，管型内含有较多的肾小管上皮细胞，容量在1/3以上，呈瓦片状排列。管型内肾小管上皮细胞大小不等、形态各异，呈圆形、椭圆形、多

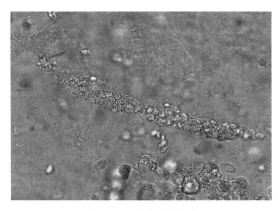

图 3-10 白细胞管型

边形等。

7）颗粒管型：管型中以大小不一的颗粒为主，含量在 1/3 以上时称为颗粒管型。颗粒来自分解变性的细胞残渣、血浆蛋白及其他物质。

8）蜡样管型：是由颗粒管型进一步衍化而来。其外形呈半透明状，浅灰色或淡黄色蜡质感，大小、长短不一，易折断、有切迹，一般略有弯曲，两端常不整齐。

9）脂肪管型：管型中脂肪滴主要包括游离脂肪滴、肾小管上皮细胞吞噬脂肪滴及肾小管上皮细胞脂肪变性崩解产生的脂肪滴。管型中脂肪滴大小不等，圆形，折光性强。

10）宽大管型：来自破损扩张的肾小管、集合管和乳头管。其宽度可达 50μm 以上，形态不规则，易折断，有时呈扭曲形。管型内可包含颗粒、细胞等各种成分。

11）泥棕色管型：来自各种细胞管型的破坏、断裂，或肾小管内出现大量细胞的脱落和破碎。管型长短、粗细、大小不一，呈棕黄色、咖啡色、泥棕色；不透明；管型内几乎无完整细胞，以各种细胞碎片及粗大颗粒密布为主要特点，多以红细胞碎片为主。

12）细菌/真菌管型：管型中含细菌或真菌。细菌管型呈颗粒状或杆状，可同时混有白细胞。真菌管型则含个体相对较大的圆形或椭圆形真菌（孢子）。

（3）生理性结晶

1）草酸钙结晶：可分为单水和二水草酸钙结晶。单水草酸钙结晶多呈椭圆形、哑铃形及多种不规则形，而双水草酸钙结晶多呈八面体结构（图 3-11）。

2）尿酸结晶：呈黄色、暗棕色，其形态多样，有菱形、六边形、立方体、条状、哑铃形及不规则形等（图 3-12）。

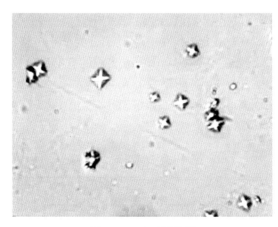

图 3-11 草酸钙结晶

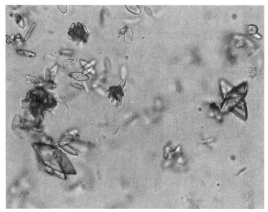

图 3-12 尿酸结晶

3）非晶型磷酸盐：颗粒细小，肉眼可见灰白色浑浊沉淀。

4）非结晶性尿酸盐：主要是尿酸钠、尿酸钾、尿酸钙等的混合物，外观呈黄色或黄褐色颗粒状或小球形，可出现粉红色或淡粉色沉淀。

（4）病理性结晶

1）胆红素结晶：为成束的针状或小块状、黄红色结晶。

2）胱氨酸结晶：为无色、六边形、边缘清晰、折光性强的薄片状结晶（图 3-13）。

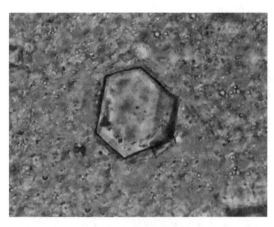

图 3-13 胱氨酸结晶

3）亮氨酸结晶：黄褐色，圆盘状、球状。有同心环、辐射状条纹或年轮状。形似有结构的脂肪滴，折光性强。

4）胆固醇结晶：外形为缺角的长方形或方形，无色透明。

（5）其他成分

1）细菌：尿液中的细菌有革兰氏阴性杆菌和革兰氏阳性球菌，以大肠埃希菌、葡萄球菌、链球菌、分枝杆菌等多见。

2）真菌：①酵母样真菌，为无色椭圆酵母样孢子，折光性强，直径 3～6μm，可见藕节状假菌丝；②镰刀菌：丝状真菌中的镰刀菌形似镰刀状。

3）寄生虫：常见有班氏丝虫及微丝蚴、埃及血吸虫、阴道毛滴虫等。

4. **报告结果** ①细胞：最低数～最高数/HP；②管型：最低数～最高数/LP；③结晶、细菌、真菌、寄生虫：按高倍视野中分布范围估计报告，常用"+"表示。

（二）离心尿液直接涂片镜检法

1. **离心标本** 充分混匀尿液标本，吸取混匀尿液 10mL 置于刻度离心管内，在水平式离心机以相对离心力 400g 离心 5min。

2. **留取沉淀物** 用滴管吸去离心管内上清液（特制离心管可倾倒弃上清液），留取管底含有形成分的尿沉渣 0.2mL。

3. **制备涂片** 混匀尿沉渣，取 1 滴于载玻片上，用小镊子加盖玻片，避免产生气泡。

4. **观察、计数有形成分** 同未离心直接涂片法。

5. **结果报告** 同未离心尿液直接涂片镜检法。

（三）标准化尿液有形成分定量计数板法

标准化尿液有形成分定量计数板的计数室为长方格计数区，内含 10 个中方格，每个中方格面积为 1mm²，深 0.1mm，容积为 0.1mm³（即 0.1μL），每个中方格又细分为 9 小方格。每个计数室的体积为 1μL（图 3-14）。将尿液充入计数室，计数 10 个中方格内的有形成分数量，经过换算可得出单位容积尿液中的有形成分含量（细胞或管型数）。

1. **制备尿液标本** 对于清晰透明尿液，采取离心浓缩法；如尿液有形成分含量丰富，可直接镜检测定。

2. **充入定量计数板** 取混匀的尿沉渣充入计数室。

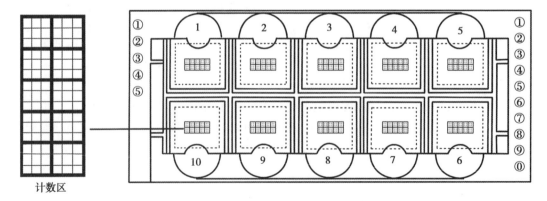

计数区

图 3-14 尿液有形成分标准化定量计数板

3. 观察、计数有形成分　在低倍视野下观察计数 10 个中方格内的管型总数,在高倍视野下观察计数 10 个中方格内的细胞总数,计算 1μL 尿液中各种细胞或管型的数量。

4. 报告结果　细胞、管型:以"个/μL"表示。尿结晶、细菌、真菌、原虫、寄生虫及寄生虫卵的报告方法见表 3-2。

表 3-2　尿结晶、细菌、真菌、原虫、寄生虫等报告方法

	报告等级				
	−	±	1+	2+	3+
结晶	0	数个视野散在可见	1～4 个/HP	5～9 个/HP	>10 个/HP
细菌及真菌	0	数个视野散在可见	各视野均可见	量多、团状聚集	无数
原虫、寄生虫卵	0	数个视野散在可见	1 个/全片～4 个/HP	5～9 个/HP	>10 个/HP

5. 结果报告　离心标本检查时报告需注明"离心取沉渣"字样。

【参考区间】

尿液有形成分的参考区间见表 3-3。

表 3-3　尿液有形成分的参考区间

方法	红细胞	白细胞	透明管型	上皮细胞	结晶	细菌和真菌
非离心尿液直接涂片镜检法	0～偶见/HP	0～3 个/HP	0～偶见/LP	少见	少见	—
离心尿液直接涂片镜检法	0～3 个/HP	0～5 个/HP	0～偶见/LP	少见	少见	—
标准化尿液定量分析板计数法	男 0～5 个/μL 女 0～24 个/μL	男 0～12 个/μL 女 0～26 个/μL	0～1 个/μL (不分性别)	少见	少见	—

【注意事项】

1. 尿液标本　①采用新鲜中段尿,防止生殖道分泌物混入;②排尿后 2h 之内完成检查,或加甲醛并冷藏;③调整尿液 pH 值 5.5 左右,以免管型被破坏、细胞溶解;④针对浑浊尿液:可加温清除非晶形尿酸盐、加乙酸溶解非晶形磷酸盐;⑤未离心尿液直接涂片镜检法仅适用于尿液外观混浊者。

2. 器材　显微镜、离心机、刻度离心管、盖玻片等器材均应符合要求。

3. 规范操作　①尿液标本离心、涂片、镜检的条件应保持一致,以便对比。②离心力和时间应控制准确。③显微镜视野亮度适宜:未染色有形成分的结构对比度较差,不易区分。在光学显微镜观察时要采用较弱的亮度,有利于形态识别。④观察步骤:先用低倍视野观察有形成分的分布情况,把握总体特点,再用高倍视野对有形成分仔细分辨。按照标准化要求观察足够数量的视野范围,检查细胞应观察至少 10 个高倍视野,检查管型应观察至少 20 个低倍视野。

4. 检验报告　完整、规范地报告检验结果,报告单还应注明标本相关信息如尿液留取时间、标本收到时间及检测完成时间、尿液标本是否离心浓缩等。

【方法学评价】

未离心直接涂片镜检法,操作简单、快捷,但阳性检出率较低,容易漏检。只适合明显浑浊的尿液。

离心涂片法,敏感,阳性检出率高,但操作烦琐、费时,检查结果易受离心速度、时间、

检验者经验等因素的影响,不宜标准化。

标准化定量计数板法,操作烦琐耗时,但能达到检验规范化、标准化的要求,同时可结合信息化技术,正逐渐成为临床工作中的常规方法。

【课后思考】

1. 有哪些影响因素可造成尿液中红细胞出现不同形态?

2. 不同细胞管型的临床意义是什么?

3. 对比分析不同显微镜检查方法适用的条件?

三、粪便检查(细胞、结晶、虫卵等)

【目的要求】

1. 熟悉粪便直接涂片法的显微镜检查方法及鉴定流程。

2. 了解粪便中各种病理成分的形态特点,以及一些常见植物细胞、植物纤维、植物种子、花粉的识别和鉴别。

3. 掌握消化道炎症、寄生虫感染的鉴定要点和操作。

【实验原理】

粪便是食物在体内被消化吸收后的剩余产物,主要由食物残渣、消化道分泌物、无机盐、水、黏膜脱落物和肠道中的细菌等形成。食物的质和量,胃肠、胰腺、肝胆的功能状态或某些器质性病变均可影响粪便的性状与组成。粪便经生理盐水制片后,在显微镜下可见到以上的多种有形成分。这些成分通过显微镜镜检,以协助临床诊断和治疗。

【实验材料】

1. **器材**　显微镜、竹签、载玻片、盖玻片、一次性带盖粪便标本采集盒。

2. **试剂**　生理盐水、苏丹Ⅲ溶液(将 1.0~2.0g 苏丹Ⅲ溶于 100mL 70% 乙醇溶液)、碘液、冰乙酸等。

3. **标本**　新鲜粪便标本。

【实验方法】

1. 打开装有新鲜粪便的一次性标本盒盖,仔细观察粪便的形状、硬度、颜色等性状。仔细观察粪便有无异常成分,如黏液、脓血、寄生虫等病理成分。

2. 取生理盐水 1~2 滴于洁净的载玻片上。

3. 用竹签挑取约火柴头大小、外观异常部分的粪便于上述载玻片,与盐水均匀混合制成为载玻片 2/3 面积的薄涂片,加盖玻片。

4. 先用低倍镜观察全片有无虫卵、原虫滋养体、包囊及食物残渣等各种可疑成分。

5. 再用高倍镜对可疑虫卵、包囊、滋养体进行鉴别。高倍镜下仔细观察有无红细胞、白细胞、吞噬细胞、上皮细胞、脂肪滴等病理成分,观察其形态、结构,并估计数量,至少检查10 个视野。

【实验结果】

1. **性状**　粪便的性状、硬度与粗细,常可受食物的种类与性质的影响。正常粪便:成人为成形的软便,黄褐色,特殊臭味;婴儿粪便稀软、糊状、黄色或金黄色,有特殊臭味。均无脓血、黏液及寄生虫等病理成分。

2. 粪便中无红细胞,无或偶见中性粒细胞、巨噬细胞和上皮细胞。

3. 极少见真菌,无寄生虫卵、原虫滋养体和包囊。

4. 可见少量食物残渣,如脂肪、肌纤维、植物细胞、植物纤维及食物充分消化后的无定形细小颗粒等,淀粉颗粒为阴性,脂肪小滴很少见。

5. 可见多种少量结晶,如磷酸盐、草酸钙、碳酸钙结晶。

6. 可见较多正常菌群,其中球菌(革兰氏阳性)和杆菌(革兰氏阴性)比例大约为
1∶10,成人以大肠埃希菌、厌氧杆菌、肠球菌等为主,约占80%。婴儿粪便中主要为双歧杆
菌、拟杆菌、葡萄球菌和肠杆菌等。

【注意事项】

1. 粪便标本采集应使用一次性、有盖密封、洁净、干燥、不渗漏、不易破损、开口和容量
适宜的容器,且有明显标识。

2. 标本采集应尽可能选取附着黏液、脓液、血液的异常粪便(宜多个部位留取,蚕豆大
小),并避免尿液和异物(如卫生纸、花露水、强力清洁剂、除臭剂等)污染。

3. 采集后的标本宜在1h内(夏季)或2h内(冬季)送检。查原虫滋养体的标本应留取
含脓血的稀软粪便,排便后立即检查,冬季需要采取保温措施送检;查蛲虫卵时,在子夜或
早晨排便前用肛拭子在肛周皱襞处采集标本;查血吸虫毛蚴时,应至少采集30g新鲜粪便;
查寄生虫虫体及虫卵计数时,应收集24h粪便。

4. 应使用洁净的载玻片和新鲜生理盐水制备标本涂片,涂片应厚薄适宜,以能透视纸
上字迹为宜,如拟检查寄生虫虫卵、包囊、滋养体和幼虫等,应涂厚片镜检,如疑似为寄生虫
感染,可制备几张涂片进行检查,以提高其阳性检出率;镜检时应盖上盖玻片,以免污染物
镜;涂片制备后立即镜检,以防涂片变干,影响有形成分的观察。必要时进行染色(如白细
胞检查时宜使用亚甲蓝染色)。

5. **涂片观察顺序**　①先用低倍镜观察全片,检查虫卵、原虫滋养体、包囊及寄生虫等
各种可疑成分,如查见可疑有形成分时,需用高倍镜进行鉴别;②同时还应注意有无肌纤
维、弹性纤维、结缔组织、淀粉颗粒、脂肪小滴等食物残渣,如大量出现,则提示消化不良或
胰腺外分泌功能不全;③再换高倍镜检查红细胞、白细胞、吞噬细胞、上皮细胞、脂肪滴等
病理成分,至少观察10个视野;④镜检时必须遵循由上至下、由左至右的规律进行,避免重
复或遗漏。

6. **粪便成分鉴别**　①粪便中的人体细胞及感染的寄生虫虫卵、原虫滋养体、包囊等应
注意与植物细胞、植物纤维、植物种子、花粉等鉴别,必要时用Wright染色鉴别;②对疑似
病理性成分,但直接涂片镜检又不能确认的标本,应根据其疑似病理成分的不同采用不同
的方法进一步确认,如红细胞、真菌孢子和脂肪微粒无法鉴别时,可采用加稀乙酸和苏丹Ⅲ
进行鉴别。

7. **镜检结果报告方式**　①寄生虫虫卵、原虫滋养体、包囊等以"找到"或"未找到"方式
报告,如找到两种以上时,应分别报告,并注明该虫卵数量,以低倍视野或高倍视野计算,建
议逐步实施定量化报告;②各种细胞应写明名称,以"最低数~最高数/HP"方式报告;③脂肪
滴以"脂肪球个数/HP"报告;④霍乱弧菌以"找到"或"未找到"穿梭样运动活泼的弧菌报告。

【课后思考】

1. 粪便显微镜检查中如何鉴别红细胞、白细胞、吞噬细胞与植物细胞、植物纤维等?

2. 粪便显微镜检查中如何进行寄生虫虫卵、原虫滋养体、包囊与植物种子、花粉等
鉴别?

3. 显微镜下红细胞、真菌孢子和脂肪滴如何鉴别?无法鉴别时可进一步做什么处理?

（杜　明）

四、阴道分泌物检查(细胞、细菌、滴虫等)

【目的要求】

1. 掌握阴道分泌物有形成分的形态,阴道清洁度分级标准。

2. 熟悉显微镜检查的内容和方法。

【实验材料】

1. **标本** 新鲜阴道分泌物。

2. **器材** 光学显微镜、载玻片、盖玻片、试管、消毒棉拭子。

3. **试剂** 生理盐水、10% KOH 溶液。

【实验操作】

1. **制备湿片** 阴道分泌物直接涂片或加少量生理盐水混合后均匀涂片,加盖玻片。

2. **观察标本** 按照低倍镜检查→高倍镜检查→加 10% KOH 液→低倍镜检查→高倍镜检查流程进行涂片观察。

3. **判断阴道清洁度** 观察阴道分泌物中乳酸杆菌、上皮细胞、白细胞和杂菌的数量,按照阴道分泌物清洁度分级标准(表3-4)判断阴道清洁度,以"Ⅰ～Ⅳ"度方式报告结果。

表 3-4 阴道清洁度标准表

清洁度	杆菌	球菌	上皮细胞	白细胞(或脓细胞)
Ⅰ	多	无	满视野	0～5 个/HP
Ⅱ	中	少	1/2 视野	5～15 个/HP
Ⅲ	少	多	少量	15～30 个/HP
Ⅳ	无	大量	无	>30 个/HP

4. **查找病原体** 观察有无阴道毛滴虫、真菌等病原体,如发现应在报告中说明。

(1)阴道毛滴虫:虫体直径为 8～45μm,呈头宽尾尖的倒置梨形,大小为白细胞的 2～3 倍,虫体顶端有鞭毛 4 根,后端有鞭毛 1 根,在虫体前 1/3 处有一个椭圆形的泡状核,体侧有波动膜,温度适宜时,镜下可见虫体运动。

(2)白念珠菌:是可引起阴道炎症的真菌,为类酵母型真菌,革兰氏阳性菌。菌体呈圆形或卵圆形,直径 3～6μm,大小不等,着色不均匀。

(3)淋病奈瑟菌:革兰氏阴性双球菌,似肾形,常散在白细胞间,或被吞噬于中性粒细胞胞质内。

(4)加德纳菌:为需氧、革兰氏阴性或染色不定的细小杆菌,常呈球杆状,有时呈丝状和多形状。

(5)线索细胞:阴道脱落的鳞状上皮细胞如黏附有大量加德纳菌和厌氧菌,使细胞边缘呈锯齿状、细胞核模糊不清、表面粗糙,有许多大小不等的斑点和大量细小颗粒(图 3-15)。如找到,报告"发现线索细胞"。

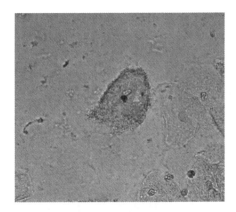

图 3-15 线索细胞

【参考区间】

清洁度:Ⅰ～Ⅱ度。滴虫、真菌、革兰氏阴性双球菌、致病菌、线索细胞和特殊细胞均为阴性;白细胞计数≤10 个/HP。

【注意事项】

1. 涂片前应先混匀标本,涂片时均匀平铺,避免聚集成滴状。

2. 先用低倍镜观察全片,选择薄厚适宜的区域,再用高倍镜检查,必要时使用油镜检查。

3. 观察时采用暗视野,利用细螺旋调节辨别有形成分的细节特征,对有形成分较少的涂片,应扩大观察范围,增加足够的视野以保障观察结果可靠。

4. 对白细胞、上皮细胞较多的涂片,可滴加 1 滴 10% KOH 溶液,破坏白细胞和上皮细胞后,观察是否有真菌。

5. 冬季湿片检查阴道毛滴虫时要注意保持制片温度在37℃左右。

6. 临床症状阳性而湿片检查结果阴性时,应做瑞-吉或革兰氏染色,一次阴性不能排除诊断。

【课后思考】

1. 阴道分泌物检查内容是什么?

2. 阴道分泌物的清洁度的分级标准是什么,其各项指标的临床意义是什么?

3. 阴道分泌物中真菌、滴虫、线索细胞在显微镜下的形态特征?

（杨　超）

五、前列腺液显微镜检查

【目的要求】

掌握前列腺液显微镜检查的方法和内容。

【实验原理】

直接将前列腺液涂片加盖玻片后,在显微镜下观察其有形成分的种类并计数,以及通过多种染色后的前列腺液有形成分检查弥补非染色检测的不足。

【实验材料】

1. **器材**　载玻片、盖玻片、显微镜。

2. **试剂**　乙醚乙醇固定液(乙醚 49.5mL,95% 乙醇 49.5mL 和冰乙酸 1mL 混匀)、Wright-Giemsa 染液、苏丹Ⅲ染液等。

3. **标本**　新鲜前列腺液。

【实验方法】

1. **直接涂片法**

（1）制备涂片:取载玻片 1 张,用微量加样器取前列腺液 5～10μL 或 1 滴,涂抹均匀,盖上盖玻片。

（2）显微镜观察:先用低倍镜浏览全片,再用高倍镜仔细观察有形成分,记录前列腺小体的数量及分布,观察白细胞、红细胞、上皮细胞的数量及形态,是否有白细胞聚集成团或成堆现象,并提示。同时注意观察有无细菌、真菌、淀粉样小体、寄生虫、结晶、黏液丝等成分。

（3）报告方式:前列腺小体、白细胞、红细胞、前列腺颗粒细胞、上皮细胞、淀粉样小体等成分依据所占显微镜视野的面积,按"+～++++"方式报告(+:占高倍视野 1/4;++:占高倍视野 1/2;+++:占高倍视野 3/4;++++:高倍镜下满视野均匀分布)。

2. **涂片染色法**

（1）固定涂片:将常规制备的前列腺液涂片,干燥后置于乙醚乙醇固定液中固定 10min。

（2）染色:自然干燥后,根据检查目的的不同,进行染色。

（3）显微镜观察:在高倍镜下观察各种细胞成分及其形态变化(特别是肿瘤细胞),并报告。

【实验结果】

正常成人前列腺液中,前列腺小体均匀分布于满视野,白细胞＜10 个/HP,前列腺颗粒细胞<1个/HP，无或偶见红细胞、上皮细胞、淀粉样小体。

【注意事项】

1. 检查前72h内应禁欲，通过前列腺按摩采集标本。急性前列腺炎禁止按摩，前列腺肿瘤压痛明显者，前列腺按摩要慎重。同步做前列腺液细菌培养，采集时应弃去尿道分泌的第一滴液体，标本采集于无吸附、无渗漏、洁净、干燥、有盖的无菌标本容器中，需及时送检，避免干燥影响结果。

2. 要求涂片均匀，厚薄适宜。先低倍镜观察全片，再高倍镜观察至少10个高倍视野内有形成分的种类、形态、数量及分布。

3. 若采集标本时压迫到精囊，可在前列腺液中检出精子，应在结果中报告。

4. 复查1次取材失败或检验结果阴性，但临床症状典型者，可于3～5天后再次取材检验。

【课后思考】

1. 前列腺液除显微镜检查外还有哪些常规检查？

2. 前列腺液的采集、运送过程中有哪些注意事项？

（杜　明）

六、精液显微镜检查

采用普通光学显微镜观察未染色精液标本的有形成分和染色后的精子形态。推荐使用相差显微镜观察新鲜、未染色的标本。

（一）精子活动率

精子活动率（sperm activity rate）是指显微镜下直接观察活动精子所占精子总数的百分率。

【目的要求】

掌握精子活动度的镜检方法及精子活动度检测的意义。

【实验材料】

1. **标本** 患者的一次精液量。

2. **器材** 显微镜、载玻片、盖玻片、试管架、试管、刻度吸管、微量吸管、玻璃棒、乳胶吸头。

【实验方法】

1. **涂片** 取完全液化且混匀的精液1滴或10μL于载玻片上，加盖玻片，放置1min。

2. **镜检** 高倍镜下观察计数至少5个视野200个精子中有尾部活动的精子数，计算精子活动率的百分率，报告结果。

3. **参考区间** 排精后60min内，精子活动率为80%～90%（至少>60%）。

【注意事项】

1. **检验前**

（1）排精后尽快（30min内）送检，标本应注意保温（37℃），时间过长或温度过低，可使精子活动率降低。

（2）检查应在排精后1h内完成，标本完全液化后才能检测。检测用的精液量及盖玻片大小应当标准化（22mm×22mm），以保证分析的一致性。建议采用精液分析计数的专用工具，如Makler计数板。

2. **检验中**

（1）涂片后尽快检查，防止精液干涸。宜在保温镜台上进行检查。

（2）检查时可扩大观察视野和增加计数的精子数来提高结果准确性。

3. **检验后**　若不活动精子过多（＞75%），可能为死精症，但应采用体外精子活体染色技术法进一步确证。

4. 此方法本质上是检查精子的活动率，但有些不动的精子也可能是活精子，该方法误差较大，只能作为初筛检查。

【课后思考】

1. 精子活动率检测时的注意事项包括哪些？

2. 精子活动率减低的因素包括哪些？

（二）精子活动力

精子活动力（sperm motility）是指精子前向运动的能力，主要包括精子运动的速度和方向，是一项直接反映精子质量的指标。WHO 将精子活动力分为 3 级，即前向运动（progressive motility，PR）、非前向运动（non-progressive motility，NP）和无运动（immotility，M），见表 3-5。

表 3-5　WHO 精子活动力与评价

分级	特点
前向运动（PR）	精子运动积极，表现为直线或大圈运动，速度快
非前向运动（NP）	精子所有的运动方式都缺乏活跃性，如小圈的游动，鞭毛力量难以带动头部，或只有鞭毛的抖动
无运动（M）	精子没有运动

【目的要求】

将液化后的精液滴于载玻片上，检测精子前向运动的能力，依据精子活动力分级标准分析精子活动情况，并进行分级。

【实验材料】

1. **标本**　患者的一次精液量。

2. **器材**　显微镜、载玻片、盖玻片、试管架、试管、刻度吸管、微量吸管、玻璃棒、乳胶吸头。

【实验方法】

1. **制片**　取液化后混匀的精液 10μL 滴于载玻片上，加盖玻片，放置 1min。

2. **镜检**　高倍镜下至少连续观察 5 个视野，对 200 个精子进行分级、计数。

3. **计算**　计算各级活动力精子的百分率。以精子总活力百分率和前向运动百分率报告结果。

4. **参考区间**　总活力（PR+NP）≥40%，前向运动（PR）≥32%。

【注意事项】

1. 由于脱水、pH 和环境温度的改变均会影响精子活动力，应尽量在精液液化后 30min 内完成检测，最大限度不能超过 1h。

2. 精子活动力和运动速度依赖于温度，包括显微镜镜台、载玻片和其他操作器材等的温度，故应尽可能使检测环境温度和器材温度维持在 37℃左右。

3. 显微镜法适应于临床常用，操作简便，无须特殊器材，但受主观因素影响较大，重复性和准确性有限。

【课后思考】

1. 精子活动力检测时的注意事项包括哪些？

2. 精子活动力减低的因素包括哪些？

（三）精子凝集

精子凝集（agglutination of spermatozoa）是指活动的精子以不同方式相互黏附在一起如头对头、尾对尾、尾尖对尾尖、头尾纠结或混合型相互黏附在一起的现象。这些精子常呈旺盛的摇动式运动，但有时也因黏附而使精子运动受到限制。WHO 将精子凝集分为 4 级：①1 级，多数精子是游离的，<10% 的精子发生凝集；②2 级，10%～50% 的精子发生凝集；③3 级，>50% 的精子发生凝集；④4 级，所有精子发生凝集。

【目的要求】

将精液制成湿片，于显微镜下观察精子凝集类型和分级，检测精子凝集的比例。

【实验材料】

1. **标本** 患者的一次精液量。

2. **器材** 显微镜、载玻片、盖玻片、试管架、试管、刻度吸管、微量吸管、玻璃棒、乳胶吸头。

【实验方法】

1. **制片** 充分混匀精液后立即取 10μL 涂于载玻片，覆以 22mm×22mm 的盖玻片，制成厚度约为 20μm 的涂片。

2. **镜检** 显微镜下观察、记录主要的凝集类型和分级。

3. **参考区间** 正常无凝集。

【注意事项】

1. 应在充分混匀标本后立即取样，以免精子在悬浮液中沉降。

2. 制得涂片厚度约为 20μm，利于精子自由游动。避免在盖玻片和载玻片之间形成气泡。

3. 精子凝集需在湿片下观察。一旦精液不再漂移，应立即评估新鲜制备的湿片。

4. 如果要重复取样，必须再次充分混匀精液。

5. 不活动精子之间，活动精子与黏液丝、非精子细胞与细胞碎片之间黏附在一起，为非特异性聚集，而非凝集，需注意两者的区别。

6. 该法操作简便，适合临床应用。

【课后思考】

1. 精子凝集如何进行分级？

2. 精子凝集检查时有哪些注意事项？

（四）精子计数

精子计数（sperm count）有精子浓度（sperm density）和精子总数 2 项指标。精子浓度指单位容积内的精子数量，亦称精子密度。精子总数是指 1 次完整射精射出精液中的精子总数量，即精子浓度乘以精液量。计数方法有 Neubauer 计数板法、Makler/Microcell 精子计数板法等（表 3-6）。检测目的、原理、器材、步骤、注意事项等见本章实验一"四、精液计数技术"。

表 3-6 精子计数方法及评价

方法	评价
Neubauer 计数板法	常规方法，较熟悉、经济，为 WHO 推荐；但标本需稀释，准确性和重复性较低
Makler 精子计数板法	标本不需稀释；精子分布不重叠，结果更准确；可同时分析精子活动率和活动力等法参数，拍摄精子运动轨迹分析其运动方式和速度；但价格较贵；不便于在普通显微镜下操作和观察，当精子浓度过高时，应制动处理以便计数活动的精子

（五）精子形态

精子形态（sperm morphology）：正常精子外形似蝌蚪状，由头部、颈部和尾部构成，长约60μm。精子头部呈卵圆形，长3.0～5.0μm，宽2.5～3.5μm，头顶部呈透亮区，界限清晰，称为顶体（区），占头部的40%～70%。精子颈部非常短，连接精子头部与尾部。精子尾部细长，呈鞭毛状，长约55μm，向尾端逐渐变细，依次由中段（长5～7μm、宽<1μm，主轴与头部长轴成一直线）、主段（约长45μm、宽0.5μm）和末段（结构简单而且短）构成。胞质小滴位于头部后面或中间段周围，是精子的残存体，小于头部大小的一半。精子巴氏染色后，头部顶体区呈淡蓝色，顶体后区域呈深蓝色，中段呈淡红色，尾部呈蓝色或淡红色，胞质小滴呈绿色。精子形态异常包括精子头部、颈段、中段和尾部的各种异常，见表3-7。

表 3-7　精子各部位的形态异常

部位	异常
头部	包括大头、小头、圆头、双头、多头、无头、锥形头、梨形头、无定形头、有空泡头、顶体过小或过大、顶体后区有空泡、（大小超过头部1/3）或联合异常等
颈段和中段	包括颈部弯曲、中段不规则、增粗、变细、锐角弯曲或联合异常等
尾部	包括短尾、双尾、多尾、卷曲尾、断尾、发夹状尾、尾部消失、尾部伴有末端微滴或联合异常
过多的胞质残余体	>精子头部大小的1/3

【目的要求】

检测判断精子异常的比例。

【实验材料】

1. **标本**　患者的一次精液量。

2. **器材**　显微镜、载玻片、盖玻片、香柏油、试管架、试管、刻度吸管、微量吸管、玻璃棒。

【实验方法】

1. **涂片**　取液化精液1滴（约10μL）于载片法制片，待干。

2. **镜检计算**　油镜下观察至少200个精子，计数形态，计算其百分率。

3. **参考区间**　正常形态精子>30%（异常精子应<20%，若>20%为不正常）。

【注意事项】

1. 精子数>10×10⁹/L，可直接涂片检查；如果精子数<10×10⁹/L，离心15～20min后，取沉淀物涂片检查。

2. 涂片厚薄应适宜，以免影响着色、透明效果。

3. 只有头、颈和尾部都正常的精子才正常，所有形态学处于临界状态的精子均列为异常。

4. 若精子有多种缺陷同时存在时，只需记录1种，应先记录段异常，最后是尾部异常。游离的精子头作为形态异常精子计数，以免重复。

【课后思考】

1. 精子形态异常包括哪些部位异常和形态异常？

2. 精子形态异常镜检时有哪些注意事项？

3. 精子畸形常见于哪些原因？

（六）其他细胞

精液中还可见其他细胞，包括生精细胞（spermatogenic cell）：即未成熟生殖细胞，指各阶段发育不全的生殖细胞如精原细胞、初级精母细胞、次级精母细胞及发育不全精子细胞；

上皮细胞、白细胞、红细胞;正常生育男性精液中偶见前列腺上皮细胞(呈柱状或立方形、圆形及多边形)、精囊细胞(呈圆形或卵圆形,嗜碱性胞质,含色素颗粒)、尿道移行上皮细胞(呈多边形)、柱状或鳞状上皮细胞、少量红细胞和白细胞。前列腺增生患者还可见到较多增大的前列腺上皮细胞。

【目的要求】

对精子做形态学检查,对不成熟精子细胞和非精子细胞等进行检查分类。

【实验材料】

1. **标本** 患者的一次精液量。

2. **器材** 显微镜、载玻片、盖玻片、试管架、试管、刻度吸管、微量吸管、玻璃棒。

【实验方法】

1. **涂片** 在载玻片上加1滴5~20μL的未稀释精液,涂片、待干。

2. **固定** 将玻片浸入95%(体积比)的乙醇15min。

3. **染色**

4. **封片** 在玻片上滴2~3滴封片液,加盖玻片封片。

5. **镜检**

6. **参考区间** 生精细胞<1%。红细胞、白细胞和上皮细胞<5个/HP。

【注意事项】

1. 精液涂片染色后可检出上述细胞,但它们降解后很难与炎症细胞区别。

2. 各阶段生精细胞的形态、大小及核的形态、大小均不规则,如用未染色精液检查时,易与中性粒细胞相混淆。故WHO推荐采用正甲苯胺蓝过氧化酶染色法,中性粒细胞呈阳性,而生精细胞则呈阴性。对不含过氧化物酶的其他白细胞建议采用免疫细胞化学法检测。

3. 盖玻片大小最好为24mm×50mm或24mm×60mm,直接盖上,轻压盖玻片,将气泡排出(如果使用二甲苯,将玻片背面的二甲苯擦干)。在通风橱中,将封片好的涂片水平放置于玻片干燥盒中或者吸水纸上24h。

【课后思考】

发现未成熟的生殖细胞,提示可能有什么疾病?

(七)精子低渗肿胀试验

精子低渗肿胀试验(sperm hypoosmotic swelling test,HOS)是观察精子在低渗溶液中的变化,以检测精子膜的完整性。

【目的要求】

检测精子膜的完整性。

【实验材料】

1. **标本** 患者的一次精液量。

2. **器材** 显微镜、载玻片、盖玻片、试管架、试管、刻度吸管、微量吸管、玻璃棒、乳胶吸头。

【实验方法】

1. **预热** 取1mL膨胀液于加盖微量离心管中,37℃温热5min。

2. **膨胀** 吸取100μL混匀精液加入膨胀液,用移液器缓慢抽吸混匀,37℃孵育30min。

3. **涂片** 取混匀的10μL液体置于洁净的载玻片上,加盖玻片。重复制备一张涂片。

4. **镜检** 用200倍或400倍的相差显微镜检测涂片,计数尾部未膨胀(死亡)和膨胀(存活)的精子数目,每张涂片计数200个精子。

5. **计算** 计算并报告2张涂片中活动精子的平均数和百分率。

6. **参考区间** 在排精30~60min,有70%以上精子应为活动精子。HOS试验应有

60%以上精子出现尾部膨胀。

【注意事项】

1. 制成的膨胀液以 1mL 分装冻存于 -20℃。使用前溶解膨胀液并充分混匀。

2. 如果用于常规诊断可孵育 30min，如果为了治疗则只可孵育 5min。

3. 如室温低于 10℃时，应将标本先放入 37℃温育 5～10min 后镜检。

4. 某些标本实验前就有尾部卷曲的精子，在 HOS 试验前，应计算未处理标本中尾部卷曲精子的百分数，实际 HOS 试验的百分率等于测定值减去未处理标本中尾部卷曲精子的百分率。

5. 统计所制备的 2 张涂片中活动精子的平均数和百分率的差异，如果差异是可以接受的，则可报告其活动力平均百分率。如果差异过高，则重新制备标本再次进行评估。

6. 所报告的精子活动力的百分率应尽可能涵盖所有的精子数目。

【课后思考】

1. 精子低渗肿胀试验的检测原理是什么？

2. 精子低渗肿胀试验的注意事项包括哪些？

（彭春艳）

七、脑脊液显微镜检查

（一）细胞总数计数

【目的要求】

通过脑脊液细胞总数计数，以判断中枢神经相关病变。

【实验材料】

1. **标本**　抽取的患者的脑脊液。

2. **器材**　显微镜、改良牛鲍血细胞计数板、盖玻片、试管架、试管、刻度吸管、微量吸管、玻璃棒、乳胶吸头。

3. **试剂**　红细胞稀释液。

【实验方法】

1. **直接计数法**　如比较清亮、微浑浊的脑脊液，用滴管吸取混匀后的脑脊液标本，直接进行细胞计数板充池，静置 2～3min 后，低倍镜下计数 2 个池内的四角和中央大格共 10 个大方格内的细胞数，即为 1 μL 脑脊液中的细胞总数。报告时换算成每升脑脊液中的细胞总数。

2. **稀释计数法**　如细胞过多、浑浊或血性的脑脊液，可采用红细胞稀释液稀释后再计数，最后换算成每升脑脊液中的细胞总数。

3. **参考区间**　红细胞：无；细胞：成人（0～8）×10^6/L，儿童（0～15）×10^6/L。

【注意事项】

1. **及时检查**　检测应在脑脊液收集 1h 内进行，如放置时间过长，细胞破坏或沉淀纤维蛋白凝集成块，会导致计数不准。标本必须充分混匀后进行充池计数，否则影响计数结果的准确性。

2. **校正**　由于穿刺损伤血管，导致血性脑脊液，其白细胞计数需用以下公式校正：

$$校正后脑脊液白细胞数 = 校正前白细胞数 - \frac{脑脊液中红细胞数 \times 血液白细胞数}{血液中红细胞数}$$

3. **形态**　如发现较多的红细胞有皱缩或肿胀现象，应予以描述报告，以协助临床鉴别陈旧或新鲜出血。

4. 辨别　注意红细胞或淋巴细胞与新型隐球菌相区别：①新型隐球菌具有"出芽"现象，不溶于乙酸，滴加 0.35mol/L 乙酸后，显微镜下仍保持原型，红细胞可被乙酸溶解消失，淋巴细胞则细胞核和细胞质更为明显；②加印度墨汁 1 滴，加盖玻片，高倍镜下见新型隐球菌有厚荚膜，不着色，而红细胞和淋巴细胞无此现象。

【课后思考】

1. 对于清亮的、浑浊或血性的脑脊液该如何进行检测？

2. 脑脊液细胞总数增多主要见于哪些疾病？

（二）白细胞计数

【目的要求】

通过脑脊液白细胞总数计数，以判断中枢神经相关病变。

【实验材料】

1. 标本　抽取的患者的脑脊液。

2. 器材　显微镜、改良牛鲍血细胞计数板、盖玻片、试管架、试管、刻度吸管、微量吸管、玻璃棒、乳胶吸头。

3. 试剂　冰乙酸、白细胞稀释液。

【实验方法】

1. 直接计数法　针对非血性标本。

（1）用吸管吸取冰乙酸后全部吹出，使管壁紧附着少许冰乙酸，然后用同一吸管吸取少量混匀的脑脊液标本，充入计数池内计数。

（2）在高倍镜下依据细胞形状和细胞核的形态进行分类，共计数白细胞和内皮细胞 100 个，分别计算单个核细胞和中性粒细胞所占的比例，以百分数表示。若白细胞总数不足 100 个，则直接写出单个核细胞和中性粒细胞的具体数字。若白细胞总数少于 30 个，可不做分类计数。

2. 稀释计数法　针对白细胞过多的标本。

（1）用白细胞稀释液稀释。

（2）吸取稀释的脑脊液标本，充入计数池内计数。

（3）在高倍镜下依据细胞形状和细胞核的形态进行分类，共计数白细胞和内皮细胞 100 个，分别计算单个核细胞和中性粒细胞所占的比例，以百分数表示。

3. 参考区间　有核细胞分类：多为淋巴细胞及单核细胞（7∶3），内皮细胞偶见。

【注意事项】

1. 离心速度不宜过快、时间不宜过长，以减少脑脊液细胞的破坏和变形。

2. 细胞涂片应厚薄均匀，固定时间不能太长，以免细胞皱缩，使分类计数发生困难更不能高温固定。

【课后思考】

脑脊液白细胞计数时，直接计数法和稀释计数法分别用于什么样的标本？在实验步骤上有什么差别？

（彭春艳）

八、浆膜腔积液显微镜检查

【目的要求】

掌握浆膜腔积液细胞计数及细胞分类的方法。

【实验原理】

1. **细胞总数计数** 将浆膜腔积液直接或稀释一定倍数后充入改良牛鲍血细胞计数板，在显微镜下计数一定范围内的细胞总数，计算出标本中细胞总数。

2. **有核细胞计数** 将破坏了红细胞的浆膜腔积液直接或稀释一定倍数后，充入改良牛鲍血细胞计数板，在显微镜下计数一定范围内的有核细胞数，计算出标本中有核细胞数。

3. **细胞分类计数** 直接在高倍镜下，依据有核细胞的形态特征进行分类，或将浆膜腔积液制成涂片并染色后在油镜下进行分类，计算出浆膜腔积液中各种细胞的数量或百分比。

【实验材料】

1. **标本** 新鲜浆膜腔穿刺液。

2. **器材**

（1）试管、试管架、吸管、吸耳球、微量吸管、乳胶吸头。

（2）改良牛鲍血细胞计数板、盖玻片、网布。

（3）显微镜、擦镜纸、载玻片、推片。

3. **试剂** 生理盐水或红细胞稀释液、冰乙酸、白细胞稀释液、Wright 染液或 Wright-Ciemsa 染液、香柏油、清洁液。

【实验方法】

1. **细胞总数计数**

（1）直接计数法：①充液。用微量吸管吸取适量混匀的浆膜腔积液，充入改良牛鲍血细胞计数板的上、下两个计数室。②计数。静置 2～3min，待细胞下沉后，低倍镜下计数 2 个计数池内四角和中央大方格共 10 个大方格内的细胞数。③计算。10 个大方格内的细胞总数即为每微升浆膜腔积液的细胞总数，再乘以 10^6 换算成每升浆膜腔积液的细胞总数（图 3-14）。

（2）稀释计数法：①稀释。用生理盐水或红细胞稀释液对标本进行一定倍数稀释。②充液计数。用微量吸管吸取适量混匀的稀释标本，按照直接计数法进行充液和计数。③计算。10 个大方格内的细胞总数乘以稀释倍数，再乘以 10^6 即为每升浆膜腔积液的细胞总数（图 3-14）。

2. **有核细胞计数**

（1）直接计数法：①破坏红细胞。在小试管内加入冰乙酸 1～2 滴，转动试管，使内壁黏附少许冰乙酸后倾去，滴加混匀的浆膜腔积液 3～4 滴，混匀，静置数分钟以破坏红细胞。②充液。用微量吸管吸取适量混匀的浆膜腔积液，充入改良牛鲍血细胞计数板的上、下两个计数室。③计数：静置 2～3min，待细胞下沉后，低倍镜下计数 2 个计数室内四角和中央大方格共 10 个大方格内的细胞数。④计算。10 个大方格内的细胞总数即为每微升浆膜腔积液的有核细胞总数，再乘以 10^6 换算成每升浆膜腔积液的有核细胞总数（图 3-16）。

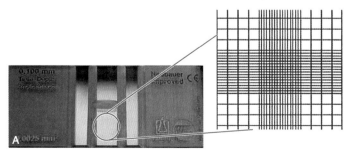
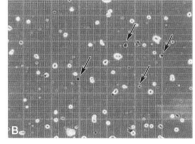

图 3-16 镜下计数池方格特征

（2）稀释计数法：①稀释。用白细胞稀释液对标本进行一定倍数稀释，同时破坏红细胞。②充液计数：用微量吸管吸取适量混匀的稀释标本，按照直接计数法进行充液和计数。③计算。10 个大方格内的细胞总数乘以稀释倍数，再乘以 10^6，即为每升浆膜腔积液的有核细胞总数（图 3-16）。

3. 有核细胞分类

（1）直接分类法：有核细胞计数后，直接将低倍镜转换为高倍镜，分类计数至少 100 个细胞，根据细胞形态和细胞核形态分为单个核细胞（包括淋巴细胞、单核细胞和间皮细胞）和多个核细胞（粒细胞）（图 3-17、图 3-18）。

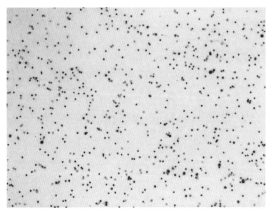
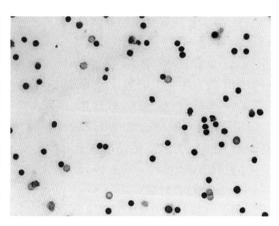

图 3-17　低倍镜下的有核细胞（10×）　　　　　图 3-18　淋巴细胞（40×）

（2）涂片染色分类法：①涂片制备。WBC＞6 000×10^6/L，可以直接涂片；如果细胞数较少，需将浆膜腔积液以 1 000rpm 离心 5min，弃上清，取沉淀物制成均匀薄片，置于室温下或 37℃恒温箱内尽快干燥。②Wright 或 Wright-Ciemsa 染色：详见外周血涂片染色。③分类计数：按照外周血白细胞分类的方法，在油镜下分类计数至少 100 个有核细胞（图 3-19、图 3-20）。

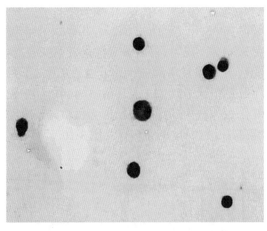
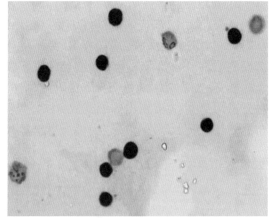

图 3-19　油镜下淋巴细胞和嗜酸性粒细胞　　　　图 3-20　油镜下淋巴细胞

【参考区间】

漏出液：细胞总数＜100×10^6/L，以淋巴细胞、间皮细胞为主。

渗出液：细胞总数＞500×10^6/L，因病因不同以中性粒细胞或淋巴细胞为主。

【课后思考】

影响浆膜腔积液细胞计数的因素有哪些？如何控制？

（韦花媚）

九、痰液显微镜检查

【目的要求】

掌握痰液细胞的分类、病原学检测的方法。

【实验原理】

通过检测痰液中病原体的形态，对引起呼吸道感染的病原体作出诊断。

【实验材料】

1. **标本**　新鲜痰液。

2. **器材**

（1）试管、试管架、吸管、吸耳球、微量吸管、乳胶吸头。

（2）改良牛鲍血细胞计数板、盖玻片、网布。

（3）显微镜、擦镜纸、载玻片、推片。

3. **试剂**　生理盐水、10% NaOH 溶液、香柏油。

【实验方法】

1. **直接涂片法**　取 1 滴生理盐水于载玻片中央，以受检者铁锈色或带血的痰液少许与生理盐水混匀，加盖玻片镜检。检查阿米巴滋养体时，需用新鲜的痰液，立即涂片镜检，并注意保持温度在 24～25℃，便于镜下观察活动的滋养体。多次涂片检查为阴性者，可改用浓集法。

2. **浓集法**　收集 24h 的痰液加等量的 10% NaOH 溶液，充分搅匀后在 37℃下静置 2h，吸取沉渣离心，倾去上层液，取沉渣查肺吸虫虫卵。

【参考区间】

无红细胞，可见少量中性粒细胞和少量上皮细胞。

【注意事项】

1. 严格遵守操作流程，统一观察标准和报告方式，严格控制各种主观因素的影响。

2. 先低倍镜观察，再高倍镜观察，至少观察 10 个以上高倍视野。

3. 发现较大、形态异常的细胞要进行染色检查，提高阳性率。

【课后思考】

影响痰液细胞计数的因素有哪些？如何控制？

（黄连江）

十、细菌形态学检查

细菌不染色形态学检查是临床微生物学的基本操作技术之一。

【目的要求】

1. 掌握细菌不染色标本片的制备及细菌动力的显微镜检查方法。

2. 了解不染色标本检查法在细菌鉴定中的意义。

【实验原理】

细菌未染色时呈无色，在显微镜下主要靠细菌的折光率与周围环境的不同进行观察。鞭毛是细菌的运动器官，有鞭毛的细菌动力阳性，在液体中能自主运动；无鞭毛的细菌则无动力，在液体环境中只受到液体分子布朗运动的冲击，发生位置变更不大的颤动。细菌的动力常通过不染色标本检查法进行观察。

【实验材料】

1. **菌种**　表皮葡萄球菌、铜绿假单胞菌 8～12h 肉汤培养物及 18～24h 普通琼脂斜面培养物。

2. **仪器**　普通光学显微镜。

3. **试剂及材料**　生理盐水、酒精灯、接种环、载玻片、凹玻片、凡士林、擦镜纸、吸水纸、记号笔等。

【实验方法】

1. **压滴法**

（1）用灭菌后的接种环取菌液 2～3 环于载玻片中央（或将少许固体培养物标本混悬于 1 滴生理盐水中），灭菌接种环。

（2）用镊子夹一张盖玻片，倾斜盖玻片使其一边接触菌液边缘，然后缓慢放下盖玻片，菌液正好铺满盖玻片和载玻片间的空隙。

（3）将制好的标本片置于显微镜载物台上，将聚光器降低，调暗视野，先用低倍镜找到合适视野，再用高倍镜观察。

2. **悬滴法**

（1）取盖玻片，于盖玻片四角涂少许凡士林。

（2）加 1 滴液体培养物于盖玻片中央。

（3）将凹玻片凹面向下，凹孔对准液滴盖于盖玻片上，然后迅速翻转玻片以小镊子轻加压力，使盖玻片与凹孔边缘粘紧。

（4）将悬滴标本置于显微镜载物台上，先用低倍镜找到合适视野，将聚光器降低，调暗视野，再用高倍镜观察。

【实验结果】

1. 有鞭毛的铜绿假单胞菌可观察到运动活泼，动力阳性。

2. 无鞭毛的表皮葡萄球菌仅有布朗运动，动力阴性。

【注意事项】

1. 检查细菌动力的载玻片和盖玻片都要洁净无油，否则影响细菌的运动。

2. 压滴法加液体量要适中，过多易溢出，过少将产生气泡，不易观察。放置盖玻片时，角度要低，动作要缓慢，防止产生气泡。

3. 悬滴法用接种环加菌液不易形成液滴，可用毛细吸管滴加，或在接种环取菌后，滴 1 滴生理盐水于菌液上。盖玻片易碎，涂菌和压紧盖玻片时要小心。

4. 观察细菌动力时视野宜暗，可通过降低聚光器、调小光圈来实现。

5. 标本片制作完成后及时观察，以免蒸干或细菌动力减弱。

6. 实验过程要遵守无菌操作和《实验室生物安全通用要求》，接触过菌种的废弃的材料（如接触细菌的玻片、平板、试管、吸管、一次性接种环等）均需灭菌后再清洗或处理。

【课后思考】

1. 细菌的动力除了使用不染色标本检查法外，还可通过什么方法来检查？

2. 如何观察厌氧菌的动力？

3. 为什么进行不染色标本检查时要调暗视野？如何调节视野的明暗程度？

（黄连江）

实验三 染色技术

一、瑞氏染色和吉姆萨染色技术

（一）外周血白细胞形态

【目的要求】

1. 掌握正常白细胞的形态特征和检查方法。

2. 掌握各种白细胞的病理形态。

3. 掌握瑞氏（Wright）染色的原理、基本操作过程及方法学评价。

【实验材料】

1. 标本　制备良好的血涂片。

2. 器材　载玻片、光学显微镜、计数器、香柏油、拭镜纸、吸管、清洁液。

3. 试剂　Wright 染液Ⅰ液、Wright 染液Ⅱ液。

【实验方法】

1. 检查方法

（1）染色：待制备好的血涂片干透后，将血涂片平置于染色架上，滴加用 Wright 染液Ⅰ液 3～5 滴，使其迅速盖满血膜，0.5～1min 后，再滴加约 1.5 倍量的 Wright 染液Ⅱ液，Wright Ⅰ液和Ⅱ液充分混匀后，室温染色 5～10min 后，用流水冲洗干净染液，自然干燥后待用。

（2）低倍镜观察：将干燥后的血涂片置于显微镜低倍镜下观察全片，对细胞分布、数量和染色情况作初步估计，特别是血膜的两侧和尾部，以防止异常成分漏检。最后选取涂片体尾交界处厚薄适宜、细胞分布均匀、细胞形态完整的区域，换油镜观察。

（3）油镜观察：滴加香柏油 1 滴，在油镜下仔细观察并计数 100～200 个白细胞，用白细胞分类计数器进行记录，包括各类白细胞的数量及有病理变化的中性粒细胞数量。

2. 结果观察　观察要点：①白细胞的数量有无明显增多或减少；②白细胞的形态有无改变，尤其是粒细胞有无毒性改变、核象变化等，有无原始细胞、幼稚细胞等；③白细胞的分布情况。

显微镜下外周血正常白细胞形态特征见表 3-8，常见异常白细胞形态特征见表 3-9。

表 3-8　外周血正常白细胞形态特征

细胞	直径/μm	形态	细胞核	染色质	细胞质
中性杆状核	10～15	圆形	弯曲呈杆状、带状、腊肠样	粗糙，深紫红色	粉红色。颗粒量多、细小、均匀、紫红色
中性分叶核	10～15	圆形	分 2～5 叶。2 叶占 30%～35%，3 叶占 40%～50%，4 叶占 15%～20%，5 叶占 <0.5%，6 叶为 0	粗糙，深紫红色	粉红色。颗粒量多、细小、均匀、紫红色
嗜酸性粒细胞	13～15	圆形	多分 2 叶，眼镜形	粗糙，深紫红色	着色不清。颗粒橘黄色、粗大、整齐排列、均匀充满胞质

细胞	直径/μm	形态	细胞核	染色质	细胞质
嗜碱性粒细胞	10～12	圆形	核形因颗粒遮盖而不清晰	粗糙,深紫红色	着色不清。颗粒紫黑色、量少、大小不均、排列杂乱、可盖于核上
淋巴细胞	6～15	圆形或椭圆形	圆形、椭圆形或肾形	深紫红色,粗糙成块,核外缘光滑	透明、淡蓝色、多无颗粒,大淋巴细胞可有少量粗大、不均匀紫红色颗粒
单核细胞	12～20	圆形、椭圆形或不规则形	肾形、山字形、马蹄形、扭曲折叠不规则形	疏松网状,淡紫红色,有膨胀和立体起伏感	半透明、灰蓝色或灰红色、颗粒细小、尘土样紫红色

表 3-9　外周血常见异常白细胞形态特征及临床意义

异常白细胞	特点	临床意义
中毒颗粒	中性粒细胞胞质中有粗大、大小不等、分布不均、染成深紫红色或紫黑色的颗粒	感染、炎症、重度烧伤等
核左移	外周血中杆状核粒细胞超过 5% 和/或出现杆状核之前的幼稚粒细胞	感染、类白血病反应、白血病、急性失血等
核右移	外周血中性粒细胞核分叶 5 叶以上者超过 3%	巨幼细胞性贫血、恶性贫血
杜勒(Döhle)小体	中性粒细胞因毒性变化而在细胞质中保留的局部嗜碱性区域,呈圆形、梨形或云雾状	严重感染,如化脓性感染、败血症、猩红热等
空泡变性	中性粒细胞胞质或细胞核中可见单个或多个大小不等的空泡,是细胞受损伤后脂肪变性所致	严重感染、败血症
原始细胞	血细胞开始发育阶段的细胞	白血病、MDS
棒状(Auer)小体	幼稚细胞胞质中出现的红色细杆状物质,1 个或数个,1～6μm	急性粒细胞白血病、急性单核细胞白血病
异型淋巴细胞	胞体增大、细胞质量增多、嗜碱性增强、细胞核母细胞化的淋巴细胞	病毒感染、药物反应
涂抹细胞	破碎、退化的淋巴细胞	慢性淋巴细胞白血病

注:骨髓增生异常综合征(myelodysplastic syndromes, MDS)。

3. 结果计算　毒性指数＝含中毒颗粒的中性粒细胞数/所计数的中性粒细胞总数

【注意事项】

1. 区别不同类型细胞　含中毒颗粒的中性粒细胞应与嗜碱性粒细胞区别,其区别的要点是嗜碱性粒细胞胞核分叶较少,染色较浅;嗜碱性颗粒着色更深,较大且不均匀,细胞边缘常分布较多,也可覆盖于细胞核上。

2. 染色的影响　应注意全片浏览各种细胞的染色情况。在血涂片染色偏碱或染色时间过长时,容易将中性颗粒误认为中毒颗粒。

3. 各种白细胞的观察与识别　在观察白细胞形态时,要注意不同体积的白细胞在血涂片中的分布并不均匀。体积较小的淋巴细胞在血涂片的头、体部较多,而中性粒细胞核单核细胞在尾部和两侧较多,因此应选择体尾交界处进行白细胞分类。分类若发现有核红细胞时应单独计数,不计入 100 个白细胞内,以分类 100 个白细胞可见多少有核红细胞来报告。

【课后思考】

1. 中性粒细胞常见的毒性变化有哪些?

2. 中性粒细胞核形变化的意义是什么?

（李海英）

（二）外周血红细胞形态

【目的要求】

1. 掌握正常红细胞的形态特征和检查方法。

2. 掌握 Wright 染色的原理、基本操作过程及方法学评价。

【实验材料】

1. 标本　制备良好的血涂片。

2. 器材　载玻片、光学显微镜、香柏油、拭镜纸、吸管、清洁液。

3. 试剂　Wright 染液 I 液、Wright 染液 II 液。

【实验方法】

1. 检查方法

（1）染色并低倍镜观察:与"外周血白细胞形态"步骤一致。

（2）油镜观察:滴加香柏油 1 滴,在油镜下仔细观察红细胞形态特点。

2. 结果观察　观察要点:①红细胞的大小是否一致,有无巨大或小红细胞;②红细胞的形态有无改变,染色情况,细胞质内有无卡波环、豪乔小体等异常结构;③红细胞的分布情况,有无凝集、缗钱样排列等现象。

正常红细胞呈双凹圆盘状,细胞大小均一,平均直径 7.2μm（6.7~7.7μm）,Wright 染色后为淡粉红色,血红蛋白充盈良好,呈正常色素性,向心性淡染,中央为生理性淡染区,大小约为直径的 1/3;细胞质内无异常结构。病理情况下常见红细胞大小、形态、染色和结构的异常。

【注意事项】

1. 采血与抗凝　采血要顺利,以避免过度挤压导致裂片红细胞增多。以 EDTA 抗凝新鲜全血观察红细胞数量和形态优于非抗凝的毛细血管血。

2. 制备血涂片　抗凝血标本应在采血后 4h 内制备血涂片,时间过长可能引起红细胞形态学改变,制片前标本不宜冷藏。血涂片制备好后应尽快干燥,固定液中不要混入水分,否则会导致红细胞形态异常。

3. 合格的检验人员　经严格培训、有理论、有实践经验的检验人员是红细胞形态学检查质量保证的前提。

4. 注意完整规范的检查顺序　应先在低倍镜下浏览血涂片,观察全片的红细胞分布和染色情况,再用油镜观察血膜体尾交界处（红细胞之间紧密排列而不重叠的区域）的红细胞形态。

【课后思考】

1. 人为因素可造成哪些红细胞形态异常?

2. 外周血涂片中,裂片红细胞＞2%时有何临床意义?

（李海英）

（三）外周血血小板形态

【目的要求】

1. 掌握正常血小板的形态特征和检查方法。

2. 掌握 Wright 染色的原理、基本操作过程及方法学评价。

【实验材料】

1. **标本** 制备良好的血涂片。

2. **器材** 载玻片、光学显微镜、香柏油、拭镜纸、吸管、清洁液。

3. **试剂** Wright 染液 I 液、Wright 染液 II 液。

【实验方法】

1. **检查方法**

（1）染色:待制备好的血涂片干透后,将血涂片平置于染色架上,滴加 Wright 染液 I 液 3～5 滴,使其迅速盖满血膜,0.5～1min 后,再滴加约 1.5 倍量的 Wright 染液 II 液,I 液和 II 液充分混匀后,室温染色 0.5～1min 后,用流水冲洗干净染液,自然干燥后待用。

（2）低倍镜观察:将干燥后的血涂片置显微镜低倍镜下观察全片,包括血小板的分布和着色情况。选取涂片体尾交界处厚薄适宜、细胞分布均匀、细胞形态完整的区域,换油镜观察。

（3）油镜观察:滴加香柏油 1 滴,在油镜下仔细观察 10 个视野内的血小板形态特点和数量。

2. **结果观察** 观察要点:①血小板的大小是否一致,有无巨大或小血小板;②血小板的形态有无改变,细胞质的染色情况,颗粒的有无、多少、粗细、分布情况,有无空泡等,且应估计血小板的数量。③血小板的分布情况。

正常血小板呈两面微凸的圆盘状,直径 1.5～3μm。通常新生血小板体积大,成熟者体积小。在血涂片上往往散在或成簇分布,其形态多为圆形、椭圆形或不规则形;细胞质呈淡蓝色或淡红色,中央有细小、分布均匀而相聚或分散于细胞质中的紫红色颗粒。

【注意事项】

1. **采血与抗凝** 采血要顺利,以避免血小板聚集与黏附。以 EDTA 抗凝新鲜全血观察血小板数量和形态优于非抗凝的毛细血管血。

2. **制备血涂片** 抗凝血标本应在采血后 4h 内制备血涂片,时间过长可引起血小板形态学改变,制片前标本不宜冷藏。

3. **合格的检验人员** 经严格培训、有理论、有实践经验的检验人员是血小板形态学检查质量保证的前提。检验人员应认真浏览全片,尤其是血膜的两侧和尾部以防止异常成分漏检。

4. **注意完整规范的检查顺序** 应先在低倍镜下浏览血涂片,观察全片的血小板分布和染色情况,再用油镜观察血膜体尾交界处(红细胞之间紧密排列而不重叠的区域)的血小板形态。

【课后思考】

1. 血小板卫星现象及其意义。

2. EDTA 抗凝血的血涂片中,血小板出现片状聚集的可能原因有哪些?

（李海英）

（四）骨髓细胞形态检查

【目的要求】

1. 掌握正常骨髓涂片中造血细胞六大系统和非造血细胞的形态特征及变化规律，并能正确对其划分类别。

2. 掌握骨髓细胞涂片的检查步骤，掌握骨髓增生程度的判断方法和骨髓细胞涂片报告单的书写。

【实验材料】

正常骨髓涂片、瑞氏-吉姆萨染色液、磷酸盐缓冲液（pH 值 6.4～6.8）等。

【实验操作】

1. 骨髓涂片染色

（1）选择 2～4 张取材满意、涂片良好的新鲜正常骨髓涂片。

（2）骨髓涂片血膜面朝上放平，滴加瑞氏-吉姆萨染色液使其覆盖整个血膜，固定 15～30s。

（3）滴加磷酸盐缓冲液（pH 值 6.4～6.8），瑞氏-吉姆萨染色液与磷酸盐缓冲液之比 1∶2～1∶3 为佳，吸耳球轻吹混匀两液后染色 10～15min。

（4）流水冲洗去除染液，晾干涂片，显微镜下观察。

2. 肉眼及低倍镜观察

（1）肉眼粗略观察涂片颜色、厚薄及骨髓小粒等情况。染色良好时涂片为淡紫红色，片尾骨髓小粒较多。低倍镜观察内容见表 3-10。

表 3-10　骨髓涂片低倍镜观察内容

观察类别	具体内容
骨髓涂片质量	涂片厚薄、骨髓小粒多少、油滴、染色等情况；选择好合适的区域以备油镜下观察
骨髓增生程度	根据有核细胞多少，初步判断骨髓增生程度（也可高倍镜下判断）
巨核细胞计数及分类	巨核细胞大、量少，一般在低倍镜下计数（计数 1.5cm×3.0cm 区域或全片巨核细胞数），再转换为油镜或高倍镜进行分类。
异常细胞	观察全片（尤其血膜尾部及边缘）有无较大或成堆分布的异常细胞，如骨髓转移癌细胞、淋巴瘤细胞、戈谢细胞、尼曼-匹克细胞等

（2）骨髓增生程度：通常根据涂片有核细胞数的多少判断。在涂片上选择细胞分布均匀的部位观察，观察多个视野后取平均值。如果增生程度介于两级之间，应划为上一级（表 3-11）。

表 3-11　骨髓增生程度分级及标准

分级	有核细胞/红细胞	有核细胞数（一个高倍镜视野）	临床意义
增生极度活跃	1∶1	>100	各种白血病等
增生明显活跃	1∶10	50～100	各种白血病、增生性贫血等
增生活跃	1∶20	20～50	正常人、贫血等
增生减低	1∶50	5～10	造血功能低下、再生障碍性贫血、部分稀释等
增生极度减低	1∶200	<5	再生障碍性贫血、完全稀释等

3. 油镜观察 通过观察骨髓特有细胞等可再次判断骨髓取材是否合格,然后观察骨髓有核细胞形态并进行分类计数(表 3-12),同时观察有无异常细胞等。通常先快速浏览全片进行粗略观察得出初步印象,然后再仔细观察进行分类计数。骨髓有核细胞包括造血细胞和非造血细胞,其中造血细胞分为六大系统:红细胞系统、粒细胞系统、单核细胞系统、淋巴细胞系统、浆细胞系统、巨核细胞系统。

表 3-12 骨髓有核细胞计数及分类

注意事项	具体内容
计数部位	选择厚薄合适且均匀、细胞结构清楚、红细胞呈淡红色、背景干净的部位计数,一般在体尾交界处。选择计数部位不合适会导致判断错误。
计数顺序	按一定顺序计数,避免重复。可从右到左、从上到下,呈"S"形走向。
计数细胞	计数除巨核细胞、破碎或退化细胞、分裂象细胞外的所有有核细胞,包括各阶段造血细胞及非造血细胞等。一般单独对巨核细胞计数和分类。
计数数目	至少计数 200 个有核细胞。增生明显活跃以上者最好计数 500 个;对于增生极度减低者可计数 100 个。

(1)骨髓造血细胞

1)粒细胞系统:粒细胞系统形态变化规律为①胞体:圆形或椭圆形,由大变小,但早幼粒细胞大于原始细胞;②细胞质:无颗粒→非特异性颗粒→特异性颗粒增多、非特异性颗粒减少→特异性颗粒;③细胞核:圆形→椭圆形→肾形→杆状→分叶。各阶段粒细胞特征见表 3-13、图 3-21;中幼粒细胞及以下阶段根据细胞质出现的特异性颗粒不同又分为 3 种。4 种颗粒鉴别见表 3-14。

表 3-13 各阶段粒细胞形态特征(以中性粒细胞为例)

辨识点	原始粒细胞	早幼粒细胞	中幼粒细胞	晚幼粒细胞	杆状核粒细胞	分叶核粒细胞
胞体	10~20μm;圆或类圆形	12~25μm;圆或椭圆形	10~20μm;圆形	10~16μm;圆形	10~15μm;圆形	10~14μm;圆形
核形	圆或类圆形	圆或椭圆形	椭圆形或略凹陷	肾形、半月形等	带状、杆状、S形等	分叶,多为2~5叶
核仁	2~5个,小	有或消失	多无	无	无	无
染色质	细如薄纱	聚集、稍粗	条索或块状	块状,出现副染色质	粗块状,副染色质多	粗块状,副染色质多
胞质	透明的天蓝或深蓝色	天蓝或深蓝色	淡蓝或淡粉色	淡蓝或淡粉色	淡粉色	淡粉色
颗粒	多无或少许细小非特异性颗粒	非特异性颗粒增多	出现粉色中性颗粒,同时非特异性颗粒也较多	充满中性颗粒,非特异性颗粒少或无	充满中性颗粒	充满中性颗粒

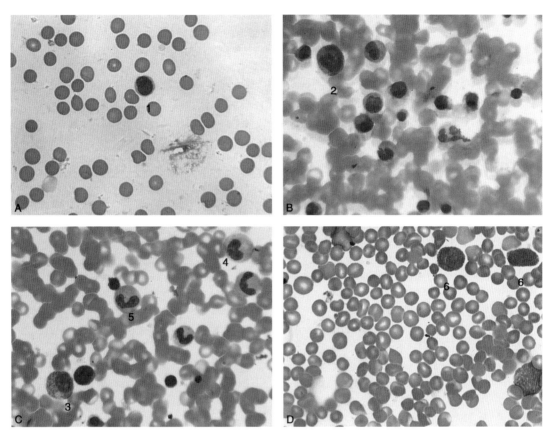

1.原始粒细胞；2.早幼粒细胞；3.中幼粒细胞；4.晚幼粒细胞；5.杆状核粒细胞；6.嗜酸性分叶核粒细胞。

图3-21　粒细胞系统（瑞氏-吉姆萨染色，1 000×）

表3-14　粒细胞胞质中4种颗粒的鉴别

辨识点	非特异性颗粒	中性颗粒	嗜酸性颗粒	嗜碱性颗粒
形态	比中性颗粒粗大、不均一	细小、一致颗粒	粗大、一致的圆形颗粒	粗大、不均一
颜色	紫红色	淡粉色	橘红色，不成熟时呈棕色或紫黑色	深紫色
数量	少或中等量	多	多	不多
分布	不均	均匀	均匀	不均，常覆盖于细胞核上
所在细胞	原始粒细胞、早幼粒细胞、中幼粒细胞	中性中幼粒细胞及以下阶段	嗜酸性中幼粒细胞及以下阶段	嗜碱性中幼粒细胞及以下阶段

2）红细胞系统：红细胞系统形态变化规律①胞体：圆形或类圆形，但原始红细胞及早幼红细胞可见瘤状突起；②细胞质：无颗粒，油墨画感的深蓝→蓝灰→灰红→淡红；③细胞核：圆形、居中。各阶段红细胞特征见表3-15、图3-22。

表3-15 各阶段有核红细胞的形态特征

辨识点	原始红细胞	早幼红细胞	中幼红细胞	晚幼红细胞
胞体	15～25μm，圆形，可见瘤状凸起	15～20μm，圆形，可见瘤状凸起	8～15μm，圆形	7～10μm，圆形
核形	圆形，居中	圆形，居中	圆形，居中	圆形，居中或偏位
核仁	1～3个，较大	模糊或无	无	无
染色质	颗粒状	粗颗粒、聚集	块状，副染色质明显	固缩呈团块状，"炭核"
细胞质	较多，深蓝不透明，无颗粒	深蓝不透明，可见核周淡染区，无颗粒	灰蓝或灰红色，无颗粒	灰红或浅红色，无颗粒

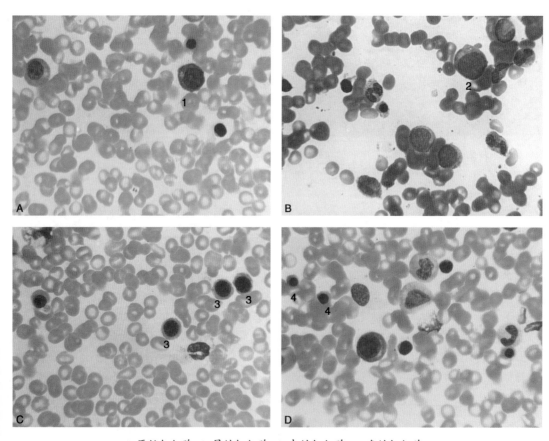

1.原始红细胞；2.早幼红细胞；3.中幼红细胞；4.晚幼红细胞。

图3-22 红细胞系统（瑞氏-吉姆萨染色，1 000×）

3）淋巴细胞系统：淋巴细胞系统形态特征①胞体小，呈圆形或类圆形；②细胞质少，呈蓝色或淡蓝色；常无颗粒或颗粒数量可数。各阶段淋巴细胞特征见表3-16、图3-23。

表3-16　各阶段淋巴细胞的形态特征

辨识点	原始淋巴细胞	幼稚淋巴细胞	淋巴细胞
胞体	10～18μm，圆或类圆形	10～16μm，圆或类圆形	6～15μm，圆或类圆形
核形	圆或类圆形	圆或类圆形	圆或椭圆形，或有小切迹
核仁	1～2个	模糊或无	无
染色质	颗粒状	粗颗粒	粗糙、块状
细胞质	少，蓝色，无颗粒	少，蓝色，偶有少许颗粒	清澈淡蓝色，无颗粒或少许紫红颗粒

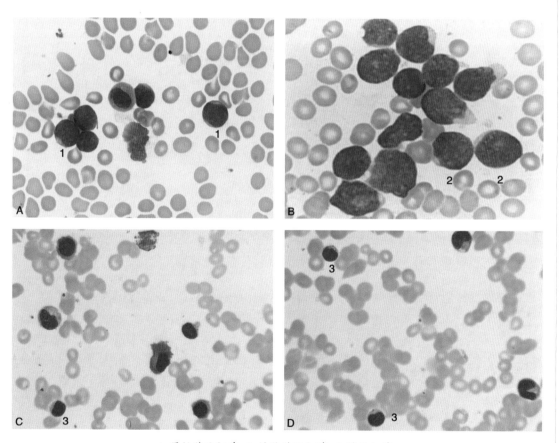

1.原始淋巴细胞；2.幼稚淋巴细胞；3.淋巴细胞。

图3-23　淋巴细胞系统（瑞氏-吉姆萨染色，1000×）

4）单核细胞系统：单核细胞系统形态特征①胞体：较大，可不规则或伪足状突起；②细胞质：量多，灰蓝色不透明，可有空泡、粉尘样颗粒；③细胞核：大，常不规则，扭曲、折叠，染色质纤细、疏松。各阶段单核细胞形态特征见表3-17、图3-24。正常骨髓涂片中一般为单核细胞。

表3-17 各阶段单核细胞的形态特征

辨识点	原始单核细胞	幼稚单核细胞	单核细胞
胞体	14～25μm，圆形或不规则，可有伪足	15～25μm，圆形或不规则，可有伪足	12～20μm，圆形或不规则，可有伪足
核形	圆形或不规则，折叠、扭曲	常不规则，折叠、扭曲	常不规则，折叠、扭曲
核仁	1～3个，大而清晰	模糊或无	无
染色质	纤细、疏松，呈细丝网状	开始聚集，呈丝网状	疏松，呈粗网状或条索状
细胞质	较多，蓝或灰蓝色，无或少许细颗粒，可有空泡	增多，灰蓝色，可见粉尘样紫红颗粒	多，灰蓝色，可见粉尘样紫红颗粒

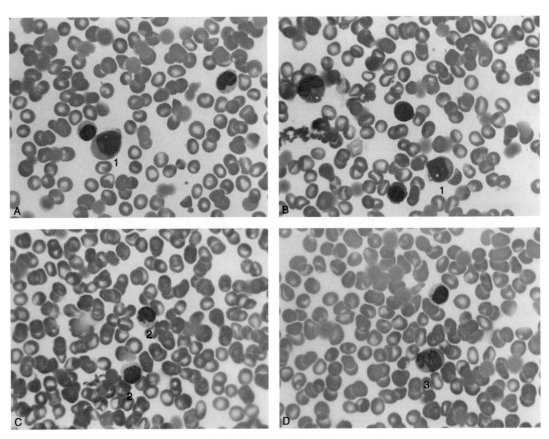

1.原始单核细胞；2.幼稚单核细胞；3.单核细胞。

图3-24 单核细胞系统（瑞氏-吉姆萨染色，1 000×）

5）浆细胞系统：浆细胞系统的主要形态特征①胞质丰富，呈深蓝色且常有核旁淡染区及空泡；②胞核：圆形，偏位；③核质比：小。各阶段浆细胞形态特点见表3-18、图3-25。正常骨髓涂片多为浆细胞（成熟）。

表 3-18　各阶段浆细胞形态特征

辨识点	原始浆细胞	幼稚浆细胞	浆细胞
胞体	12～25μm，圆或椭圆形	12～16μm，呈椭圆形	8～15μm，呈椭圆形
核形	圆形，偏位	圆形，偏位	圆形，偏位
核仁	2～5个	模糊或无	无
染色质	粗颗粒	增粗	块状，副染色质明显
胞质	多，深蓝不透明，核周淡染区，可有空泡，无颗粒	多，深蓝不透明，核周淡染区，常有空泡，偶有少许颗粒	多，深蓝不透明，核周淡染区，空泡多，偶有少许颗粒

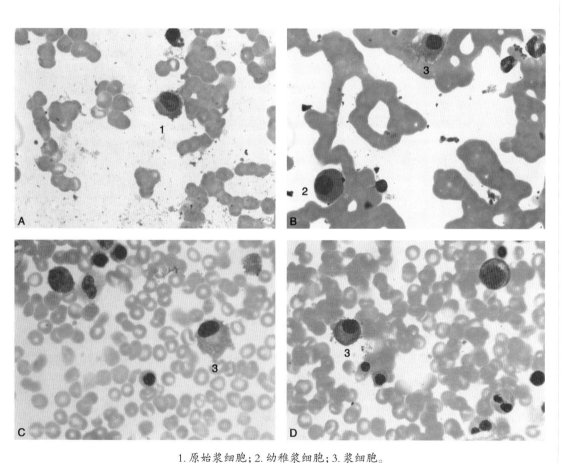

1. 原始浆细胞；2. 幼稚浆细胞；3. 浆细胞。

图 3-25　浆细胞系统（瑞氏-吉姆萨染色，1 000×）

6）巨核细胞系统：巨核细胞系统（除原始巨核细胞外）的形态特征①胞体：巨大、不规则；②细胞质：成熟巨核细胞（颗粒型及产血小板型）细胞质极丰富，充满细小颗粒；③细胞核：巨大，成熟巨核细胞胞核高度分叶且重叠。各阶段细胞形态特点见表3-19、图3-26。

表3-19 各阶段巨核细胞形态特征

辨识点	原始巨核细胞	幼稚巨核细胞	颗粒型巨核细胞	产板型巨核细胞	裸核型巨核细胞
胞体	15~30μm,圆形或不规则,可有指状突起	30~50μm,不规则形	40~100μm,不规则形	40~100μm,细胞膜不完整	30~70μm,圆形
核形	圆形或椭圆形	不规则	不规则,多分叶,常重叠	不规则,多分叶,常重叠	不规则,多分叶,常重叠
核仁	2~3个,不清晰	模糊或无	无	无	无
染色质	粗颗粒,排列紧密	粗或小块状	条索或块状	条索或块状	条索或块状
细胞质	少,蓝或深蓝色,无颗粒	较丰富,天蓝或深蓝色,近核处有细小均匀的紫红色颗粒	极丰富,充满细小均匀的淡紫红色颗粒	极丰富,除淡紫红色颗粒外,外侧可见释放的血小板	无

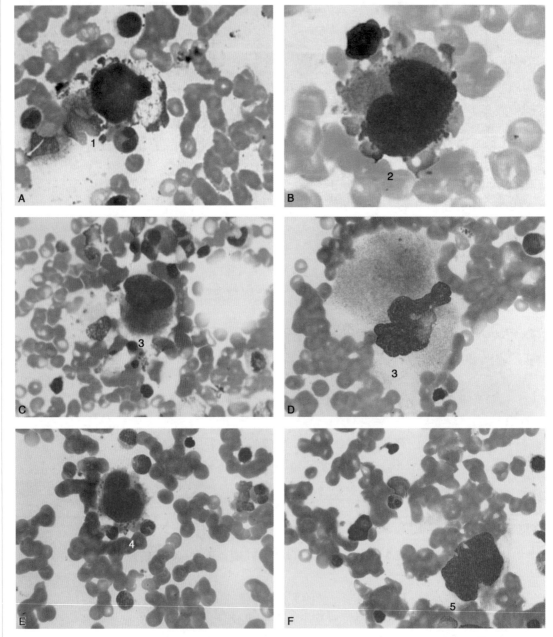

1.原始巨核细胞;2.幼稚巨核细胞;3.颗粒型巨核细胞;4.产板型巨核细胞;5.裸核型巨核细胞。

图3-26 巨核细胞系统(瑞氏-吉姆萨染色,1000×)

（2）骨髓非造血细胞

骨髓中各种非造血细胞种类多、数量少、胞体大，一般应在低倍镜下寻找，找到疑似细胞后再转到油镜下进一步辨认。各种常见的非造血细胞形态特征见表3-20、图3-27。

表3-20　各种非造血细胞的形态特征

辨识点	胞体	细胞核	核仁	染色质	细胞质
肥大细胞	15～30μm，不规则	1个，圆或椭圆形	无	块状	丰富，充满深紫色的均匀颗粒
组织细胞	20～50μm，不规则	1个，长椭圆形	1～2个	粗网状	丰富，淡蓝色，少许紫红色颗粒，细胞膜常不完整
吞噬细胞	大小不定，不规则	常1个，圆形、椭圆形或不规则	有或无	疏松	灰蓝色，可有紫红颗粒，可见吞噬物
成骨细胞	20～40μm，长椭圆形或不规则	1个，偏位，圆形或椭圆形	1～3个	粗网状	丰富，深蓝或淡蓝色，偶有少许颗粒
破骨细胞	60～100μm，不规则，边缘可不整齐	1～100个，椭圆形	1～2个	粗网状	极丰富，淡蓝或淡红色，大量细小紫红色颗粒
脂肪细胞	30～50μm，圆或椭圆形	1个，小，偏位	无	致密	多，充满大小不一空泡
内皮细胞	25～30μm，梭形或长尾形	1个，椭圆形或不规则	无	网状	较少，淡蓝或淡红色，可有细小的紫红色颗粒
纤维细胞	>200μm，条索状	多个到数十个，椭圆形	1～2个	网状	丰富，淡蓝或淡红色，可有少许紫红色颗粒，含有网状物

4. 骨髓涂片检查结果计算

（1）各阶段细胞百分比：包括有核细胞百分比（all nucleate cell，ANC）、非红系细胞百分比（non erythroid cell，NEC）、各系细胞百分比、粒红比值（granulocyte/erythrocyte，G/E）。计算方法见表3-21。

表3-21　骨髓涂片检查结果计算方法

统计指标	具体内容
有核细胞百分比（ANC）	计数一定数量有核细胞数时，某种细胞所占一定数量有核细胞的百分比
非红系细胞百分比（NEC）	减去有核红细胞、淋巴细胞、浆细胞、巨噬细胞、肥大细胞以外的有核细胞百分比。多用于红白血病
各系细胞百分比	某系中各种有核细胞百分比总和
粒红比值	各阶段粒细胞（包括中性、嗜碱性及嗜酸性粒细胞）百分率的总和与各阶段有核红细胞百分率总和之比

（2）巨核细胞结果计算：计数全片或1.5cm×3.0cm骨髓涂片中的巨核细胞总数及各阶段巨核细胞的个数或百分比。如有血涂片和细胞化学染色的结果则一并计算。

5. 填写骨髓检查报告单

骨髓检查报告单填写内容见表3-22。如果各系统基本正常，只需简要描述（重点是粒系、红系及巨核系），如果某系统明显异常，首先详细描述异常系统，其他系统描述顺序不变。报告单样本见表3-23。

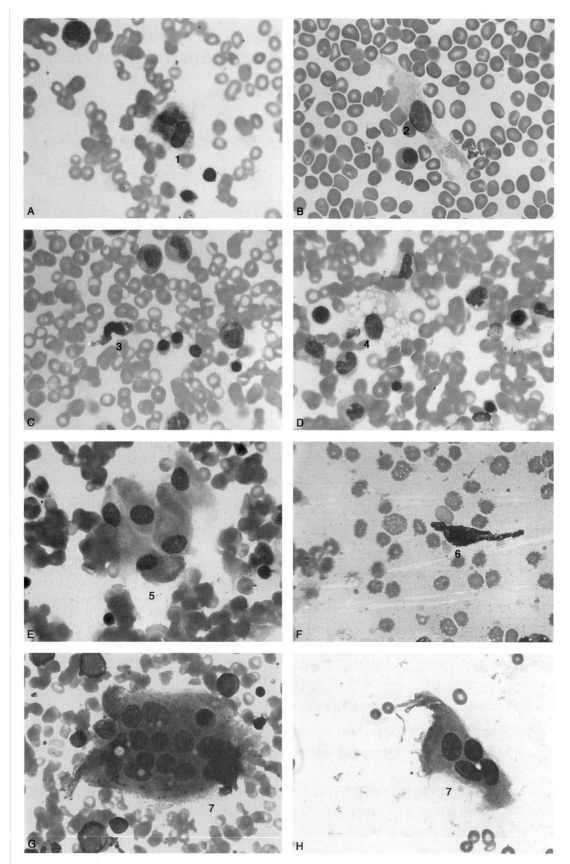

1.吞噬细胞;2.组织细胞;3.内皮细胞;4.脂肪细胞;5.成骨细胞;6.肥大细胞;7.破骨细胞。

图3-27　骨髓非造血细胞(瑞氏-吉姆萨染色,1 000×)

表 3-22　骨髓检查报告单填写内容

填写项目	具体内容
一般情况	姓名、性别、年龄、科室、床号、骨髓穿刺部位及时间、临床诊断、本次骨髓涂片号等
检验数据	各阶段细胞百分比、粒红比值、计数的有核细胞总数等,验证各阶段百分比总和为100%
涂片描述:骨髓涂片	此项是重点,描述应简单扼要、条理清楚 (1)涂片取材、制备及染色情况 (2)骨髓增生程度,粒红比值 (3)粒系增生程度,百分比,各阶段细胞比例及形态 (4)红系增生程度,百分比,各阶段细胞比例及形态 (5)各阶段淋巴细胞及浆细胞比例及形态 (6)各阶段单核细胞比例及形态 (7)全片或 1.5cm×3.0cm 骨髓涂片中巨核细胞数,各阶段巨核细胞数量及形态,血小板大致数量、分布及形态 (8)其他方面异常,如是否见到寄生虫、明显异常细胞等
血涂片	有核细胞数量、比例和形态;红细胞形态;血小板数量及形态有无异常;有无异常细胞及寄生虫等
化学染色	对每项细胞化学染色结果进行描述,包括阳性率、积分或阳性状态
诊断意见及建议	根据以上检查结合临床资料等提出诊断意见、参考意见或建议
报告日期及签名	国内骨髓报告单多采用专用软件系统输出,可采集涂片中典型彩图

表 3-23　骨髓细胞形态学检查报告单(样本)

姓名:王某　　　年龄:45　　　性别:男　　　科室:血液内科　　　床号:08　　　骨髓片编号:2023-99
取材日期:2023 年 7 月 28 日　　　　　穿刺部位:左髂后上棘　　　　　临床诊断:白细胞增高待查

细胞名称			血片（%）	骨髓涂片 $\bar{x}$	骨髓涂片 $\pm SD$	骨髓涂片（%）
粒细胞系统	原始粒细胞		1	0.65	0.33	
	早幼粒细胞		12	1.57	0.60	65.0
	中性	中幼	16	6.49	2.04	19.0
		晚幼	5	7.9	1.97	5.0
		杆状核	2	23.72	3.50	
		分叶核	7	9.44	2.92	1.5
	嗜酸性	中幼		0.38	0.23	
		晚幼		0.49	0.32	
		杆状核		1.25	0.61	
		分叶核		0.86	0.61	0.5
	嗜碱性	中幼		0.02	0.05	
		晚幼		0.06	0.07	
		杆状核		0.06	0.09	
		分叶核		0.03	0.05	

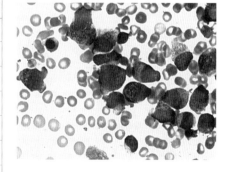

[骨髓象]

取材良好,涂片可,染色良好。

1. 骨髓增生程度活跃,粒系占91%,红系2%,粒:红=45.5:1。

2. 粒系增生极度活跃,早幼粒占65%,部分早幼粒为形态异常。异常早幼粒胞体较大,细胞质丰富,淡蓝色,可见内外浆,内浆有粗大紫红颗粒,部分细胞偶见单个及成束的 Auer 小体。细胞核大,圆形或不规则形,可见折叠凹陷,部分似蝴蝶样。染色质细致,核仁 1~3 个,清晰可见。粒系可见颗粒减少,核分叶不良,空泡变性等病态现象。

续表

细胞名称		血片	骨髓涂片		
		(%)	$\bar{x}$	$\pm SD$	(%)
红细胞系统	原始红细胞		0.57	0.30	
	早幼红细胞		0.92	0.41	
	中幼红细胞		7.41	1.91	0.5
	晚幼红细胞		10.75	2.36	1.5
	早巨幼红细胞				
	中巨幼红细胞				
	晚巨幼红细胞				
淋巴细胞系	原始淋巴细胞		0.05	0.09	
	幼稚淋巴细胞		0.47	0.84	
	淋巴细胞	57	22.78	7.04	5.0
	异性淋巴细胞				
单核细胞系统	原始单核细胞		0.01	0.04	
	幼稚单核细胞		0.14	0.19	
	单核细胞		3	0.88	2.0
浆细胞系统	原始浆细胞		0.001	0.02	
	幼稚浆细胞		0.104	0.16	
	浆细胞		0.71	0.42	
其他细胞	组织细胞		0.16	0.21	
	组织嗜碱细胞		0.03	0.09	
	吞噬细胞		0.18	0.19	
	分类不明细胞				
巨核细胞系统	原始巨核细胞		0~3		
	幼稚巨核细胞		0~10		
	颗粒巨核细胞		10~30		
	产板巨核细胞		40~70		
	裸核巨核细胞		0~30		
	巨核总数				
计数(个)		100	200		

报告人：×××　审查人：×××　送检日期：2023-07-28　审核日期：2023-07-29　报告日期：2023-07-29

3. 红系增生极度减低，红细胞大致正常。

4. 淋巴细胞减少，形态大致正常。

5. 阅全片未见巨核细胞，血小板散在可见。

[血象]

白细胞总数增高，早幼粒细胞占12%，形态与骨髓涂片相同。成熟红细胞大致正常，血小板散在可见。

[化学染色]

ＰＯＸ：原始、早幼粒细胞阳性率为100%，积分380。

[诊断意见及建议]

1. ANLL-M3

2. 建议免疫分型、染色体及 PML-RARα 融合基因检查。

【注意事项】

1. 细胞形态变化多样，应全面观察细胞的胞体大小、形态；细胞核大小、形态、位置、核染色质、核仁；细胞质的量、颜色、颗粒、空泡等，还要与周围细胞比较，不能根据一两个特点轻易判断。

2. 血细胞发育是连续过程，细胞发育阶段是人为划分的，故观察中常会遇到介于两阶段之间细胞，一般归为更成熟阶段细胞。

3. 个别细胞介于两系统之间，难以判断归系时，可采用大数归类法即归入细胞多的细胞系统。

4. 对于难识别细胞可参考涂片其他细胞判断,如仍不能确定可归入"分类不明"细胞,但不宜过多,否则应通过细胞化学染色或会诊等方法识别。

【课后思考】

骨髓涂片检查报告单的填写内容都包括哪些?

(马雪莲)

二、革兰氏染色技术

【目的要求】

1. 掌握细菌革兰氏染色标本片的制备方法。

2. 掌握革兰氏染色法的原理和方法。

3. 掌握革兰氏染色下细菌的基本形态。

4. 了解革兰氏染色在细菌分类和鉴定中的意义。

【实验原理】

染色标本检查法分为单染法和复染法。单染法是使用一种染料对细菌染色,复染法是指使用两种或两种以上的染料对细菌进行染色。单染法中细菌只能被染成一种颜色,用于对菌体形态、排列方式的初步观察。复染法可将不同细菌或同一细菌的不同结构染成不同的颜色,既可观察细菌的形态结构,还可根据染色反应及着色深浅鉴别细菌的种类,又称鉴别染色法,如革兰氏染色法。

革兰氏染色法将细菌分为革兰氏阳性菌(G$^+$菌)和革兰氏阴性菌(G$^-$菌)两大类。革兰氏染色法的原理有以下几种学说:

(1)等电点学说:G$^+$菌的等电点(pH值2～3)比G$^-$菌的等电点(pH值4～5)低,在同一pH条件下,革兰氏阳性菌比革兰氏阴性菌所带负电荷要多,与带正电荷的碱性染料结合力牢固,不易脱色。

(2)化学学说:G$^+$菌含有大量核糖核酸镁盐,与进入细胞质内的结晶紫和碘牢固结合成大分子复合物,不易被95%乙醇丙酮脱色;而G$^-$菌含此种物质量少,故易被乙醇脱色。

(3)细胞壁结构学说:G$^+$菌的细胞壁结构较致密,肽聚糖层厚并具有三维空间结构,脂类含量低,乙醇不易透入,而且95%乙醇丙酮可使细胞壁脱水、细胞壁间隙缩小、通透性降低,阻碍结晶紫与碘的复合物渗出;而G$^-$菌的细胞壁结构较疏松,肽聚糖层薄且无三维空间结构,含脂质量多,易被乙醇溶解,致使细胞壁通透性增高,细胞内的结晶紫与碘复合物被溶出而脱色。目前认为,细胞壁结构与化学组成上的差异是革兰氏染色结果。

【实验材料】

1. **菌种** 表皮葡萄球菌、粪肠球菌、大肠埃希菌、变形杆菌18～24h普通血平板的培养物。

2. **临床痰标本** 痰液。

3. **仪器** 普通光学显微镜。

4. **试剂及材料** 生理盐水、结晶紫染液、卢戈氏碘液、95%乙醇丙酮、石炭酸复红染液、香柏油、醇醚混合液、酒精灯、接种环、载玻片、擦镜纸、吸水纸、记号笔等。

【实验方法】

1. **细菌涂片的制备**

(1)涂片:先以接种环取少量生理盐水置于载玻片中央或略偏右侧,然后取少许菌苔在生理盐水中磨匀,涂布成约1cm^{2}大小的均匀乳浊、半透明的菌膜。临床液体标本或细菌液体培养物可直接涂布在载玻片上。

（2）干燥：室温自然干燥。

（3）固定：将已干燥的细菌涂片有菌膜的面向上，以中等速度通过火焰3次。特殊目的也可用冷冻固定法或化学固定法。

固定的目的有：①杀死细菌，凝固细菌蛋白和其他结构，使其易于着色；②改变细菌对染料的通透性，以利于染料进入细胞内（染料通常难以进入活菌细胞）；③使细菌附着于玻片上，不至于在染色过程中被水冲掉；④尽可能保持细菌的原有形态和结构。

2. 痰标本的原始涂片 从生物安全柜中取出两张干净的玻片，在其中一张玻片写上标记，用接种环挑起"米粒"大小的痰液涂在玻片（靠近磨砂），用另外一种玻片垂直方向覆盖在痰标本上，压紧两张玻片，均匀向后压开，置烤片机烤干备用。

3. 革兰氏染色法 包括4个染色步骤。

（1）初染：滴加结晶紫染液1～2滴，使其完全覆盖菌膜，室温染色1min。细流水冲洗去染液。

（2）媒染：滴加卢戈氏碘液，室温染色1min后，用细流水冲洗去染液。

（3）脱色：95%乙醇丙酮滴加于载玻片菌膜部位，不停摇动，直至流过菌膜的脱色液无色为止（约30s）。用细流水冲洗去染液。

（4）复染：加稀释石炭酸复红染液1～2滴，染色30s。用细流水冲洗去染液，用吸水纸吸干玻片水分。

4. 显微镜观察 用低倍镜找到视野后，滴加香柏油，在油镜下观察细菌的染色性、菌体形态及排列方式。

【实验结果】

1. 细菌涂片革兰氏染色法结果 革兰氏阳性菌被染成紫色，革兰氏阴性菌被染成红色。

2. 痰标本涂片革兰氏染色结果 报告白细胞和鳞状上皮细胞的数量对痰液进行质量评估：白细胞>25/LP，且复层鳞状上皮细胞<10/LP的标本为合格标本。白细胞<10/LP，且复层鳞状上皮细胞>25/LP的标本为不合格标本。选择视野中白细胞成团块状分布，集中而不稠密，且周围无鳞状上皮细胞或无大量成团状分布的细菌球的区域为读片区，认真搜寻20～30个视野中聚集的脓细胞细胞质中有无吞噬的细菌及细菌的染色排列特征，菌体特征（如粗细、长短、扭曲）并记录，将此作为确定病原菌的理论依据。如见到排列成葡萄状的革兰氏阳性球菌，可报告为："找到革兰氏阳性球菌"；如见到瓜子仁形或矛头状的尖端相背、成双排列、具有明显荚膜的革兰氏阳性球菌时，可报告为："找到革兰氏阳性双球菌"；如见到短而粗的革兰氏阴性杆菌，排列多成双且有明显荚膜时，可报告为："找到革兰氏阴性杆菌"；如见到不易识别的细菌，则报告为："找到革兰氏阳（阴）性球（杆）形细菌"。

【注意事项】

1. 涂片以薄且保持菌体均匀分散无重叠为好。

2. 不能直接倾倒染色液，否则会有染液残渣留在玻片上影响观察。

3. 脱色是染色中的关键步骤，脱色过度可使G^+菌染为G^-菌；脱色不够，则G^-菌可被染为G^+菌。脱色时间还与涂片厚薄有关，应灵活掌握。

4. 观察细菌染色标本时，视野宜明亮，可通过上升聚光器、调大光圈来实现。

5. 所有染液均应防止水分蒸发而影响浓度。碘液不可久存，以免失去媒染作用；脱色酒精浓度以95%为宜，若密封不好或涂片上积水过多，均可使酒精浓度下降而影响其脱色能力。

6. 细菌的染色结果还受多种因素如菌龄、染色时间、pH 值、染液浓度等的影响。同批实验要加入质控菌来判断实验结果的准确性。

7. 实验过程要遵守无菌操作和《实验室生物安全通用要求》,废弃的接触过菌种的材料(如接触细菌的玻片、平板、试管、一次性接种环等)均应灭菌后再清洗或处理。

【课后思考】

1. 细菌涂片固定的目的是什么?

2. 为什么脱色是革兰氏染色中的关键步骤?

3. 影响革兰氏染色结果的主要因素有哪些?

4. 革兰氏染色中如果将初染液与复染液交换使用,结果将如何?

(黄连江)

三、抗酸染色技术

抗酸染色(acid-fast staining)技术是由艾利希(F. Ehrlich)首创,经 F. 姜尔(Ziehl)改良而创造出的细菌染色法,最具代表性的是姜尼抗酸染色(Ziehl-Neelsen acid-fast stain),主要适用于分枝杆菌属细菌(包括结核分枝杆菌复合群、非结核分枝杆菌和麻风分枝杆菌)的染色;将抗酸染色技术进行改良,可用于鉴别诺卡菌属和放线菌属细菌。

(一)抗酸染色

【实验目的】

1. 掌握抗酸染色的原理、方法和形态观察。

2. 熟悉痰标本的制片方法。

3. 熟悉抗酸杆菌在临床标本中检出的临床意义。

【实验材料】

1. **菌种** 含结核分枝杆菌的模拟痰标本。

2. **试剂** 抗酸染色液(石炭酸复红溶液、3%盐酸乙醇溶液、吕氏亚甲蓝溶液)。

3. **仪器** 普通光学显微镜、Ⅱ级生物安全柜。

4. **其他** 载玻片、竹签、接种环/针、酒精灯、火柴、擦镜纸、吸水纸、记号笔等。

【实验原理】

分枝杆菌属细菌的细胞壁内含有大量脂质(主要成分是分枝菌酸),包围在肽聚糖的外面,具有抗酸性。一般染色不易使其着色,在石炭酸复红溶液染色过程中需经过加温和延长染色时间才能使菌体着色,一旦分枝杆菌着色后与染料结合牢固,能够抵抗 3%盐酸乙醇溶液的脱色作用而保持红色。而其他非抗酸细菌能够被 3%盐酸乙醇溶液脱色,经过吕氏亚甲蓝溶液复染后呈现蓝色。抗酸染色主要用于区分抗酸杆菌和非抗酸杆菌。

【实验方法】

1. **制片** 用竹签或接种环挑取模拟痰标本(0.05～0.1mL)于玻片正面右侧 2/3 处均匀涂抹制成约 15mm×20mm 大小的厚涂片,室温自然干燥后,经火焰固定,进行抗酸染色和荧光染色,显微镜下观察细菌的形态和染色性。

2. **抗酸染色** 包括三个染色步骤。

(1)初染:在制备好的痰涂片上滴加石炭酸复红溶液,徐徐加热至有蒸汽出现,注意不可沸腾,染色 5～8min。细流水冲洗,沥干。

(2)脱色:滴加 3%盐酸乙醇溶液进行脱色,不时摇动玻片至无红色染液脱落为止,细流水冲洗,沥干。

(3)复染:滴加吕氏亚甲蓝溶液,染色 0.5～1min,细流水冲洗,沥干。

【结果】

在普通光学显微镜油镜下观察，首先以10×目镜、20×物镜进行镜检，发现疑为抗酸杆菌的红色杆状物质，使用100×油镜确认。标本中的抗酸杆菌染成红色，菌体较细长或略弯曲、有时可呈分枝状（图3-28）；而其他细菌或细胞染成蓝色。所见结果根据下列标准进行报告：

－：大于300个视野未发现抗酸杆菌

±：300个视野1～2根抗酸杆菌

＋：100个视野1～9根抗酸杆菌

＋＋：10个视野1～9根抗酸杆菌

＋＋＋：每个视野1～9根抗酸杆菌

＋＋＋＋：每个视野9根以上抗酸杆菌

【注意事项】

1. 结核分枝杆菌的相关操作如标本的制片、接种等均应在生物安全柜中进行。

2. 废弃标本、实验操作相关的污染物均须经高压蒸汽灭菌后方能丢弃或清洗。

【课后思考】

1. 影响抗酸染色结果的主要因素有哪些？

2. 抗酸染色为什么要制备厚涂片？

3. 试述结核分枝杆菌的染色特点。

4. 如果痰涂片革兰氏染色镜检观察到鬼影现象（图3-29），分析其原因。后续应该如何处理？为什么？

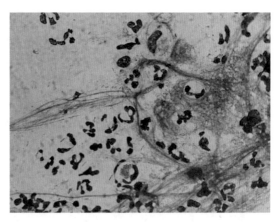

图3-28 分枝杆菌抗酸染色结果（1 000×）（四川大学华西医院陈知行供图）

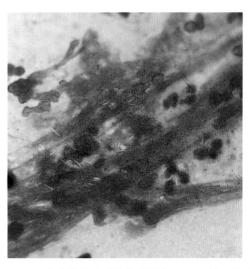

图3-29 痰涂片革兰氏染色结果（1 000×）（四川大学华西医院陈知行供图）

（二）改良抗酸染色

【实验目的】

熟悉诺卡菌属细菌的主要生物学特点及鉴定要点。

【实验材料】

1. **菌种** 含诺卡菌属细菌的临床标本或模拟标本。

2. **试剂** 改良抗酸染色液（石炭酸复红溶液、1%硫酸溶液、吕氏亚甲蓝溶液）。

3. **仪器** 普通光学显微镜。

4. **其他** 载玻片、接种环/针、酒精灯、火柴、擦镜纸、吸水纸、记号笔等。

【实验原理】

诺卡菌具有弱抗酸性，易被3%盐酸乙醇溶液脱色，抗酸染色易染成阴性；改良抗酸染色是用1%硫酸溶液代替3%盐酸乙醇溶液进行脱色，诺卡菌属细菌就可染成红色。

【实验方法】

改良抗酸染色方法和步骤与抗酸染色类似，不同在于脱色时采用1%硫酸溶液。

【实验结果】

在普通光学显微镜油镜下观察，标本中的诺卡菌属细菌染成红色，菌体呈长丝状、多向分枝，分枝菌丝常与菌体成90°角（图3-30）。

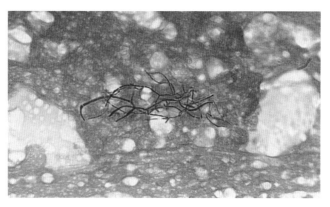

图 3-30　诺卡菌弱抗酸染色结果（1 000×）（四川大学华西医院吴重阳供图）

【注意事项】

标本中硫磺样颗粒或者灰白色颗粒压片直接观察可见颗粒中央为分枝状的交织菌丝，分枝菌丝末端较尖，不膨大。

【课后思考】

1. 简述诺卡菌属和放线菌属细菌的异同。

2. 病灶组织或脓液中出现肉眼可见的硫磺样颗粒，在细菌培养和涂片染色时，如何挑取标本？如何用细菌染色技术初步区分诺卡菌属和放线菌属细菌？

（陶传敏）

四、乳酸酚棉蓝染色技术

【目的要求】

1. 掌握透明胶带乳酸酚棉蓝染色技术操作。

2. 熟悉曲霉、镰刀菌在乳酸酚棉蓝染色下镜下的形态特点。

【实验原理】

乳酸酚棉蓝染色法常用于真菌的染色与观察。苯酚试剂用于固定，增强菌丝、孢子与染色剂的亲和力，提高染色效果，另有消毒作用。乳酸试剂用于调节 pH，增加溶解性。苯胺蓝试剂作为着色剂，可使酵母样真菌、真菌菌丝和产孢结构等皆可被染成亮蓝色，更容易被观察。

【实验材料】

1. **菌种**　烟曲霉（PDA 上培养不超过 48h），茄病镰刀菌（PDA 上培养不超过 5 天）。

2. **试剂**　乳酸酚棉蓝染色液。

3. **其他器材**　透明胶带、95% 乙醇、棉签、剪刀、显微镜、载玻片、盖玻片。

【实验方法】

1. **制旗**　把 1cm 宽的透明胶带一侧粘在棉棒上，剪成 1cm×1.5cm 的长条状，形如旗帜状。

2. **粘菌**　用有胶的一面轻压丝状真菌菌落边缘，粘上丝状真菌。

3. **转移**　把粘有菌丝的胶带置于载玻片上，粘有真菌的一面朝上，沿着棉棒滴加 95% 乙醇 1 滴，并轻轻转动棉棒，使棉棒与胶带脱离。

4. **染色**　在粘有菌丝的胶带上面滴加 1 滴乳酸酚棉蓝染色液，加盖盖玻片，静置 10min。

5. **观察**　载玻片置于显微镜下观察染色后真菌的形态。

【实验结果】

显微镜下可见烟曲霉典型的形态结构,包括分生孢子梗、顶囊、瓶梗和分生孢子等结构,茄病镰刀菌的菌丝、产孢细胞、分生孢子等形态。丝状真菌乳酸酚棉蓝染色下的形态特征是鉴定丝状真菌重要的鉴别要点(图3-31、图3-32)。

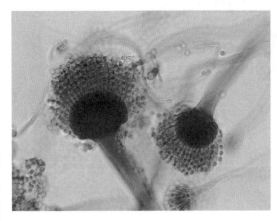 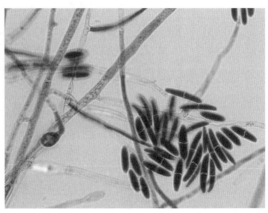

图3-31 烟曲霉乳酸酚棉蓝染色结果(1 000×)　　图3-32 茄病镰刀菌乳酸酚棉蓝染色结果(1 000×)

【注意事项】

1. 用胶带粘菌落时,尽量粘到菌落边缘,此处真菌形态结构典型。只粘一次,切忌反复多次粘,以免影响真菌各结构的排列关系。

2. 在操作过程中应注意胶带粘贴在载玻片上时不可贴反,而且要充分展平,否则影响观察。

3. 滴加的乳酸酚棉蓝染色液的量要适中,加盖玻片时动作轻柔,尽量减少气泡形成,否则影响观察效果。

4. 对于如透明菌丝的丝状真菌,为了更好地观察形态,避免染色过深,乳酸酚棉蓝染色液可以用95%乙醇做1～2倍稀释。

5. 废弃物应按感染性废弃物的要求处置。

【课后思考】

1. 描述烟曲霉和茄病镰刀菌在乳酸酚棉蓝染色后镜下特点。

2. 如果乳酸酚棉蓝染色过深,看不清细微结构,如何改善染色使真菌染色镜下形态更为清晰?

3. 相对于革兰氏染色,乳酸酚棉蓝染色法对丝状真菌有哪些优缺点?

(徐和平)

五、其他染色技术

(一)苏木素-伊红染色

【目的要求】

1. 掌握苏木素-伊红染色的原理、染色结果判断。

2. 熟悉苏木素-伊红染色的操作方法及注意事项。

【实验原理】

细胞核主要由酸性物质组成,与碱性染料苏木素(hematoxylin)的亲和力较强,可被染成不同深浅的蓝色或蓝紫色;而细胞质、红细胞及胶原、肌纤维、结缔组织等则含有碱性物质,与酸性染料伊红(eosin)的亲和力较大,可被染成不同程度的红色或粉红色。苏木素-伊红染色(HE染色)是病理组织切片中使用最广泛的一种常规染色方法,主要用于显示各种组织中正常和病变成分的一般形态结构,进行全面观察。

【实验材料】

1. 标本 组织石蜡切片、组织冰冻切片、细胞涂片等。

2. 试剂

(1)细胞核染液:苏木素染液。

(2)细胞质染液:伊红染液。

(3)分化液:0.5%~1%盐酸乙醇。

(4)其他:二甲苯、梯度(100%、95%、85%、75%)乙醇。

3. 器材 染色缸或染色架、一次性吸管、中性树胶、显微镜、镜油等。

【实验方法】

1. 标本处理

(1)组织石蜡切片:于二甲苯Ⅰ、Ⅱ液中脱蜡各5~10min。然后依次浸入梯度(100%、95%、85%、75%)乙醇中复水,每个梯度3min,最后使用蒸馏水处理2min。

(2)组织冰冻切片:室温放置5~10min,回温后蒸馏水中浸泡30~60s。

(3)细胞涂片:自然干燥,95%乙醇固定2~3min,蒸馏水洗30~60s。

2. 标本染色

(1)细胞核染色:滴加苏木素染液染色5~10min,自来水冲洗1~2min。

(2)分化:滴加0.5%~1%盐酸乙醇溶液分化10~60s。

(3)返蓝:自来水冲洗5~10min。

(4)细胞质染色:滴加伊红染液染色30s~2min,自来水冲去多余染液。

(5)脱水:依次浸入梯度(75%、85%、95%、100%)乙醇中进行脱水,每个梯度10s。

(6)透明:于二甲苯Ⅰ、Ⅱ液中透明各5min。

(7)封片:切片晾干后用中性树胶封片,避免产生气泡。

3. 显微镜检 在显微镜下观察染色情况,采集图像分析。

【实验结果】

细胞核染色后呈蓝色或蓝紫色;细胞质染色后呈粉红色到红色。染色情况与组织或细胞的种类有关,也随其生理周期及病理变化而改变(图3-33)。

【注意事项】

1. 所有试剂均应保存在阴凉、干燥、通风良好的环境中。

2. 染色后的分化为选做步骤,分化后核质着色更清晰,但分化时间不宜过长,否则易使

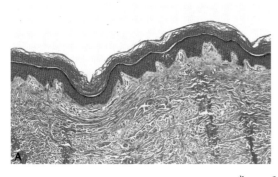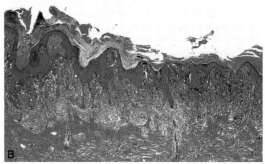

A. 正常;B. 恶性黑色素瘤。

图3-33 人足跖部皮肤组织HE染色(100×)

核淡染。

3. 若染色较浅,可延长染色时间或者重复染色一次;若染色较深,可延长水洗时间或者再重复梯度脱水一次。

4. 气温较低时苏木素染液不易着色,可适当延长染色时间。

5. 伊红在水和梯度乙醇中会出现脱色,因此建议快速脱水。

6. 切片经 HE 染色后,经彻底脱水透明后用中性树胶封盖。

7. 染色液可以重复使用多次,效果不佳时再更换新的染色液。

【课后思考】

1. 如何做好 HE 染色的质量控制?

2. 试用思维导图绘制 HE 染色的实验方法和注意事项。

(吴　玮)

(二)糖原染色

【目的要求】

1. 掌握糖原染色的原理、染色结果判断。

2. 熟悉糖原染色的操作方法及注意事项。

【实验原理】

本染色反应为高碘酸-希夫反应(periodic acid Schiff reaction,PAS),高碘酸能使细胞内多糖类物质的乙二醇基(—CHOH—CHOH)氧化,形成乙二醛基(—CHO—CHO),醛基与希夫(Schiff)试剂中的无色品红结合生成紫红色化合物,定位于细胞质中糖原所在部位。

【实验材料】

1. **标本**　骨髓细胞涂片、血液细胞涂片。

2. **试剂**

(1)固定剂:甲醛。

(2)高碘酸溶液:高碘酸。

(3)Schiff 试剂:无色品红。

(4)复染液:甲基绿。

3. **器材**　染色缸或染色架、一次性吸管、显微镜、镜油等。

【实验方法】

1. **固定**　取新鲜干燥的涂片,滴加固定剂覆盖整个涂片,固定 30～60s,蒸馏水冲洗,待干。

2. **氧化**　滴加高碘酸溶液覆盖涂片 5～10min,蒸馏水冲洗,待干。

3. **染色**　滴加 Schiff 试剂覆盖涂片 10～15min,蒸馏水冲洗,待干。

4. **复染**　滴加甲基绿溶液覆盖涂片 2～5min,蒸馏水冲洗,待干,镜检。

【实验结果】

细胞质中出现弥散状、颗粒状或块状红色为阳性。一般原始粒细胞呈阴性反应,早幼粒细胞以下随着细胞成熟而阳性增强,成熟中性粒细胞阳性最强;嗜酸性粒细胞颗粒不着色,细胞质为阳性;嗜碱性粒细胞颗粒呈阳性而细胞质为阴性;原始淋巴细胞阳性程度低,随着细胞成熟阳性程度稍增加;单核细胞仅有少量细小阳性颗粒;浆细胞少数呈细颗粒状阳性。巨核细胞和血小板为阳性;有核红细胞为阴性(图 3-34)。

【注意事项】

1. 所用染色缸及器具必须洁净、干燥。

2. 建议将甲基绿溶液贮存于常温,其余试剂均应贮存于 2～8℃低温环境,使用前应恢

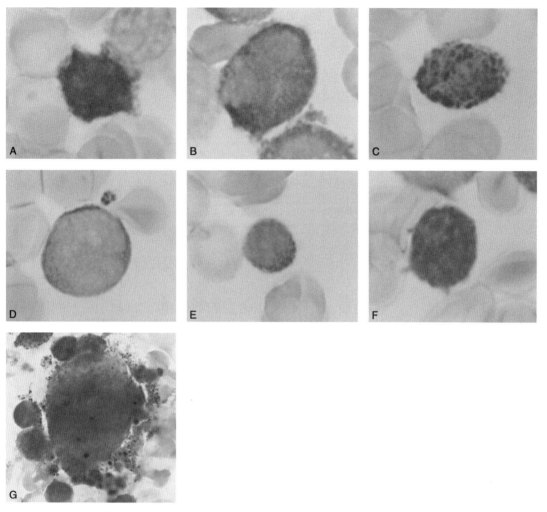

A. 中性粒细胞；B. 嗜酸性粒细胞；C. 嗜碱性粒细胞；D. 单核细胞；E. 淋巴细胞；F. 浆细胞；G. 巨核细胞和血小板。

图 3-34　PAS 染色阳性血细胞（1 000×）

复至室温，混匀后使用。

3. Schiff 试剂使用时不要暴露于空气中过久，否则容易使溶液中的 SO_2 挥发，导致溶液变红而失效。

4. 染色时，Schiff 反应最好在室温下进行。

5. 染色后的涂片应及时镜检观察结果，放置 1 周后，阳性反应开始逐渐褪色。

【课后思考】

1. PAS 染色在红细胞系统疾病中应用的临床意义。

2. PAS 染色在白细胞系统疾病中应用的临床意义。

（吴　玮）

（三）酯酶染色——特异性酯酶染色

【目的要求】

1. 掌握特异性酯酶染色的原理、染色结果判断。

2. 熟悉特异性酯酶染色的操作方法、注意事项。

【实验原理】

氯乙酸 AS-D 萘酚能被细胞中的氯乙酸 AS-D 萘酚酯酶（AS-DCE）水解生成 AS-D 萘

酚,再与稳定的重氮盐(盐酸副品红与亚硝酸钠反应生成的六偶氮副品红)耦联,生成不溶性的棕红色沉淀定位于细胞质中。阳性反应通常仅出现于粒细胞中,故 AS-DCE 染色又称为特异性酯酶染色。

【实验材料】

1. **标本**　骨髓细胞涂片、血液细胞涂片。

2. **试剂**

(1)固定剂:甲醛。

(2)偶氮溶液:副品红。

(3)亚硝酸钠溶液。

(4)缓冲溶液:磷酸盐。

(5)氯乙酸 AS-D 萘酚溶液。

(6)复染液:甲基绿。

3. **器材**　染色缸或染色架、一次性吸管、微量移液器、显微镜、镜油等。

【实验方法】

1. **工作液配制**　于试管内加入偶氮溶液 20μL,亚硝酸钠溶液 20μL,充分混匀、静置 1min;再加入磷酸盐缓冲液 2mL、氯乙酸 AS-D 萘酚溶液 100μL,混匀。可根据标本量需要,按此比例等比扩大工作液配制量。

2. **固定**　取新鲜干燥的涂片,滴加固定液覆盖涂片,固定 30～60s,蒸馏水冲洗,待干。

3. **染色**　滴加工作液在室温(如冬天室温低须用 37℃水浴孵育)下覆盖涂片染色 15～20min,蒸馏水冲洗,待干。

4. **复染**　甲基绿复染 1～2min,蒸馏水冲洗,待干,镜检。

【实验结果】

阳性反应呈红色颗粒状,定位于细胞质中。分化好的原始粒细胞呈弱阳性,早幼粒细胞和中幼粒细胞呈强阳性,中性分叶核粒细胞酶活性较弱;嗜酸性粒细胞阴性;嗜碱性粒细胞一般为阴性,偶呈弱阳性;肥大细胞呈阳性;其他各系细胞均呈阴性反应(图 3-35)。

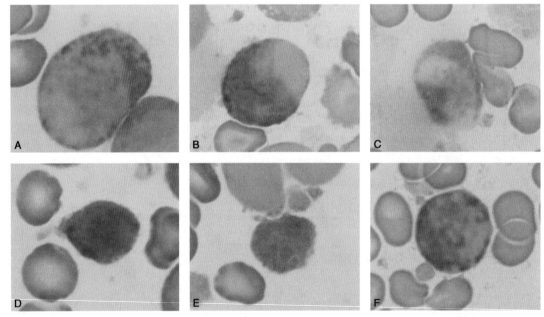

A. 早幼粒细胞;B. 中性中幼粒细胞;C. 中性晚幼粒细胞;D. 中性杆状核粒细胞;E. 中性分叶核粒细胞;F. 嗜碱性粒细胞。

图 3-35　AS-DCE 染色阳性血细胞(1 000×)

【注意事项】

1. 所用染色缸及器具必须洁净、干燥。

2. 建议将甲基绿溶液贮存于常温，其余试剂均应贮存于2～8℃的低温环境，使用前应恢复至室温，混匀后使用。

3. 氯乙酸AS-D萘酚溶液应避光保存。

4. 工作液应于临用前新鲜配制，并在10min内使用，以免影响染色效果。

【课后思考】

1. 特异性酯酶染色在白细胞系统疾病中应用的临床意义？

2. 特异性酯酶染色与髓过氧化物酶染色的区别。

（四）酯酶染色——非特异性酯酶染色

【目的要求】

1. 掌握非特异性酯酶染色的原理、染色结果判断。

2. 熟悉非特异性酯酶染色的操作方法、注意事项。

【实验原理】

底物α-醋酸萘酚在细胞中α-醋酸萘酚酯酶（α-NAE）的作用下分解产生α-萘酚，α-萘酚与稳定的重氮盐（盐酸副品红与亚硝酸钠反应生成的六偶氮副品红）耦联，生成棕红色沉淀定位于细胞质中。阳性反应可出现于单核细胞系、粒系和巨核系等细胞，故又称为非特异性酯酶染色。由于单核细胞系统的阳性可被氟化钠（NaF）抑制，所以做α-NAE染色时通常同时做氟化钠抑制试验。

【实验材料】

1. **标本** 骨髓细胞涂片、血液细胞涂片。

2. **试剂**

（1）固定剂：甲醛。

（2）偶氮溶液：副品红。

（3）亚硝酸钠溶液。

（4）缓冲溶液：磷酸盐。

（5）α-醋酸萘酚溶液。

（6）复染液：甲基绿。

（7）氟化钠溶液。

3. **器材** 染色缸或染色架、一次性吸管、微量移液器、显微镜、镜油等。

【实验方法】

1. **工作液配制** 于试管内加入偶氮溶液50μL，亚硝酸钠溶液50μL，充分混匀，静置1min；再加入磷酸盐缓冲液1.5mL、α-醋酸萘酚溶液50μL，混匀，静置2min备用（如进行NaF抑制试验则另备1管继续加入NaF溶液1滴），可根据标本量需要，按此比例等比扩大工作液配制量。

2. **固定** 取新鲜干燥的涂片，滴加固定液覆盖涂片，固定30～60s，蒸馏水冲洗，待干。

3. **染色** 滴加工作液在室温（如冬天室温低，需用37℃水浴孵育）下覆盖涂片染色30min，蒸馏水冲洗，待干。

4. **复染** 甲基绿复染1～2min，蒸馏水冲洗，待干，镜检。

【实验结果】

阳性反应呈红色或棕红色颗粒状，定位于细胞质中。①点样型：主要见于成熟T淋巴细胞，阳性反应呈棕色或棕红色1～4个圆形、团块、边界清楚的大点状颗粒，定位于细胞质中；②弥散型：阳性反应呈棕红色尘粒状、弥散分布，可位于细胞质的某一局部，边界不清；③单核细胞型：阳性反应为均匀棕红色，弥漫性遍布整个细胞质。

单核细胞系呈强阳性反应，其反应可被 NaF 抑制；各期粒细胞多呈阴性反应，有时少数粒细胞可呈弱阳性反应，其反应不被 NaF 抑制；巨核细胞及血小板为细小颗粒状阳性；T 淋巴细胞多呈点状阳性，B 淋巴细胞及浆细胞为阴性反应；单核细胞源性的组织细胞、巨噬细胞呈强阳性反应，戈谢细胞、海蓝组织细胞为阳性；有核红细胞呈阴性反应（图 3-36）。

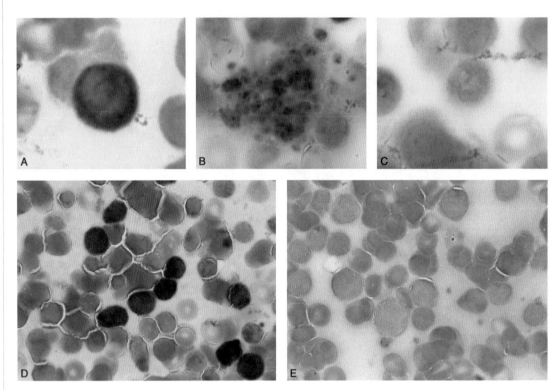

A. 单核细胞；B. 血小板；C. 中性粒细胞；D. 单核细胞系强阳性；E. 单核细胞系强阳性，可被 NaF 抑制。

图 3-36 α-NAE 染色血细胞（1 000×）

【注意事项】

1. 所用染色缸及器具必须洁净、干燥。

2. 建议将甲基绿溶液贮存于常温，其余试剂均应贮存于 2～8℃的低温环境，使用前应恢复至室温，混匀后使用。

3. 骨髓涂片不经固定可直接染色。

4. 工作液应于临用前新鲜配制，并在 10min 内使用，以免影响染色效果。

【课后思考】

1. 非特异性酯酶染色在白细胞系统疾病中应用的临床意义？

2. 特异性酯酶染色与非特异性酯酶染色的区别。

（吴 玮）

（五）碱性磷酸酶染色

【目的要求】

1. 掌握卡氏偶氮偶联法测定中性粒细胞碱性磷酸酶（neutrophilic alkaline phosphatase，NAP）染色的原理、方法。

2. 熟悉中性粒细胞碱性磷酸酶染色的注意事项和临床意义。

【实验原理】

中性粒细胞胞质中的碱性磷酸酶在 pH 值为 9.6 的碱性条件下能水解磷酸萘酚,生成萘酚,后者与重氮盐偶联形成不溶性的有色沉淀定位于细胞质中的酶活性部位。重氮盐有多种,其沉淀颜色不同,常用的有坚牢蓝 RR、坚牢蓝 BB、坚牢紫酱等。

【实验材料】

1. 器材 新鲜骨髓涂片或外周血片、染色缸、水浴箱、显微镜等。

2. 试剂

(1)固定液:甲醛 10mL 与甲醇 90mL 混合成 10% 甲醛甲醇溶液,置于 4℃冰箱备用。

(2)丙二醇缓冲液贮备液(0.2mol/L):取 2- 氨基 -2- 甲基 -1,3- 丙二醇 10.5g 加蒸馏水至 500mL,溶解后置于 4℃冰箱保存。

(3)丙二醇缓冲液应用液(0.05mol/L,pH=9.75):取 0.2mol/L 贮存液 25mL 和 0.1mol/L 盐酸 5mL,加蒸馏水至 100mL。

(4)基质孵育液(pH 值为 9.5~9.6):用前临时配制,α- 磷酸萘酚钠 20mg 溶于 0.05mol/L 丙二醇缓冲液 20mL,再加坚牢紫酱 GBC 盐(或重氮坚牢蓝)20mg,混匀溶解后用滤纸过滤,立即应用。

(5)1% Mayer 苏木素染色液。

【实验方法】

1. 固定 新鲜干燥的涂片用 4~10℃的冷 10% 甲醛甲醇固定液固定 30s,流水轻轻冲洗 30~60s,待干。

2. 染色 把涂片浸入基质孵育液中,在 37℃水浴箱内温育 10~15min,流水冲洗 1~2min。

3. 复染 苏木素染色液中复染 5~8min,流水冲洗,待干。

4. 镜检。

【实验结果】

1. 结果判断 细胞质中出现紫黑色或棕红色颗粒为阳性(图 3-37)。判断标准见表 3-24。

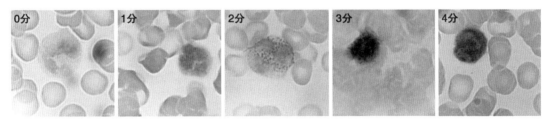

图 3-37 NAP 阳性结果(中性粒细胞呈不同的阳性)

表 3-24 以中性粒细胞碱性磷酸酶染色结果判断

实验结果	细胞
0分	细胞质中无阳性染色颗粒
1分	细胞质中含少量颗粒或呈弥漫浅色,约占细胞质面积的 1/4
2分	细胞质中含中等量的颗粒或呈弥漫着色,约占细胞质面积的 1/2
3分	细胞质中含较多颗粒或弥漫深色,但颗粒之间有空隙
4分	细胞质中充满粗大颗粒或弥漫深色

2. 计算阳性率和积分值 阳性率：显微镜下观察100个中性成熟粒细胞，有阳性反应的细胞总数除以100即为阳性率。积分值：指100个中性成熟粒细胞中，不同阳性程度的细胞数量乘以其阳性程度之和即为积分值。

【参考区间】

健康成人NAP染色阳性率为38%～89%，积分值为30～130分。但因实验条件（实验方法、试剂质量、结果判断）不同，差别很大，故应建立自己实验室的参考范围。

【注意事项】

1. 磷酸萘酚盐和重氮试剂品种繁多，应根据基质选择相适应的重氮盐，见表3-25。坚牢蓝等重氮盐的质量好坏是碱性磷酸酶染色成败的关键。

2. 标本要新鲜，外周血片染色效果比骨髓片好，及时固定，计数应于3天内完成，否则应固定干燥后放4℃冰箱保存。

3. 基质孵育液必须临用前新鲜配制，应先将涂片固定干燥后，才开始配制基质液。

4. 若无2-氨基-2-甲基-1,3-丙二醇，可用巴比妥缓冲液（pH值为9.2）或0.2mol/L Tris缓冲液（pH值为9.2）代替。

5. 每次染色时，可取一份感染患者的血涂片作为阳性对照。

6. 涂片要厚薄均匀，太厚的涂片会造成NAP积分偏高。

表3-25 NAP的偶氮偶联染色法常用的基质与重氮盐的组合

基质	重氮盐
α-磷酸萘酚钠	坚牢蓝RR、坚牢紫酱
磷酸萘酚AS-MX	坚牢蓝RR
磷酸萘酚AS-BI	坚牢紫红、坚牢紫红CB、坚牢蓝RR
磷酸萘酚AS	坚牢蓝BBN

【临床意义】

NAP活性受肾上腺皮质激素、雌激素等的影响较大，新生儿、儿童期、妊娠期、应激状态等情况下NAP活性增高。临床上NAP染色主要用于以下疾病的诊断和鉴别诊断。

1. 白血病的诊断和鉴别诊断

（1）急性白血病的细胞类型的鉴别：急性淋巴细胞白血病NAP积分值常增高，急性髓细胞白血病NAP积分值常下降。

（2）慢性粒细胞白血病与类白血病反应的鉴别诊断：慢性粒细胞白血病慢性期（无继发性感染时）NAP积分一般明显下降，积分常<13分，甚至为零分，缓解期可恢复至正常范围，加速期和急变期积分值可有不同程度增高。类白血病反应时则显著增高，积分常>200分。因此，NAP染色可作为观察慢性粒细胞白血病疗效和判断预后的一项指标，也是慢性粒细胞白血病与类白血病反应鉴别的重要方法。

2. 其他疾病鉴别

（1）鉴别贫血：用于阵发性睡眠性血红蛋白尿症与再生障碍性贫血（再障）的鉴别诊断。阵发性睡眠性血红蛋白尿症NAP积分常降低，再障NAP积分常增高，后者病情好转时，NAP积分则可逐渐下降。

（2）鉴别感染的性质：细菌性感染时NAP积分值增高，且急性感染较慢性感染积分值高；病毒感染、寄生虫感染和立克次体感染时NAP积分值一般正常或降低。

（3）鉴别真性红细胞增多症和继发性红细胞增多症：真性红细胞增多症 NAP 阳性率和积分值正常或增高，后者正常或降低。

（4）鉴别恶性组织细胞病和反应性组织细胞增多症：前者 NAP 积分值明显降低，后者常增高。

（5）骨髓纤维化、原发性血小板增多症阳性率和积分值略有增高；多发性骨髓瘤和原始神经母细胞瘤阳性率和积分值常增高。

【课后思考】

NAP 染色可以应用在哪些恶性血液疾病的辅助诊断？

（张晓丽）

（六）骨髓铁染色

【目的要求】

1. 掌握骨髓铁染色（bone marrow iron stain）的原理、方法、结果判读。

2. 熟悉骨髓铁染色的注意事项、临床意义。

【实验原理】

正常人骨髓中的铁，分别以含铁血黄素（细胞外铁）和铁蛋白聚合物（细胞内铁）的形式储存于骨髓小粒和幼稚红细胞内。骨髓中的三价铁在酸性条件下与亚铁氰化钾溶液发生普鲁士蓝反应，生成蓝色亚铁氰化铁沉淀，定位于含铁部位，且显色反应的强弱能提示骨髓中内、外铁的含量。

$$4Fe^{3+}+3K_4[Fe(CN)_6] \longrightarrow Fe_4[Fe(CN)_6]_3+12K^+$$

【实验材料】

1. **标本** 新鲜骨髓涂片。

2. **试剂**

（1）固定剂：甲醇。

（2）酸化亚铁氰化钾溶液（临用前配制）：取 200g/L 亚铁氰化钾溶液 20mL，缓缓滴加 5mL 浓盐酸，边滴边搅拌均匀，配制成淡黄色透明清亮的溶液；如出现白色沉淀，再滴加少量亚铁氰化钾溶液至白色沉淀消失。

（3）2g/L 核固红-硫酸铝溶液：取硫酸铝 2g 溶于 100mL 蒸馏水中，再加入核固红 0.2g。置 37℃水浴中 1h 并随时振荡，使其充分溶解，过滤后备用。

3. **器材** 水浴箱、染色缸、滴管、显微镜等。

【实验方法】

1. **固定** 新鲜干燥骨髓涂片用甲醇固定 10min，待干。

2. **染色** 滴加酸性亚铁氰化钾覆盖涂片，37℃染色 30min，蒸馏水冲洗，待干。

3. **复染** 用核固红染液复染 10～15min，流水冲洗，待干。

4. **镜检**。

【实验结果】

单核-巨噬细胞系统中的铁为细胞外铁，应在低倍镜下选择骨髓小粒附近的区域观察；幼红细胞中的铁为细胞内铁，应在油镜下选择中、晚幼红细胞的细胞质进行观察。良好的染色下，幼红细胞核呈鲜红色，细胞质呈淡黄红色，铁粒呈蓝绿色。

1. **细胞外铁** 低倍镜扫视骨髓小粒和涂片尾部，寻找散在分布的蓝绿色云雾状物质，根据分布情况可分五级（表 3-26，图 3-38）。

表 3-26 细胞外骨髓铁染色结果判断

实验结果	细胞表现
−	无铁颗粒
+	有少数铁颗粒或偶见铁小珠（直径大于 0.7μm 或大于嗜酸性颗粒的铁粒称为铁小珠）
++	有较多的铁颗粒或小珠
+++	有很多铁颗粒、铁小珠和少数小块状
++++	有极多铁颗粒、小珠，并有很多小块，密集成堆

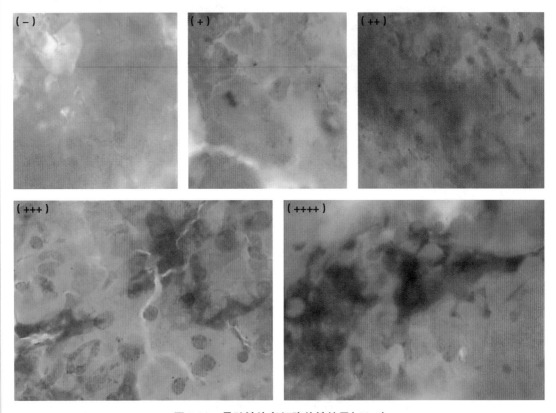

图 3-38 骨髓铁染色细胞外铁结果（40×）

2. 细胞内铁 油镜下计数 100 个中、晚幼红细胞，记录细胞质中含有蓝色铁颗粒的细胞（铁粒幼细胞）的百分率。根据细胞内铁颗粒的数目、大小、染色深浅和颗粒分布的情况，将铁粒幼细胞分为四型（表 3-27、图 3-39），同时注意有无环形铁粒幼细胞。环形铁粒幼细胞：幼红细胞内含铁颗粒 5 个或 5 个以上，并围绕核周 1/3 以上者。

表 3-27 骨髓铁染色铁粒幼红细胞分型

实验结果	细胞表现
I 型	幼红细胞内含 1～2 个小铁颗粒
II 型	幼红细胞内含 3～5 个小铁颗粒
III 型	幼红细胞内含 6～10 个小铁颗粒，或 1～4 个大铁颗粒
IV 型	幼红细胞内含 10 个以上小铁颗粒，或 5 个以上大铁颗粒

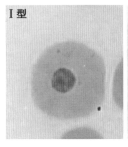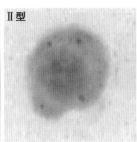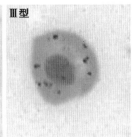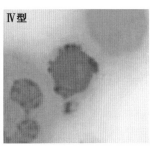

Ⅰ型　Ⅱ型　Ⅲ型　Ⅳ型

图3-39　骨髓铁染色细胞内铁结果(1 000×)

【注意事项】

1. 骨髓铁染色用的玻片、杯子、试剂等应避免受铁剂污染。玻片需经去铁处理。将新玻片用清洁液浸泡24h,取出后反复水洗,浸入95%乙醇中24h,晾干,再用5%盐酸浸泡24h,再用双蒸水反复浸洗玻片,晾干备用。

2. 骨髓取材合格。一定要有骨髓小粒,取材不佳时,容易影响结果判断。

3. 酸性亚铁氰化钾溶液须新鲜配制。

4. 固定时间过长会导致阳性率降低。

5. 盐酸浓度过低会导致阳性率降低。

6. 亚铁氰化钾消除混浊时,因反应较慢,后期滴加速度不宜太快。

【参考区间】

细胞外铁:(+)～(++),约2/3的人为(++),1/3的人为(+)。

细胞内铁:铁粒幼红细胞阳性率为12%～44%,以Ⅰ型为主,少数为Ⅱ型,无环形铁粒幼细胞及铁粒幼红细胞。不同实验室的细胞内铁参考值相差较大,应当建立本实验的参考值。

【临床意义】

1. **缺铁性贫血(IDA)**　骨髓细胞外铁明显减少或消失,细胞内铁阳性率减低或为0。所见铁粒细小色浅,且以Ⅰ型为主,Ⅱ型极少见,Ⅲ型以上不见。经补铁治疗有效后,细胞外铁及内铁增多。因此,本实验可用于诊断IDA及辅助指导铁剂治疗。

2. **骨髓增生异常综合征(MDS)**　用于诊断伴环形铁粒幼细胞增多的MDS,骨髓中环形铁粒幼细胞>15%。

3. **非缺铁性贫血**　如溶血性贫血、巨幼细胞性贫血、再生障碍性贫血、多次输血及白血病等患者的细胞外铁和细胞内铁通常都增高,以Ⅰ型、Ⅱ型为主,可见到Ⅲ型,罕见Ⅳ型;感染、慢性肾炎、肝硬化、尿毒症和血色病等,细胞外铁明显增加而铁粒幼红细胞可减少。

4. **铁粒幼细胞贫血**　铁粒幼红细胞增多,其中易见环形铁粒幼红细胞,多见粗颗粒的Ⅲ型与Ⅳ型铁粒幼细胞,细胞外铁也常明显增多,具有诊断意义。

【课后思考】

1. 缺铁性贫血和铁粒幼细胞性贫血如何鉴别诊断?

2. 影响骨髓铁染色结果的因素有哪些?

(张晓丽)

(七)巴氏染色

【目的要求】

1. 掌握巴氏染色(Papanicolaou stain)标本中各种细胞的着色特点、操作方法。

2. 熟悉巴氏染色的注意事项。

【实验原理】

由于各种细胞的结构、化学性质不同,对染料的吸附程度与亲和力也不同,因此染色后在同一标本上可以呈现出不同的着色,从而区分各种细胞。巴氏染液中含有阳离子、阴离子和两性离子,具有多色性染色效能。如细胞质中的主要成分为蛋白质,可与带负电荷的酸性染料结合染成红色或橘黄色,细胞核的主要成分为脱氧核糖核酸,可与正电荷的碱性染料结合染成蓝紫色。

【实验材料】

1. 标本 制备好的脱落细胞及细针吸取细胞涂片(新鲜)。

2. 器材 载玻片、染缸等。

3. 试剂

(1)Harris 苏木素染液:将 1.0g 苏木素溶解于无水乙醇或 95% 乙醇 10mL。另将 20.0g 已研细的硫酸铝钾放于 1 000mL 容量的烧杯中,再加入蒸馏水 200mL,加热使其完全溶解,当温度达到 90℃时,加入苏木素-乙醇溶液,边加边搅拌并迅速加热至沸。离开火源,将 0.5g 黄色氧化汞粉末慢慢加入其中,并不断搅拌,注意防止液体沸腾溢出,再继续加热到溶液呈深紫色为止。立即放入冷水中冷却,以免过度氧化变为棕色沉淀。次日过滤,放入棕色试剂瓶中保存,可存放数月至数年。使用时将苏木素染液原液加入等量的蒸馏水混合后即可使用。

配制染料时,在上述 200mL 染液中加入 2mL 枸橼酸或冰乙酸,可以稳定苏木素染色基团,使细胞不易过染,减少沉淀形成。但是若不加酸,在其他染料配合下,细胞核着色较为鲜明。

(2)橘黄 G 染液:染液配制方法见表 3-28。

表 3-28 橘黄 G(OG)染液的配制方法(1 000mL)

成分	改良 OG	OG-6
橘黄 G	10% 水溶液 * 20mL	10% 水溶液 * 50mL
95% 乙醇	980mL	950mL
磷钨酸	0.15g	0.15g

注:*10g 橘黄 G 染料溶解于 100mL 蒸馏水中,储存于深棕色瓶中,使用前过滤。

(3)EA 染液:EA 染液配制方法见表 3-29。

1)EA 水溶性贮备液的配制(以下贮备液均为将染料溶解于 100mL 的蒸馏水中)。

A 液:10% 俾斯麦棕;B 液:2% 淡绿;C 液:20% 伊红;D 液:3% 淡绿。

2)EA 乙醇溶性贮备液的配制:① E 液,为 0.1% 淡绿,将 B 液 50mL 加入 95% 乙醇 950mL 配成;② F 液,为 0.5% 俾斯麦棕,将 A 液 5mL 加入 95% 乙醇 95mL 配成;③ G 液,为 0.5% 伊红,将 5g 伊红加入 1 000mL 的 95% 乙醇配成。

表 3-29 EA 染液的配制方法(1 000mL)

成分	改良 EA (用于涂片方法)	EA 36	EA 65
淡绿	D 液 10mL	E 液 450mL	E 液 225mL
俾斯麦棕	—	F 液 100mL	F 液 100mL
磷钨酸	2.0g	2.0g	6.0g
饱和碳酸锂	—	10 滴	—
伊红	C 液 20mL	G 液 450mL	G 液 450mL
95% 乙醇	700mL	—	225mL
纯甲醇	250mL	—	—
冰乙酸	20mL	—	—

3）稀碳酸锂：在 100mL 蒸馏水中加饱和碳酸锂溶液 1 滴。

4）0.5% 盐酸乙醇溶液：在 100mL 的 70% 乙醇溶液中加入浓盐酸 0.5mL。

5）乙醇溶液：浓度分别为 50%、70%、80%、95%。

6）乙醚乙醇固定液：乙醚 49.5mL，95% 乙醇 49.5mL，冰乙酸 1mL。

7）光学树脂胶。

【实验方法】

1. **固定**　将刚刚制备好的涂片放入乙醚乙醇固定液中固定 15～30min。

2. **水化**　将涂片依次放入 80%、70%、50% 的乙醇溶液，最后放入蒸馏水，各 1min。

3. **染核**　将涂片放入苏木素染液中 5～10min，取出，流水漂洗干净。

4. **分色**　将涂片放入 0.5% 盐酸乙醇分色数秒，待涂片变淡红色时取出，流水漂洗干净。

5. **蓝化**　将涂片放入稀碳酸锂溶液中，蓝化 2min，涂片变蓝色，流水漂洗干净。

6. **脱水**　将涂片依次放入 50%、70%、80%、95% 乙醇溶液中各 1～2min。

7. **染细胞质**

（1）先放入橘黄染液中染色 1～2min，然后放入 95% 乙醇溶液中洗涤 2 次。

（2）再放入 EA 染液（EA 36、EA 65 或改良 EA）染色 2～3min。

（3）最后放入 95% 乙醇溶液中洗涤 2 次。

8. **脱水**　将涂片依次放入 2 缸无水乙醇液中各 2min。

9. **透明**　再放入 2 缸二甲苯中各 2min。

10. **封片**　加光学树脂胶 1 滴，加盖片封固。

【实验结果】

1. **上皮细胞**　细胞质的染色随分化程度和细胞类型不同可染成蓝绿色、粉红色或橘黄色，细胞核染成深紫色或深蓝色，核仁染红色。

2. **白细胞**　细胞核染深蓝黑色，细胞质染绿色、淡蓝色。

3. **红细胞**　染鲜红色。

4. **黏液**　染粉红色或淡蓝色。

【注意事项】

1. 苏木素染液染细胞核的时间长短可随室温和染料情况酌情而定。放置过久的染液或在夏季，容易着色，染色时间缩短；新配制的苏木素染液或在冬季，则不易着色，染色时间需延长。一般苏木素染液可以使用较长时间，每天增加少量新鲜染液即可。

2. 苏木素染液经放置后，表面常浮有一层带金属光泽的染料膜，因此在染色前应过滤，以免染料膜黏附在标本表面干扰镜检。

3. 由于分色过程数秒完成，注意把控时间。分色完毕后，立即用流水彻底冲洗，避免细胞核褪色。如苏木素染色过深时，可适当延长分色时间。盐酸乙醇溶液需每天更换新液。

4. 蓝化后需要充分漂清，否则会妨碍细胞质着色及标本制成后颜色的保存。稀碳酸锂溶液需每天更换新液。

5. EA 染液和橘黄 G 染液性质不太稳定，最好每周更换新液，否则，细胞质呈色显得灰暗，缺乏鲜艳色彩，也不易永久保存。

6. **细胞核着色不佳**

（1）细胞核着色过浅

1）盐酸分化时间过长或苏木素染液时间过长。需要缩短分化时间或延长碱化时间；每日加入少量新鲜苏木素染液或重新配制苏木素液。

2）在固定之前制片干燥，所以对巴氏染色的制片需要严格遵守湿固定的原则。

3）自来水的pH偏酸性,应使用碱性溶液。

（2）细胞核着色过深

1）盐酸溶液浓度不够。适当加入几滴盐酸以增加浓度。

2）制片用高于95%以上浓度的酒精固定后可以出现染色过深。应用95%酒精固定。

7. 细胞质着色不佳

（1）如果全片内细胞质都淡染,则需要延长染色时间或更换新液。

（2）如果细胞质不分色,均为浅红色。制片在固定前干燥或制片被大量球菌样细菌影响细胞质染色。此情况可以适当增加染色时间能够部分纠正不分色状况。

（3）细胞质染成灰色或紫色,是由于苏木素染色时间过长或盐酸分化不佳。经过褪色后重新使用苏木素可以纠正。

（4）由于标本的不同,同样配方的EA染液可造成偏蓝、偏绿和偏红,对不同的标本应该使用不同的EA染液。一般认为,EA 36和EA 50用于妇科标本,而EA 65或改良EA用于非妇科标本。

（5）细胞质不分色的另一重要原因是EA染液的pH值不恰当。如染色为红色,可以加少许磷钨酸溶液纠正;如染色均为蓝色或绿色,可以加少许饱和碳酸锂溶液纠正。对于改良EA染液,每100mL染液中加入2mL冰醋酸后染色效果更佳;染液使用更持久。

【课后思考】

巴氏染色影响着色的因素有哪些?

（张晓丽）

（八）过氧化物酶染色——二氨基联苯胺法（DAB）

【目的要求】

1. 掌握血细胞过氧化物酶（myeloperoxidase, MPO或POX）染色的原理、方法。

2. 熟悉血细胞过氧化物酶染色（DAB法）的注意事项、临床意义。

【实验原理】

血细胞所含的过氧化物酶（peroxidase, POX）主要为髓过氧化物酶（myeloperoxidase, MPO）。粒细胞和部分单核细胞的溶酶体颗粒中含有的MPO能分解H_2O_2释放出新生态氧,氧作用于底物二氨基联苯胺（DAB）,形成棕黄色或蓝黑色不溶性沉淀,定位于细胞质内酶所在的活性部位。

【实验材料】

1. **标本** 新鲜骨髓涂片或血涂片。

2. **器材** 染色架、显微镜等。

3. **试剂**

（1）甲醛-丙酮缓冲液（pH=6.6）: 20mg Na_2HPO_4、100mg KH_2PO_4、30mL蒸馏水、45mL丙酮、400g/L甲醛25mL混匀后于4℃冰箱保存。

（2）50mmol/L Tris-HCl缓冲液（pH=7.6）: 取0.1mol/L Tris溶液50mL和0.1mol/L HCl 38.5mL混匀后加蒸馏水至100mL。

（3）3%过氧化氢溶液（新鲜配制）: 取30%过氧化氢3mL加入蒸馏水27mL, 4℃冰箱保存。

（4）MPO作用液: 取二氨基联苯胺20mg、50mmol/L Tris-HCl缓冲液（pH=7.6）50mL、3%过氧化氢0.2mL充分混合溶解后过滤,保存于棕色瓶中。

（5）Mayer苏木素染色液: 取苏木素0.1g,加热溶解于100mL蒸馏水中,再加入5g钾明矾与20mg碘酸钠,不断搅动直至钾明矾溶解,再加入5g水合氯醛和0.1g枸橼酸,混合后煮沸5min,冷却,过滤后备用。

【实验方法】

1. **固定**　新鲜骨髓片或血涂片在冷甲醛-丙酮缓冲液固定30s,蒸馏水冲洗,待干。
2. **染色**　滴加MPO作用液覆盖整个血膜,室温染色10~15min,流水冲洗,待干。
3. **复染**　苏木素染色液复染10min,流水冲洗后,待干。
4. **镜检**。

【实验结果】

在细胞质中出现棕黄色或蓝黑色颗粒为阳性反应,判断方法见表3-30、图3-40。

表3-30　MPO染色结果判断方法

实验结果	细胞表现
−	无颗粒
±	颗粒小,分布稀疏
+	颗粒粗大聚集,约占细胞质面积的1/4
++	颗粒弥散性分布,有一定空隙,约占细胞质面积的1/2
+++	颗粒均匀分布于细胞质或聚集约占细胞质面积的3/4
++++	阳性颗粒充满整个细胞质,没有空隙

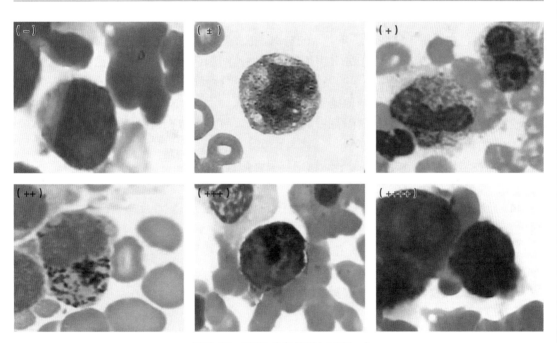

图3-40　MPO染色结果(1 000×)

【参考区间】

正常血细胞MPO染色反应见表3-31。

表3-31　正常血细胞MPO染色反应

细胞系统	细胞
粒细胞系统	原始粒细胞大多呈阴性反应,少数可出现少量阳性颗粒。早幼粒细胞及以下各阶段均呈不同程度的阳性反应,随着粒细胞成熟阳性反应逐渐增强,中性分叶核粒细胞为强阳性反应;衰老的中性粒细胞酶活性降低,反应程度减弱,甚至呈阴性反应;嗜酸性粒细胞阳性反应最强,颗粒更粗大,呈棕黄色;嗜碱性粒细胞呈阴性

续表

细胞系统	细胞
单核细胞系统	原始单核细胞呈阴性或弱阳性,幼稚和成熟单核细胞均呈弱阳性反应,其颗粒少而细小,且呈弥散分布,可覆盖在细胞核上,但有的单核细胞亦可呈阴性反应
淋巴细胞系统	淋巴细胞系统呈阴性反应
其他细胞	成熟型网状细胞及巨噬细胞可呈不同程度的阳性反应。红细胞、淋巴细胞、巨核细胞、浆细胞系统等均为阴性反应

【注意事项】

1. 骨髓涂片或血涂片应新鲜制作,不宜放置过久以保证酶的活性。

2. 试剂应低温避光存放或置于4℃冰箱,防止光线照射失效。

3. 过氧化氢溶液需新鲜配制,浓度和量应严格按照要求进行,浓度过高会抑制酶活性,浓度过低会降低MPO染色中的反应性。滴加于血片上时形成的气泡不宜过于密集。如涂片中粒细胞无阳性颗粒,且红细胞呈棕色或绿色,即表示过氧化氢过浓;若过氧化氢滴加于血涂片上无气泡,则说明过氧化氢失效。

4. 观察结果前,要注意观察同片中成熟中性粒细胞是否呈强阳性,以判断染色是否成功,必要时可采用健康人末梢血涂片做阳性对照。

【临床意义】

MPO染色主要用于急性白血病类型的鉴别。它是鉴别急性白血病细胞类型的最重要和首选的细胞化学染色方法,该方法常用于鉴别急性髓细胞白血病和急性淋巴细胞白血病。

1. **急性淋巴细胞白血病** 原始及幼稚细胞均呈阴性反应,染色时阳性原始细胞<3%,阳性细胞可能是骨髓片中残留的原始粒细胞。

2. **急性粒细胞白血病** 分化好的原始粒细胞常呈阳性反应,阳性颗粒呈局灶分布,分化差的原始粒细胞为阴性反应。

3. **急性早幼粒细胞白血病** 早幼粒细胞呈强阳性,阳性程度为(+++)~(++++),阳性颗粒多而粗大,常充满细胞质。

4. **急性单核细胞白血病** 原始、幼稚单核细胞呈阴性或弱阳性反应,阳性时颗粒稀少、细小,呈弥散分布。

5. **急性红白血病** 幼稚红细胞呈阴性反应,原始粒细胞呈阳性或阴性反应,原始单核细胞呈阴性或弱阳性反应。

(九)过氧化物酶染色——改良Pereira法

【实验原理】

粒细胞和部分单核细胞的溶酶体颗粒中含有的髓过氧化物酶能分解H_2O_2释放出新生态氧,氧使碘化钾氧化生成碘(I_2),碘再与煌焦油蓝作用形成蓝绿色沉淀,定位于细胞质内酶所在的活性部位。

【实验材料】

1. **标本** 新鲜骨髓涂片或血涂片。

2. **器材** 染色架、显微镜等。

3. **试剂**

(1)固定液:取10mL甲醛与90mL无水乙醇混合成10%甲醛乙醇溶液,置于带盖染色缸中室温保存备用。

(2)磷酸盐碘化钾缓冲液(pH=5.5):取100mg碘化钾溶液溶于100mL 0.067mol/L磷酸盐缓冲液(pH=5.5)中,室温保存。

（3）0.03mol/L（1%）煌焦油蓝水溶液：0.25g 煌焦油蓝染料溶于 25mL 蒸馏水中，室温保存。

（4）0.03% 过氧化氢溶液：取 0.1mL 3% 过氧化氢加 9.9mL 蒸馏水混匀，临用前配制。

（5）染色作用液：取 5mL 磷酸盐碘化钾缓冲液（pH=5.5）、0.03mol/L（1%）煌焦油蓝水溶液 2～5 滴、0.03% 过氧化氢溶液 1～3 滴，混匀后 4h 内使用。

【实验方法】

1. 固定　新鲜骨髓片或血涂片在固定液中固定 30～60s，流水冲洗，待干。

2. 染色　滴加染色作用液覆盖标本片，染色 2～5min。

3. 冲洗　待干镜检。

4. 结果判读　同二氨基联苯胺法。

【注意事项】

1. 血液或骨髓涂片应新鲜，薄厚适宜，及时固定，否则会影响酶的活性。

2. 过氧化氢溶液应新鲜配制，即配即用。

3. 观察结果前，要注意观察同片中成熟中性粒细胞是否呈强阳性，以判断染色是否成功，必要时可采用健康人末梢血涂片作为阳性对照。

【课后思考】

1. 如何鉴别 ALL 和 AML？

2. 过氧化物酶染色的注意事项有哪些？

（张晓丽）

（十）墨汁染色

【目的要求】

掌握墨汁染色操作技术及隐球菌在墨汁染色下的形态特点。

【实验原理】

隐球菌的荚膜较厚，一般不易着色，同时菌体折光性较强，用墨汁染色可在黑色背景下看到透亮的菌体。

【实验材料】

1. 标本　脑脊液。

2. 试剂　墨汁。

3. 其他器材　显微镜、离心机、载玻片、盖玻片、离心管、滴管等。

【实验方法】

1. 浓缩离心　脑脊液以 3 000r/min 离心 10min，取离心后沉渣 15μL 滴加在载玻片上。

2. 染色　在沉渣上滴加 15μL 墨汁，加盖玻片，静置 5～10min。

3. 观察　置于显微镜下观察，低倍镜、高倍镜、油镜下依次观察。

【实验结果】

隐球菌经墨汁染色后，在暗视野下可见大小不一、圆形或卵圆形、周围有宽大透明环的隐球菌孢子，有时可见出芽（图 3-41）。

【注意事项】

1. 墨汁必须均匀无沉渣，否则影响观察结果，建议使用印度墨汁或"一得阁"墨汁。

2. 墨汁与脑脊液的比例适中，一般按 1∶1 比例染色，若墨汁过淡，可以适当增加墨汁用量。

3. 治疗过的隐球菌荚膜会变得狭窄，染色时菌体周围透明区很小或不见，应该仔细观察辨认，部分带厚荚膜的细菌有时也可看到荚膜，应注意区分。

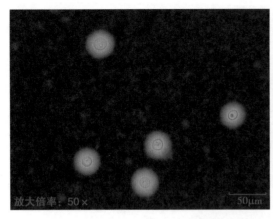
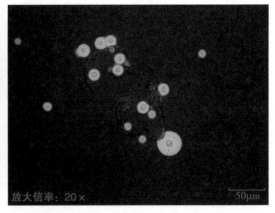

图 3-41　隐球菌-真菌墨汁染色（肺泡灌洗液，1 000×）

【课后思考】

1. 脑脊液中带厚黏液层的肺炎克雷伯菌和肺炎链球菌在墨汁染色时呈现什么形态？

2. 墨汁染色能否区分新型隐球菌和格特隐球菌？可用什么方法区分两者？

（徐和平）

（十一）荧光染色——真菌荧光染色

【目的要求】

1. 掌握真菌钙荧光白染色操作。

2. 掌握念珠菌、皮肤癣菌、曲霉在钙荧光白染色下的形态特点。

【实验原理】

真菌荧光染色剂钙荧光白能与真菌细胞壁上的几丁质与纤维素结合，在紫外波光（340～380nm）下照射能呈现出亮蓝色荧光，因此在荧光显微镜下可通过观察真菌形态从而确定真菌检测。

【实验材料】

1. **检测样本**　皮屑组织、肺泡灌洗液（或痰液）。

2. **试剂**　钙荧光白试剂（一步法）、10% KOH 溶液。

3. **其他器材**　荧光显微镜（340～380nm 紫外波长）、离心机、滴管、载玻片、盖玻片、离心管等。

【实验方法】

1. **样本前处理**　取皮屑组织标本 2～3 块置于载玻片上，滴加 10% KOH 溶液 2～3 滴，消化皮肤组织中角质层 10～15min。肺泡灌洗液可以置于离心管内以 3 000r/min 离心 10min，取沉渣涂布于载玻片。痰液标本根据痰液黏稠度和量的多少，滴加 10% 氢氧化钾溶液消化溶解，待黏稠痰溶解液化后置于离心管内以 3 000r/min 离心 10min，取沉渣涂布于载玻片上。

2. **染色**　处理后的标本滴加钙荧光白试剂 1 滴，加盖玻片，静置 5min。

3. **观察**　置于荧光显微镜下低倍镜、高倍镜观察，在紫外线光源下查找真菌。

【实验结果】

真菌呈亮蓝色荧光，其他细菌和组织细胞不呈荧光或微弱蓝色荧光（图 3-42～图 3-44）。

在荧光显微镜下能清晰明显地观察真菌的结构、孢子形态与排列方式、菌丝，并根据其形态，判定其大致种属。

【注意事项】

1. 本产品必须在带有紫外发射光源的光学显微镜下才能观察到荧光。

2. 应按照操作规范正确涂片，提高染色效果。

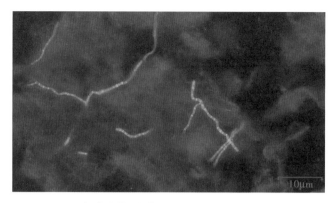

图 3-42 皮肤癣菌-真菌荧光染色（皮肤组织，1 000×）

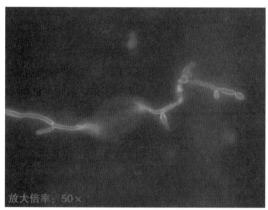

图 3-43 念珠菌-真菌荧光染色（痰标本，1 000×）　图 3-44 曲霉菌丝-真菌荧光染色（肺泡灌洗液，1 000×）

3. 试剂贮藏时，尽量避免高、低温环境及阳光直射。

4. 动脉壁、肺泡和细支气管上的弹性纤维、外源性植物纤维、脂肪滴等也可以发出亮蓝色的荧光，需结合形态加以区分。

5. 未使用紫外波长段的滤光片、标本涂片太厚、染液量过少、染色时间过短、存在荧光淬灭物质等因素均可导致真菌染色阴性。

6. 废弃物应按感染性废弃物的要求处置。

【课后思考】

1. 为什么细菌、人体细胞在钙荧光白染色不呈现荧光？

2. 寄生虫虫卵在钙荧光白染色下会不会呈现蓝色荧光？为什么？

3. 相对于革兰氏染色查找真菌成分，钙荧光白染色具有哪些优缺点？

（徐和平）

（十二）荧光染色——金胺 O 荧光染色法

【目的要求】

1. 掌握金胺 O 荧光染色法的操作方法。

2. 掌握结核分枝杆菌在金胺 O 荧光染色下的形态特点。

【实验原理】

分枝杆菌的细胞壁内含有大量脂质包围在肽聚糖的外面，所以分枝杆菌一般不易着色。传统的染色方法要通过加热和延长染色时间来促使其着色。分枝杆菌中的分枝菌酸与染料一旦结合后，就很难被酸性脱色液脱色，故名抗酸染色。抗酸染色液（金胺 O 荧光法）属于荧光染色液,无需加热。其染色原理是在室温条件下金胺O染色及复染后,用含有紫外光源的荧光显微镜检查,抗酸杆菌呈亮黄色,而其他细菌及背景中的物质呈暗黄色,这种方法可用低倍镜,因此能更快速找出抗酸性菌。

【实验材料】

1. 检测样本 肺泡灌洗液(或痰液)。

2. 试剂 金胺O染色试剂盒(包含金胺O染色液A液,金胺O染色液B液3%盐酸乙醇,金胺O染色液C液0.5%高锰酸钾水溶液)。

3. 其他器材 荧光显微镜(340~380nm紫外波长)、离心机、酒精灯、滴管、载玻片、盖玻片、离心管等。

【实验方法】

1. 样本前处理 肺泡灌洗液可以置于离心管内以3 000r/min离心10min,用滴管取沉渣涂布于载玻片。痰液标本根据痰液的黏稠度和量,滴加10%KOH溶液。

2. 消化溶解 待黏稠痰溶解液化后置于离心管内以3 000r/min离心10min,取沉渣涂布于载玻片上。载玻片在酒精灯火焰上微加热固定。

3. 染色 处理后的载玻片滴加金胺O染色液A液2~3滴,避光染色10~15min,水洗,用金胺O染色液B液3%盐酸乙醇脱色3~5min,直至涂片无黄色为止,水洗,再用金胺O染色液C液0.5%高锰酸钾水溶液复染2min,水洗,待载玻片自然干燥。

4. 观察 置于荧光显微镜下低倍镜、高倍镜观察,在暗视野避光环境中,紫外线光源下查找呈现荧光的分枝杆菌。

【实验结果】

结核分枝杆菌在暗色背景下,呈现黄绿色或银白色荧光(图3-45)。

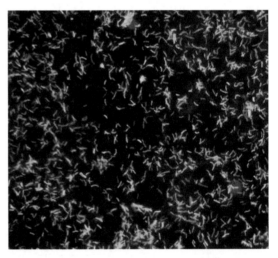

图3-45 结核分枝杆菌-金胺O染色(肺泡灌洗液,400×)

【注意事项】

1. 本产品必须在带有紫外发射光源的光学显微镜下才能观察到荧光。

2. 每次使用金胺O染色液后,盖紧试剂瓶,以防试剂挥发和污染。

3. 金胺O荧光染色试剂易衰减,尽量避光操作。

4. 金胺O荧光染色后看到黄绿色或银白色荧光,可以用3%盐酸乙醇脱色3~5min,再进行姜尼抗酸染色法复染一遍,以明确这些绿色或银白色荧光是否为抗酸杆菌,以提高金胺O染色法的特异性。

5. 上述试剂均对人体有刺激性,请注意适当防护。

6. 废弃物应按感染性废弃物的要求处置。

【课后思考】

1. 初筛结核分枝杆菌时,为什么要先用金胺O染色法初筛,疑似有荧光存在时再做姜尼抗酸染色法?

2. 除了结核分枝杆菌金胺O染色会呈现黄绿色或银白色荧光外,还有哪些菌也可以观察到黄绿色荧光?

3. 金胺O荧光染色后,抗酸杆菌分级报告标准是什么?

(徐和平)

（十三）六胺银染色

【目的要求】

1. 掌握六胺银染色的原理、操作方法及真菌的镜下形态。

2. 熟悉临床标本中检出耶氏肺孢子菌的临床意义。

【实验原理】

标本经高碘酸氧化后，真菌细胞壁内的黏多糖暴露出醛基，醛基可将六胺银还原为黑色的金属银。硫代硫酸钠对已显色的银盐固定，在显微镜下可见棕黑色或黑色的真菌结构。

【实验材料】

1. **标本** 肺泡灌洗液。

2. **试剂** 六胺银染色液试剂盒（包含高碘酸溶液、硝酸银溶液、六次甲基四胺溶液、硼砂溶液、硫代硫酸钠溶液、亮绿染液）。

3. **器材** 显微镜、62℃水浴箱、滴管、一次性试管、移液器、一次性吸嘴、载玻片、盖玻片、离心管等。

【实验方法】

1. **工作液配制** 200μL 硝酸银溶液 +3mL 六次甲基四胺溶液 +5mL 硼砂溶液，混合成一份工作液，约 8.2mL，可染 8 张片。具体操作：于洁净的试管内加入 200μL 硝酸银溶液和 3mL 六次甲基四胺溶液，充分混匀，然后倒进 1 瓶装有硼砂溶液（5mL）的瓶内，充分摇匀，如肉眼见少许透明颗粒，属正常现象，无需过滤，备用。

2. **染色步骤**

（1）制片：肺泡灌洗液以 3 000r/min 浓缩离心 10min，取沉渣制成涂片，自然干燥后加热固定。

（2）氧化：滴加高碘酸溶液氧化 15min，蒸馏水冲洗干净。

（3）染色：将涂片放入染色玻片盒内，并将玻片盒置于 62℃水浴箱中，使玻片盒漂浮于水面上。滴加 1mL 工作液于涂片上，再盖上盒盖和水浴箱盖，常见真菌染色 10～15min，肺孢子菌染色 20～25min，见标本有黄棕色反应时，取出。

3. **观察** 显微镜下观察，如着色不够深，再重复步骤（3）继续染色。

4. **洗涤** 待玻片冷却后，流水冲洗。

5. **固定** 玻片上滴加硫代硫酸钠溶液，3min 后流水冲洗。

6. **复染** 用亮绿染液复染 1min，水洗，待干，油镜观察。

【实验结果】

真菌的菌丝及孢子呈棕黑色或黑色，结构清晰明显，背景为绿色。

【注意事项】

1. 工作液请按照以上顺序进行配制，以免影响工作液的效果。工作液最好现配现用，配制好的工作液放在常温下即可。若当天未能用完，则必须密封避光放在 2～8℃冰箱储存，并在 1 个月内使用完。

2. 染色时工作液不能接触到金属离子。

3. 染色时请确保水浴箱的温度到达 62℃，建议使用温度计测量水浴箱内的水温（达到 62℃），若温度低于 62℃则需要延长预热时间，且染色过程切勿使染液干涸。

4. 做真菌和耶氏肺孢子菌染色时，必须要镜下控制，否则染色过深后容易与其他细胞核混淆。应每隔 5min 观察一次，直至真菌和耶氏肺孢子菌包囊形态清晰可辨。

5. 亮绿染液复染不可过度，应严格控制染色时间，否则可能会影响观察。

6. 实验废弃物应按感染性废弃物或环保部门要求处置。

【课后思考】

1. 六胺银染色除了可以染色肺泡灌洗液、痰标本外,还可以用于染色哪些标本?需要如何处理?

2. 耶氏肺孢子菌检测除六胺银染色外,还有哪些方法可用于其直接显微镜检查。

（徐和平）

实验四　凝　集　技　术

一、细菌血清凝集试验

【目的要求】

掌握志贺菌属血清凝集试验操作。

【实验原理】

用已知的志贺菌诊断血清在载玻片上直接与细菌培养物或菌悬液混合,若出现肉眼可见的特异性凝集颗粒/块,表示该菌即为志贺菌。

【实验材料】

志贺菌属4种多价血清(痢疾志贺氏菌1型、2型、福氏志贺菌16型、宋内志贺氏菌),玻片,生理盐水等。

【实验方法】

1. **受检菌特征**　革兰氏阴性杆菌,中国蓝平核或SS平核上形成乳糖不发酵,中等大小,无色半透明的菌落。宋内志贺菌常形成粗糙型菌落。

2. 使用前从冰箱中取出试剂于室温(18~25℃)下平衡约30min。

3. 取洁净玻片一张。

4. 用滴管于玻片一端滴1~2滴志贺菌四种多价诊断血清,再于玻片另一端滴生理盐水。

5. 用接种环取少量被检菌苔,分别与血清、生理盐水混匀,轻轻摇动玻片,1min内肉眼观察结果。

【参考区间】

1. **阳性反应**　在1min内(从混合菌落和试剂开始到摇动玻片出现凝集)玻片血清端产生可见的凝集颗粒而生理盐水端无凝集颗粒产生,呈均匀混浊,说明为阳性。

2. **阴性反应**　玻片两端均无可见的凝集颗粒产生。

【注意事项】

1. 试剂防止冻结,在有效期内使用。

2. 该试剂仅供体外诊断用。

【课后思考】

1. 试述试剂的质控频率,何时做质控?

2. 对质控菌株有什么要求?

二、肥达试验

【目的要求】

掌握肥达试验的实验操作。

【实验原理】

在试管内颗粒性抗原与相应抗体直接结合,在一定条件下,会出现肉眼可见的凝集现象。

【实验材料】

伤寒、副伤寒及变形菌 OX19、OX2、OXK 诊断菌液,生理盐水,试管,移液器,隔水式恒温培养箱等。

【实验方法】

1. 将各菌液用生理盐水稀释(10 倍稀释成含菌 7.0×10^8/mL 的悬液)备用。已稀释好的菌液从冰箱中取出,平衡至室温备用。

2. 检查恒温培养箱温度是否为(37 ± 1)℃。

3. 按顺序对标本进行编号($1, 2, 3, \cdots\cdots, n$)。

4. 取洁净试管 40 支(每种菌液做 8 支),以 8×5 矩阵排列于试管架上,在($1, 1$)试管上标上标本编号,第一列试管上分别标上该行加入的菌液类型。

5. 取洁净塑料试管 1 支加入 4.75mL 生理盐水,再加被检血清 0.25mL 混匀。

6. 吸取稀释好的血清加入第一列试管,每管加 0.5mL。加完后塑料试管中余 2.5mL。

7. 给塑料试管续入 2.5mL 生理盐水,混匀,加入后两列试管,每管加 0.5mL。

8. 重复 7 的步骤,直到加至第 7 列试管。

9. 加 0.5mL 生理盐水到第 8 列管中,作菌液对照。

10. 取稀释好的菌液,每行加一种,每管加 0.5mL。

11. 置于 37℃孵箱 18～24h 观察结果。

【实验结果】

按血清最高稀释倍数仍呈凝集者为该管效价。阴性对照管出现凝集,应查找原因,排除原因后,重新做试验。

【参考区间】

伤寒 O901＜1∶80、伤寒 H901＜1∶160。

甲型副伤寒＜1∶80、乙型副伤寒＜1∶80、丙型副伤寒＜1∶80。

【注意事项】

1. 菌液在加之前应充分混匀,否则会影响测定结果。

2. 菌液有摇不散的凝块时,不能使用。

3. 所有标本、菌液和各种废弃物都应按生物安全有关规程处理。

4. 所有加样操作均需在生物安全柜内进行。

【课后思考】

1. 试述肥达试验的临床意义?

三、外斐试验

【目的要求】

掌握外斐试验的实验操作。

【实验原理】

在试管内颗粒性抗原与相应抗体直接结合,在一定条件下,会出现肉眼可见的凝集现象。

【实验材料】

伤寒、副伤寒及变形菌 OX19、OX2、OXK 诊断菌液,生理盐水,试管,移液器,隔水式恒温培养箱等。

【实验方法】

1. 将各菌液用 0.75% 的生理盐水稀释(10 倍稀释成含菌 7.0×10^8/mL 的悬液)备用。已稀释好的菌液从冰箱中取出,平衡至室温备用。

2. 检查恒温培养箱温度是否为（37±1）℃。

3. 按顺序对标本进行编号（1，2，3，……，n）。

4. 取洁净试管24支（每种菌液做8支），以8×3矩阵排列于试管架上，在（1，1）试管上标上标本编号，第一列试管上分别标上该行加入的菌液类型。

5. 取洁净塑料试管1支加入2.85mL生理盐水，再加被检血清0.15mL混匀。

6. 吸取稀释好的血清加入第一列试管，每管加0.5mL。加完后塑料试管中余1.5mL。

7. 给塑料试管续加1.5mL生理盐水，混匀，加入后两列试管，每管加0.5mL。

8. 重复7的步骤，直到加至第7列试管。

9. 加0.5mL生理盐水到第8列管中，作菌液对照。

10. 取稀释好的菌液，每行加一种，每管加0.5mL。

11. 置于37℃孵箱18～24h观察结果。

【实验结果】

按血清最高稀释倍数仍呈凝集者为该管效价。阴性对照管出现凝集，应查找原因，排除原因后，重新做试验。

【参考区间】

变形菌OX19＜1∶80、变形菌OX2＜1∶80、变形菌OXK＜1∶80。

【注意事项】

1. 菌液在加之前应充分混匀，否则会影响测定结果。

2. 菌液有摇不散的凝块时，不能使用。

3. 所有标本、菌液和各种废弃物都应按生物安全有关规程处理。

4. 所有加样操作均需在生物安全柜内进行。

【课后思考】

试述外斐试验的临床意义？

（崔瑞芳）

实验五　脱落细胞形态检查

【实验目的】

1. 掌握各系统脱落细胞学标本中正常上皮细胞、良性病变细胞和肿瘤细胞的形态特点。

2. 熟悉各系统脱落细胞标本中炎症细胞的形态特点。

3. 了解各系统脱落细胞的制片方法和染色方法。

【实验原理】

各系统脱落细胞标本采用各自不同的标本制备方法，经固定、染色、封片后，在显微镜下观察正常细胞、良性病变细胞和肿瘤细胞的形态。

【实验材料】

1. 标本

（1）女性生殖道脱落细胞标本：取材部位在子宫颈口鳞状-柱状上皮交界处。

（2）呼吸道脱落细胞标本：采集痰液、支气管刷片、支气管冲洗液、肺泡灌洗液。

（3）浆膜腔积液标本：浆膜腔穿刺术抽取积液。

（4）泌尿道脱落细胞标本：尿液和膀胱冲洗液。

2. 器材　光学显微镜、已制好的玻片。

【实验方法】

先用低倍镜观察，发现异常细胞成分时，再转换高倍镜辨认。

1. 女性生殖道脱落细胞学检查结果

（1）正常细胞：鳞状上皮细胞包括表层、中层、基底层（外底层和内底层）；柱状上皮细胞常见包括子宫颈管上皮细胞、子宫内膜上皮细胞；其他如化生细胞等（图3-46～图3-49）。

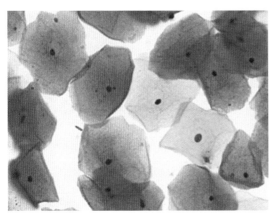

图3-46 表层上皮细胞（液基、巴氏染色，400×）

注：最成熟的鳞状上皮细胞，与中间层细胞相似，胞核固缩，细胞质呈粉红色或淡蓝色。

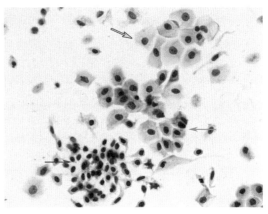

图3-47 基底层、副基底层及中层细胞（液基、巴氏染色，400×）

注：基底层细胞（红色箭头）多呈片状出现，胞核小而圆，细胞质少；副基底层细胞（绿色箭头）细胞质明显，片状出现；中层细胞（黄色箭头）细胞多边形、卵圆形，细胞核圆形，染色质细腻，细胞质浅蓝色。

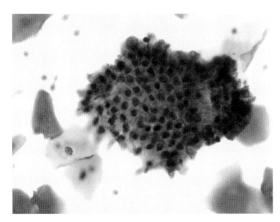

图3-48 子宫颈管腺细胞（液基、巴氏染色，400×）

注：细胞镶嵌样"蜂窝状排列"，细胞核圆，居中，核膜光滑，染色质细而均匀，细胞间距较一致，细胞质边界清晰。

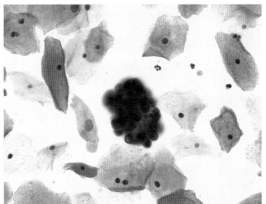

图3-49 子宫内膜腺细胞（液基、巴氏染色，400×）

注：细胞核小而圆，核仁可见，细胞质少。

45岁以后，月经周期第12天以后出现子宫内膜腺细胞应报告，提示需临床进一步检查。

（2）炎症性改变细胞及微生物等：包括呈炎症改变的鳞状上皮细胞、修复细胞；非上皮细胞可见中性粒细胞、淋巴细胞、坏死细胞及细胞碎片等；微生物常见乳酸杆菌、加德纳菌、滴虫及真菌等（图3-50～图3-52）。

（3）病变细胞：包括非典型鳞状上皮细胞，意义不能明确（ASC-US）；非典型鳞状上皮细胞，不除外高度病变（ASC-H）；低度鳞状上皮内病变（LSIL）；高度鳞状上皮内病变（HSIL）；非典型腺上皮细胞（AGC）等（图3-53～图3-57）。

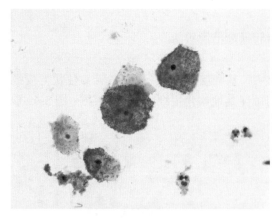

图 3-50 细菌性阴道病（液基、巴氏染色，400×）

注：鳞状上皮细胞表面覆盖许多细菌（主要为球菌），嗜碱性，细胞模糊不清，似有薄膜遮盖，称为线索细胞。

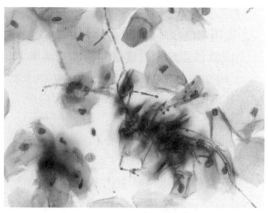

图 3-51 真菌，念珠菌（液基、巴氏染色，400×）

注：可见菌丝，孢子，嗜伊红染色。图中鳞状上皮细胞被菌丝"串起"。

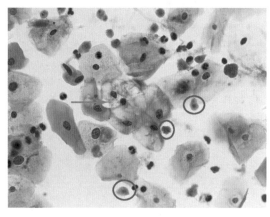

图 3-52 阴道滴虫（液基、巴氏染色，400×）

注：滴虫（部分在红色圈里）梨形或卵圆形，核偏位，核呈梭形或椭圆形，细胞质浅灰色。鳞状上皮细胞反应性改变，部分呈"虫蚀样"外观（绿色箭头）。

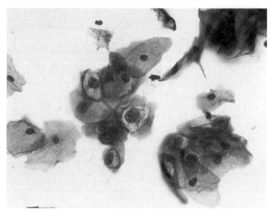

图 3-53 低度鳞状上皮内病变（LSIL）（液基、巴氏染色，400×）

注：典型挖空细胞，核周空腔界限清晰，周围胞质增厚，宽窄不均匀，细胞核增大异型，符合LSIL改变。

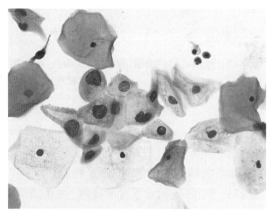

图 3-54 低度鳞状上皮内病变（LSIL）（液基、巴氏染色，400×）

注：中层及表层鳞状上皮细胞，胞核明显增大，核膜不规则，核染色加深，胞质分化成熟。

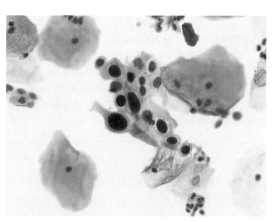

图 3-55 高度鳞状上皮内病变（HSIL）（液基、巴氏染色，400×）

注：细胞异型性明显，胞核增大深染，"墨滴样"核，核膜不规则，核质比高，符合HSIL改变。

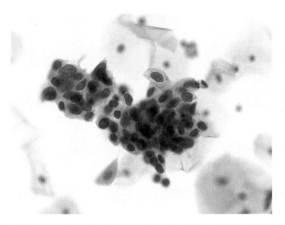

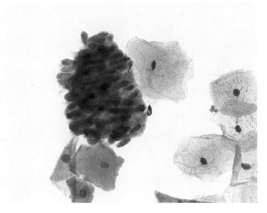

图 3-56 高度鳞状上皮内病变(HSIL)(液基、巴氏染色,400×)

注:细胞异型性明显,胞核增大深染,核膜不规则,核质比高,成团细胞中核大小不一,符合 HSIL 改变。

图 3-57 非典型腺细胞(AGC)(液基、巴氏染色,400×)

注:子宫颈管腺细胞排列拥挤,细胞核一定程度拉长,染色稍深,细胞质较少。

（4）恶性肿瘤细胞:包括鳞状细胞癌、腺癌等(图 3-58、图 3-59)。

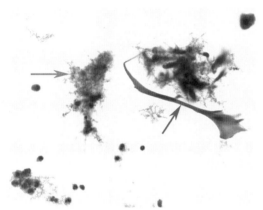

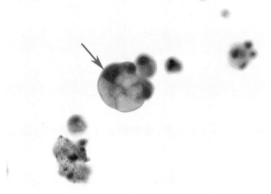

图 3-58 角化型鳞状细胞癌(液基、巴氏染色,400×)

注:癌细胞(红色箭头)多形性,核深染,细胞质角化明显。可见肿瘤素质(绿色箭头)。

图 3-59 子宫内膜样腺癌(液基、巴氏染色,400×)

注:癌细胞成团排列,明显的细胞质分泌空泡,细胞核被推向一侧,大而突出的核仁。

2. 呼吸道脱落细胞学形态检查结果

（1）正常细胞:鳞状上皮细胞、纤毛柱状上皮细胞、杯状细胞及肺泡巨噬细胞等;其他细胞可见中性粒细胞、淋巴细胞等(图 3-60、图 3-61)。

（2）常见恶性肿瘤细胞:包括鳞状细胞癌、腺癌、小细胞癌等(图 3-62 至图 3-64)。

3. 浆膜腔积液细胞学形态检查结果

（1）正常及良性病变细胞:包括增生间皮细胞、退变间皮细胞、巨噬细胞、红细胞、淋巴细胞及嗜酸性粒细胞等(图 3-65)。

（2）恶性肿瘤细胞:上皮型恶性间皮瘤等;转移性肿瘤细胞可见鳞状细胞癌、腺癌及淋巴瘤等(图 3-66、图 3-67)。

4. 泌尿道脱落细胞学形态检查结果

（1）正常成分:表层、中层和底层为移行上皮细胞、鳞状上皮细胞、柱状上皮细胞;非上皮细胞成分可见红细胞、中性粒细胞、嗜酸性粒细胞、淋巴细胞及吞噬细胞等。

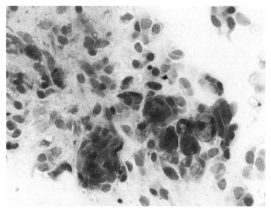

图 3-60 纤毛柱状上皮细胞(支气管刷取样本,涂片、巴氏染色,400×)

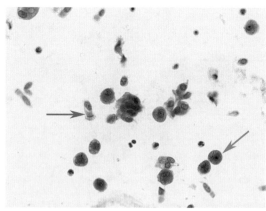

图 3-61 纤毛柱状上皮细胞(红色箭头)、肺巨噬细胞(绿色箭头)(肺泡灌洗液样本,液基、巴氏染色,400×)

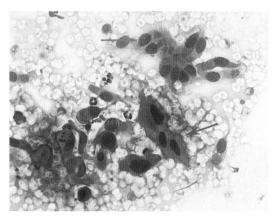

图 3-62 鳞癌细胞(红色箭头)、纤毛柱状上皮细胞(绿色箭头)(支气管刷取样本,涂片、巴氏染色,400×)

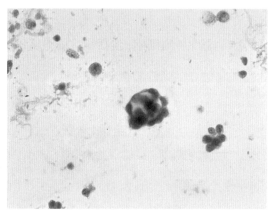

图 3-63 肺腺癌细胞(肺泡灌洗液样本,液基、巴氏染色,400×)

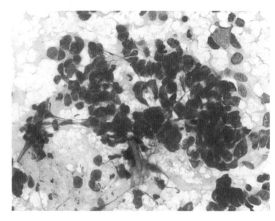

图 3-64 肺小细胞癌(支气管刷取样本,巴氏染色,400×)

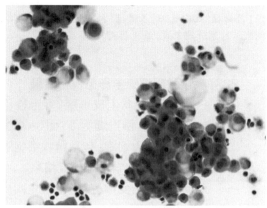

图 3-65 增生间皮细胞及淋巴细胞(胸腔积液样本,液基、巴氏染色,400×)

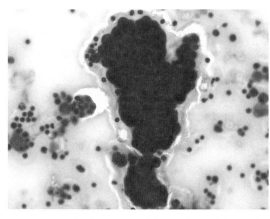

图 3-66　上皮型恶性间皮瘤(胸腔积液样本,液基、巴氏染色,400×)

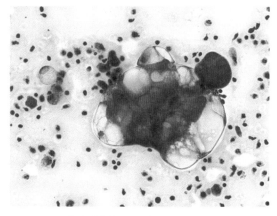

图 3-67　肺腺癌(胸腔积液样本,液基、巴氏染色,400×)

(2)良性病变:移行上皮细胞、退化变性及坏死的上皮细胞及鳞状化生细胞等;非上皮成分可见白细胞、脓细胞及真菌等。

(3)恶性肿瘤细胞:可见高级别尿路上皮癌(图 3-68)。

【注意事项】

1. 女性生殖道脱落细胞学检查,需要注意的是:因标本原因,病变细胞的癌性和侵袭性特点难以辨认,有些鳞状细胞癌可判定为高度鳞状上皮内病变。

2. 呼吸道脱落细胞学检查,需要注意的是:纤毛柱状细胞的形态特点为细胞核位于基底部,顶端有纤毛和终板,此为良性细胞的标志。

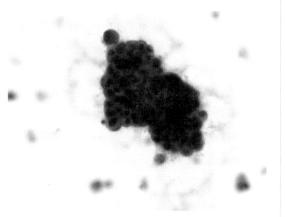

图 3-68　高级别尿路上皮癌(液基、巴氏染色,400×)

3. 浆膜腔积液细胞学检查,需要注意的是:临床工作中,送检标本细胞增生和退变现象普遍存在,细胞异型性不明显,加之增生间皮细胞,腺癌、恶性间皮瘤在细胞学形态上的相似性,可造成诊断困难,需结合细胞块、免疫细胞化学检查、临床资料及影像学检查综合分析。

4. 细胞学观察时,需结合临床资料、实验室检查及影像学检查,仔细观察全片,避免遗漏。注意鉴别诊断,不要轻易下诊断性结论。

【课后思考】

1. 宫颈脱落细胞学检查,低度鳞状上皮内病变(LSIL)和高度鳞状上皮内病变(HSIL)各有何特点?

2. 支气管刷取样本中,鳞状细胞癌和小细胞癌各有何特点?

3. 浆膜腔积液中,增生间皮细胞、转移性腺癌和恶性间皮瘤细胞主要鉴别点有哪些?

(韦花媚)

第四章 血液系统和恶性肿瘤形态学鉴定技术

实验六 红细胞系统异常

临床意义上的红细胞系统异常（红细胞疾病）可分为红细胞数量减少性疾病（贫血）和红细胞数量增加性疾病（红细胞增多症）。贫血（anemia）是最常见的临床症状之一，各类型贫血不仅出现红细胞数量和血红蛋白的降低，而且在血涂片和骨髓涂片上常出现各种异常形态学的改变，对贫血类型的鉴别诊断具有重要意义。

一、缺铁性贫血的细胞形态学检查

【实验目的】

掌握缺铁性贫血（iron deficiency anemia, IDA）的血象、骨髓象特征，正确书写 IDA 骨髓检查报告单。

【实验材料】

1. **标本** 制备良好的 IDA 瑞氏染色血涂片和骨髓涂片。
2. **仪器** 光学显微镜。
3. **试剂** 二甲苯或无水乙醇。

【实验方法】

按照骨髓细胞形态学检查方法进行细胞形态观察，骨髓涂片用瑞氏染液染色，低倍镜下观察骨髓增生程度，油镜下分类计数 200 个有核细胞，观察骨髓各系、各阶段细胞形态，尤其是异常形态细胞，同时分类计数巨核细胞。

1. **血象** 小细胞低色素性贫血。血涂片可见成熟红细胞大小不等，以小细胞为主，中心淡染区明显扩大，严重者可见环形红细胞及幼红细胞，异形红细胞增多，可见少量靶形、椭圆形或其他不规则形态红细胞；各种白细胞数量、分类及形态无明显异常；血小板易见，成堆分布，形态无明显异常。

2. **骨髓象** 呈增生性贫血骨髓象特点。骨髓有核细胞增生活跃或明显活跃，个别患者增生减低，粒红比值降低。红细胞系增生活跃，以中、晚幼红细胞为主，形态学特征与正常同阶段细胞相比可概括如下："体小、质少而蓝、边不齐、核小深染"。"体小"，指细胞体积较正常细胞体积小；"质少而蓝"，指细胞质量少，且因血红蛋白合成不足而表现为嗜碱性，着色偏蓝；"边不齐"，指边缘不整齐，呈撕纸状或如破布样；"核小深染"，指细胞核小，染色质致密、深染，呈"核老质幼"的核质发育不平衡表现；成熟红细胞呈小细胞低色素性改变，大小不等，以小细胞为主，中心淡染区扩大，可见点彩红细胞、嗜多色性红细胞和嗜碱性红细胞，红系分裂象易见；粒系细胞比值相对降低，各阶段比例及形态基本正常；巨核细胞系及血小板数量和形态均无明显异常；单核细胞、淋巴细胞及其他细胞无明显异常。

3. **细胞化学染色** 细胞外铁明显减少或消失，细胞内铁阳性率为零或明显减少，铁颗粒小，着色淡。

4. 鉴别 IDA 患者的中、晚幼红细胞　胞体小，细胞质量少，嗜碱性强，呈"核老质幼"的改变，易被误认为小淋巴细胞。两者鉴别如表 4-1。

表 4-1　"核老质幼"幼红细胞与小淋巴细胞的鉴别

鉴别点	"核老质幼"幼红细胞	小淋巴细胞
胞体	比正常中、晚幼红小，与后者相仿或略大，胞体边缘不整齐，撕纸状	6～9μm，（类）圆形或蝌蚪形，有时可见细胞质毛状突起
细胞质的量	较少，围绕核周	常极少（颇似裸核），位于局部
细胞质的颜色	灰蓝色、灰红色	淡蓝色
颗粒	无	一般无颗粒
核形	圆形	（类）圆形，常有小切迹
染色质	结块，副染色质明显	大块状，副染色质不明显
核仁	无	消失，有时可见假核仁

【注意事项】

1. 观察血涂片或骨髓涂片时，应选择厚薄适宜、细胞分布均匀、结构清楚的部位进行分类计数，否则容易使细胞形态失真。涂片厚的部位，细胞体积较小、结构不清楚，正常的幼红细胞也看似缺铁样改变，而片尾的幼红细胞体积较大，缺铁性幼红细胞体积偏大，细胞质的量基本正常，成熟红细胞淡染区可消失。

2. 由于骨髓中幼红细胞缺铁样改变并非 IDA 所特有，因此贫血患者应加做铁染色进行鉴别。

3. 注意观察形态异常红细胞及红细胞异常结构，如点彩红细胞、嗜多色性红细胞、嗜碱性红细胞、Howell-Jolly 小体、红系分裂象等。

4. 书写骨髓报告单时，应将红系置于首位并详细描述幼红细胞的比例、形态特征和成熟红细胞的形态特征。骨髓检查不能确诊缺铁性贫血，可做出提示性诊断意见。

【课后思考】

铁粒幼细胞贫血、慢性病性贫血和珠蛋白生成障碍性贫血均可表现为小细胞低色素性贫血的血象和骨髓象特征，那么如何将 IDA 与这些疾病相鉴别呢？

（刘淑艳）

二、巨幼细胞贫血的细胞形态学检查

【实验目的】

掌握巨幼细胞贫血（megaloblastic anemia，MgA/MA）的血象、骨髓象特征，正确书写 MgA 骨髓检查报告单。

【实验材料】

1. 标本　制备良好的 MgA 瑞氏染色血涂片和骨髓涂片。

2. 仪器　光学显微镜。

3. 试剂　二甲苯或无水乙醇。

【实验方法】

按照骨髓细胞形态学检查方法进行细胞形态观察，骨髓涂片用瑞氏染液染色，低倍镜下观察骨髓增生程度，油镜下分类计数 200 个有核细胞，观察骨髓各系、各阶段细胞形态，尤其是异常形态细胞，同时计数巨核细胞。

1. 血象　大细胞正色素性贫血。血涂片可见成熟红细胞形态明显大小不等,形态不规则,以椭圆形大红细胞多见,着色较深,可见巨红细胞、点彩红细胞、嗜多色性红细胞、泪滴形红细胞、Howell-Jolly 小体及有核红细胞,偶见 Cabot 环。白细胞数正常或轻度减少,中性粒细胞胞体偏大,核分叶过多,呈"核右移"现象,偶见中性中、晚幼粒细胞。血小板数正常或轻度减少,可见巨大血小板。血象可三系减少,但白细胞和血小板减少程度较贫血的程度轻。血象中红细胞系统的改变与同时存在的中性粒细胞"核右移"常可提示巨幼细胞贫血。

2. 骨髓象　骨髓有核细胞增生活跃或明显活跃,红系细胞增生明显活跃,粒红比值降低甚至倒置,以红系、粒系、巨核系三系细胞均出现巨幼变为特征。

各阶段幼红细胞增多,但正常形态的幼红细胞减少,出现成熟障碍,体积增大,巨幼红细胞明显增多,其比例常>10%,早、中、晚幼红细胞巨幼变均可见。可见核畸形、碎裂、双核及多核等病理改变,核分裂象和 Howell-Jolly 小体易见。巨幼红细胞与同阶段正常幼红细胞相比,其形态特征如下:①胞体大,细胞质丰富;②细胞核大、肿胀,核染色质疏松,排列呈疏松网状或点网状,随着细胞的成熟,染色质逐渐密集,但不能形成明显的块状;副染色质明显,核着色较同阶段正常幼红细胞浅;③核、质发育不平衡,细胞核发育迟缓,而细胞质发育正常,呈"核幼质老"的核质发育不平衡的表现。细胞核形态和"核幼质老"的改变是其识别的两大要点。

粒系细胞比例相对降低,伴成熟障碍,可见巨幼变,以巨晚幼粒和巨杆状核粒细胞多见,其形态特征如下:①细胞体积增大;②细胞质因特异性颗粒的减少,着色可呈灰蓝色,可见空泡;③细胞核肿胀,粗大,不规则或畸形,染色质疏松网状,可见染色不良现象;④部分中性分叶核粒细胞分叶过多,常大于 5 叶,各叶大小悬殊,可畸形,称为巨多叶核中性粒细胞。

巨核细胞数量正常或减少,部分细胞可见成熟障碍,表现为胞体过大、分叶过多、细胞质内颗粒减少等现象。血小板生成障碍,可见巨大血小板。

单核细胞也可见巨幼变,淋巴细胞形态一般无变化。

3. 细胞化学染色　幼红细胞糖原染色(PAS)呈阴性反应;骨髓铁染色,细胞外铁增多,细胞内铁正常。

4. 鉴别　MgA 需与急性红白血病(AML-M6)相鉴别,二者均有红系增生和红系巨幼样变,两者鉴别见表 4-2。

表 4-2　巨幼细胞贫血与急性红白血病细胞形态鉴别

鉴别点	巨幼细胞贫血	急性红白血病
细胞大小	大小较一致	大小相差悬殊
细胞形态	典型巨幼红细胞改变	类巨幼样变
核染色质	细致均匀,排列疏松	粗细不均,排列不规则
核质发育	核幼质老	核幼质老或核老质幼
副幼红细胞改变	少见	多见
原始粒、幼粒细胞增多	无	多见
巨核细胞减少	不明显	明显
PAS 染色	阴性	阳性

【注意事项】

1. 粒细胞巨幼变更具诊断价值。原因如下：①粒细胞巨幼变常在红细胞巨幼变和贫血之前出现，为 MgA 的早期特点；②当患者经过食补或不规则治疗后，红系的巨幼变常在 48h 后转为正常形态，而粒系的巨幼变常持续 1～2 周，此时仍可根据粒系的巨幼变做出明确诊断；③当 MgA 合并 IDA 时，红系的巨幼变常被掩盖而变化不明显，但粒系的巨幼变不被掩盖，可据此诊断；④少数 MgA 患者骨髓红系增生不良，幼红细胞少见或难见，巨核细胞也明显减少，但可见到大量的巨幼变粒系细胞，此时可根据粒系细胞的形态学改变做出诊断。

2. 注意观察嗜碱性红细胞、点彩红细胞、嗜多色性红细胞、Howell-Jolly 小体及细胞分裂象等增生性贫血的骨髓象特征。

3. 注意 MgA 伴有缺铁时，患者血象和骨髓象表现为巨幼细胞贫血与缺铁性贫血并存的细胞形态学改变，其往往是由于营养不良或胃大部分切除等原因引起的，这种贫血称为混合性贫血，曾称为双相性贫血。

4. 书写骨髓报告单时，应将红系置于首位并详细描述巨幼红细胞的比例、形态特征及成熟红细胞的形态特征，还应详细描述粒系巨幼变细胞的形态特征。

【课后思考】

部分 MgA 患者可表现为外周血三系减少，骨髓增生减低，需要与其他全血细胞减少性疾病进行鉴别，请思考如何区分？

（刘淑艳）

三、再生障碍性贫血的细胞形态学检查

【实验目的】

掌握再生障碍性贫血（aplastic anemia，AA）的血象、骨髓象特征，正确书写 AA 的骨髓检查报告单。

【实验材料】

1. **标本** 制备良好的 AA 瑞氏染色血涂片和骨髓涂片。
2. **仪器** 光学显微镜。
3. **试剂** 二甲苯或无水乙醇。

【实验方法】

按照骨髓细胞形态学检查方法进行细胞形态观察，骨髓涂片用瑞氏染液染色，低倍镜下观察骨髓增生程度，油镜下分类计数 200 个有核细胞，观察骨髓各系、各阶段细胞形态，尤其是异常形态细胞，同时计数巨核细胞。

1. **血象** 红细胞多为正细胞正色素性，AA 患者多表现为全血细胞减少。成熟红细胞形态、大小及染色大致正常，无嗜多色性红细胞及有核红细胞；白细胞数量明显减少，中性粒细胞显著减少，而淋巴细胞相对增多；血小板减少，形态大致正常。

2. **骨髓象** 骨髓有核细胞增生减低或极度减低。红系、粒系和巨核系细胞明显减少，无明显病态造血。

急性 AA 骨髓涂片外观脂肪滴增多、骨髓小粒很少或缺乏。有核细胞增生极度减低，粒、红系细胞严重减少，巨核细胞常缺如，淋巴细胞相对增多，非造血细胞（浆细胞、肥大细胞、网状细胞、组织嗜碱细胞等）易见，比例增高，各系细胞形态无明显异常。如有骨髓小粒，染色后镜下常见空网状结构，造血细胞明显减少。

慢性 AA 骨髓增生减低，粒系、红系细胞均减少，巨核细胞明显减少，如穿刺遇增生灶，可见骨髓增生活跃，红系可代偿性增生，常以"炭核"样晚幼红细胞多见，粒系细胞减少，可

见粒细胞内颗粒变粗,巨核细胞减少。淋巴细胞相对增多,非造血细胞比例增高,骨髓小粒也以非造血细胞为主。

3. 细胞化学染色　骨髓铁染色可见细胞外铁增多,细胞内铁正常;中性粒细胞碱性磷酸酶积分多增高。

4. 鉴别　①与再障危象鉴别:再障危象患者一般有原发疾病,血象中的红细胞形态有改变,红细胞形态变化取决于原发病,粒细胞胞质内可见中毒颗粒。骨髓象中可见巨大原始红细胞和巨大早幼粒细胞,而 AA 患者无明显形态造血和原始、幼稚细胞。②与骨髓增生异常综合征(myelodysplastic syndromes, MDS)鉴别:MDS 患者有全血细胞减少,但以病态造血为主要特征,比如血象中易见红细胞大小不等、有核红细胞、幼稚粒细胞和畸形血小板等,骨髓象中粒、红、巨核三系均可出现形态异常,而 AA 患者虽多表现为全血细胞减少,但无明显病态造血和原始、幼稚细胞。

【注意事项】

1. AA 骨髓穿刺液稀薄,骨髓涂片脂肪滴明显增多,这点应注意观察。AA 有时会出现"干抽",甚至需多部位穿刺才能诊断,必要时应做骨髓活检。

2. 由于 AA 骨髓有核细胞减少,观察骨髓片时要全片观察,避免由于观察部位不当,而导致误诊或漏诊。应注意与取材不良(脂肪滴少见或无,无骨髓小粒,无骨髓特有的细胞如浆细胞、巨核细胞、成骨细胞、破骨细胞、组织细胞、肥大细胞等)或骨髓转移癌导致的增生减低(骨髓涂片中可找到恶性肿瘤细胞)鉴别。

3. AA 骨髓小粒内造血细胞多被脂肪组织和非造血细胞取代,骨髓小粒内结构(有核细胞数、细胞种类)的组成对 AA 诊断有重要意义,在书写骨髓报告单时应详细描述。

【课后思考】

请查阅资料并思考脂肪滴增加和骨髓小粒空虚是否为 AA 所特有? 如不是 AA 特有,那么还可见于哪些情况?

(刘淑艳)

四、溶血性贫血的细胞形态学检查

【实验目的】

掌握溶血性贫血(hemolytic anemia, HA)的血象、骨髓象特征,正确书写 HA 骨髓检查报告单。

【实验材料】

1. 标本　制备良好的 HA 瑞氏染色血涂片和骨髓涂片。

2. 仪器　光学显微镜。

3. 试剂　二甲苯或无水乙醇。

【实验方法】

按照骨髓细胞形态学检查方法进行细胞形态观察。

1. 血象　HA 类型较多,贫血轻重不一,血象中可见到提示骨髓中红系代偿性增生旺盛的特征,如红细胞大小不均、易见大红细胞、红细胞碎片、有的可见嗜多色性红细胞、嗜碱性点彩红细胞、有核红细胞,红细胞内可见 Howell-Jolly 小体、Cabot 环等,有时会出现特殊的异形红细胞,如球形红细胞、口形红细胞、靶形红细胞等,对病因的诊断和鉴别有一定的意义。白细胞和血小板多正常,中性粒细胞可出现核左移。

2. 骨髓象　呈增生性贫血的骨髓象特点,骨髓有核细胞增生明显活跃,红系显著增生,粒红比值降低甚至倒置。红系以中、晚幼红细胞增生为主,核分裂象多见。各期幼红细胞形态大多正常,少数可见核畸形,细胞质中可出现嗜碱性点彩、Howell-Jolly 小体等。成熟红细胞形态与血象相同。粒系、巨核系及其他系比例、形态一般无明显异常。

【注意事项】

1. 通过细胞形态学检查对部分 HA 的诊断和鉴别诊断有特殊意义,不同类型的溶贫有不同的形态学特征,如球形红细胞异常增多提示遗传性球形红细胞增多症或自身免疫性溶血性贫血;靶形红细胞增多可见于珠蛋白生成障碍性贫血;裂红细胞增多对机械性溶血性贫血等有诊断价值,所以应注意对红细胞形态的仔细观察。

2. 由于 HA 的病因很复杂,更多时候还需结合相关的溶血项目检查进行诊断,明确病因,血象或骨髓象的检查结果仅仅是一种支持性诊断,如考虑为阵发性睡眠性血红蛋白尿症(paroxysmal nocturnal hemoglobinuria, PNH),应进行酸化血清溶血试验、Rous 试验、蔗糖溶血试验、流式细胞术检测 CD55 和 CD59 等检查;考虑为红细胞膜缺陷如遗传性球形红细胞增多症或遗传性椭圆形红细胞增多症时,应进行红细胞渗透脆性试验、红细胞膜蛋白电泳分析及应用分子生物学技术检测膜蛋白基因的突变位点;考虑为红细胞酶缺陷性溶血性贫血,应进行 G-6-PD 或丙酮酸激酶的检测;考虑为自身免疫性溶血性贫血,可做 Coombs 试验、冷凝集素试验等血清学试验;怀疑由血红蛋白/珠蛋白缺陷所致的溶血性贫血,可用血红蛋白电泳或基因分析以确诊。

【课后思考】

HA 类型有哪些?如何进行 HA 的诊断?

(刘淑艳)

实验七　白细胞系统异常

白细胞相关疾病包含髓系肿瘤和淋系肿瘤(2022 WHO 淋巴与造血组织肿瘤分类)。

1. 髓系肿瘤分类

(1)克隆性造血。

(2)骨髓增殖性肿瘤:慢性髓细胞白血病、真红细胞增多症、原发性血小板增多症、原发性骨髓纤维化、慢性中性粒细胞白血病、慢性嗜酸性粒细胞白血病、幼年型慢性粒单核细胞白血病、骨髓增殖性肿瘤,非特指型。

(3)骨髓增生异常肿瘤:①伴定义的遗传学异常的 MDS:MDS 伴低比例原始细胞和孤立性 5q-、MDS 伴低比例原始细胞和 *SF3B1* 基因突变、MDS 伴 *TP53* 双等位基因失活突变;②形态学定义的 MDS:MDS 伴低比例原始细胞、低增生性 MDS、MDS 伴原始细胞增多、MDS 伴纤维化。

(4)骨髓增生异常/骨髓增殖性肿瘤:慢性粒-单核细胞白血病、MDS/MPN 伴中性粒细胞增多、MDS/MPN 伴 *SF3B1* 基因突变和血小板增多、MDS/MPN, NOS。

(5)急性髓系白血病(AML):①伴定义的遗传学异常的 AML,包括伴融合基因的 AML(*PML::RARA*、*RUNX1::RUNX1T1*、*CBFB::MYH11*、*DEK::NUP214*、*RBM15::MRTFA*、*BCR::ABL1*)、伴基因重排的 AML(*KMT2A*、*MECOM*、*NUP98*)、伴基因突变的 AML(*NPM1*、*CEBPA*)、MDS 相关的 AML、AML 伴其他定义的遗传学异常;②由细胞分化定义的 AML,包括 AML 微分化型、AML 不伴成熟型、AML 伴成熟型、急性粒-单核细胞白血病、急性原始单核和急性单核细胞白血病、急性嗜碱性粒细胞白血病、急性纯红细胞白血病、急性原始巨核细胞白血病。

(6)继发性髓系肿瘤:细胞毒性治疗相关的髓系肿瘤、种系易感性相关的髓系肿瘤。

（7）髓系/淋系肿瘤伴嗜酸性粒细胞增多伴酪氨酸激酶融合基因：①伴融合基因，包括 *ETV6::ABL*、*ETV6::FGFR2*、*ETV6::LYN*、*ETV6::NTRK3*、*RANBP2::ALK*、*BCR::RET*、*FGFR1OP::RET*；②伴基因突变，包括 *PDGFRA*、*PDGFRB*、*FGFR1*、*JAK2*、*FLT3*。

（8）混合性/不明系列的急性白血病。

（9）肥大细胞增多症：皮肤肥大细胞增多症、系统性肥大细胞增多症、肥大细胞肉瘤。

（10）组织细胞/树突状细胞肿瘤：浆细胞样树突状细胞肿瘤、朗格汉斯组织细胞和其他树突状细胞肿瘤、组织细胞性肿瘤。

2. 淋系肿瘤分类

（1）B 淋巴细胞增殖性疾病和淋巴瘤：①B 细胞为主的肿瘤样病变，包括可模拟淋巴瘤的反应性 B 细胞丰富的淋巴细胞增殖性疾病、IgG4 相关疾病、Castleman 病；②前体 B 细胞肿瘤，包括伴定义的遗传学异常的 B 淋巴细胞白血病/淋巴母细胞淋巴瘤、B 淋巴细胞白血病/淋巴母细胞淋巴瘤-非特指型；③成熟 B 淋巴细胞肿瘤。

（2）T 和 NK 细胞淋巴增殖性疾病：①T 细胞为主的肿瘤样病变；②前体 T 细胞肿瘤；③成熟 T 和 NK 细胞肿瘤。

（3）淋巴组织的间质来源性肿瘤：本章内容主要介绍急性髓系白血病部分亚型、淋巴细胞白细胞/淋巴瘤部分亚型、慢性髓细胞白细胞、浆细胞相关肿瘤等血液肿瘤的血象和骨髓象的形态观察。

一、伴定义的遗传学异常的 AML

【实验目的】

急性早幼粒细胞白血病（acute promyelocytic leukemia，APL）是 AML 的一种特殊类型。掌握 APL 伴 *PML::RARA*、AML 伴 *RUNX1::RUNX1T1*、AML 伴 *CBFβ::MYH11* 的血象与骨髓象特征，正确书写骨髓检查报告单。

【实验材料】

1. **标本**　患者的外周血、骨髓标本涂片。

2. **仪器**　光学显微镜。

3. **试剂**　瑞姬氏染色、瑞姬氏缓冲液、MPO 染液、PAS 染液、aNAE 染液、香柏油。

【实验方法】

1. 检查方法

（1）外周血涂片观察：将外周血涂片放置在显微镜载物台上，先在 10 倍物镜下观察染色效果、白细胞数量、分布情况，沿涂片四周边缘查找有无大体积异常细胞，选择合适的区域后在 100 倍油镜下分类计数 100 个白细胞。

（2）骨髓涂片观察：肉眼观察骨髓涂片中的骨髓小粒数量、脂肪滴空泡情况。将骨髓涂片放置在显微镜载物台上，先 10 倍物镜下观察骨髓细胞染色情况、有核细胞增生情况、巨核细胞的计数，查找有无大体积散在或成团的异常细胞，选择体尾交界处细胞分布均匀的区域后，在 100 倍油镜下进行有核细胞的形态识别及分类计数，增生减低者可计数 200 个有核细胞，增生活跃者计数 250 个有核细胞，增生明显活跃或极度活跃者计数 500 个有核细胞。整张骨髓片中若巨核细胞计数＞50 个，则分类计数 50 个巨核细胞；若巨核细胞＜50 个，则全部进行分类计数。

2. 结果观察

（1）急性早幼粒细胞白细病伴 *PML::RARA*（APL 伴 *PML::RARA*）

1）血象：常见三系减少，也可见白细胞正常或升高者。白细胞分类可见异常早幼粒细胞。

2）骨髓象：常见有核细胞增生明显活跃或极度活跃，异常早幼粒细胞可达 90% 以上。

异常早幼粒细胞形态特征：胞体中等大小，细胞核染色质细致，核型多样，多见分两叶，也可见类圆形、扭曲折叠等，浆量丰富，细胞质内充满较均一的颗粒（粗大颗粒、粉尘样细颗粒或无颗粒）、颗粒可覆盖在细胞核上，导致细胞核型不清楚，可见内外浆、Auer 小体。Auer 小体可见几条至数十条不等，交叉束状排列，称为"柴捆细胞"（图 4-1）。

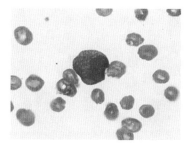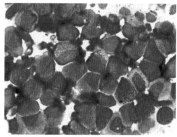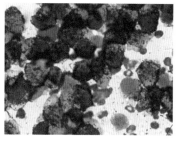

图 4-1　APL 伴 *PML::RARA* 血象、骨髓象（1 000×）

注：左、中图为瑞姬氏染色，右图为 MPO 染色。

3）其他：异常早幼粒细胞过氧化物酶染色呈强阳性，典型的免疫学表型特征为 CD34⁻HLA-DR⁻CD117⁺CD33⁺⁺CD13⁺，具有特征性的 t（15；17）形成的 *PML::RARA* 融合基因。

（2）AML 伴 *RUNX1::RUNX1T1*

1）血象：可伴有贫血、血小板减少，白细胞数量不定。可见和骨髓形态一致的原始细胞，可见各阶段中性粒细胞。

2）骨髓象：骨髓有核细胞增生明显活跃或极度活跃，可见原始细胞、早幼粒细胞、各阶段中性粒细胞。原始细胞形态：胞体偏大，类圆形；部分细胞核可见凹陷，凹陷处的细胞质中可见类圆形淡染区，称"核窝"；细胞质丰富，嗜碱性强，细胞质中可见细小紫红色颗粒，少数原始细胞含有粗大颗粒（假 Chédiak-Higashi 颗粒），可见 Auer 小体，偶见小原始细胞。中性粒细胞常见形态发育异常，表现为细胞核分叶不良（假 Pelger-Huët 畸形）、细胞质内颗粒减少或缺失、细胞质呈均质的粉红色、核浆发育不平衡等（图 4-2）。

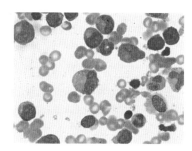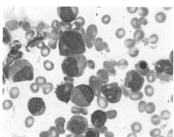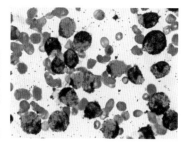

图 4-2　AML 伴 *RUNX1::RUNX1T1* 骨髓象（1 000×）

注：左、中图为瑞姬氏染色；右图为 MPO 染色。

3）其他：原始细胞 MPO 染色呈强阳性，原始细胞表达早期细胞标记 CD34、HLA-DR 和髓系相关抗原 MPO、CD13，可见早期和成熟期标记表达紊乱如 CD34 和 CD15 共表达，常见跨系表达 CD19，部分病例表达 CD56，提示预后不良。具有特征性的 t（8；21）（q22；q22.1）形成的 *RUNX1::RUNX1T1* 融合基因。

（3）AML 伴 *CBFβ::MYH11*

1）血象：可有贫血或血小板减少，可见原始细胞、幼稚单核细胞、各阶段中性粒细胞，部分病例可见异常形态的嗜酸性粒细胞增多（图 4-3）。

2）骨髓象：骨髓有核细胞增生明显活跃或极度活跃，粒系和单核系两系异常增生，可见各阶段单核细胞、各阶段粒细胞，大部分病例伴有形态异常的嗜酸性粒细胞增多（嗜酸性粒细胞核浆发育不平衡，细胞质内可见蓝黑色和橘红色两种颗粒）。少量病例也可见仅有粒系或单核系一系的增殖优势（图4-3）。

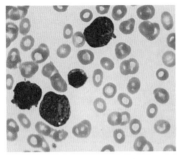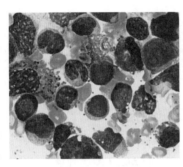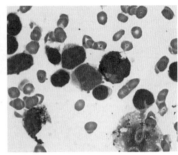

图4-3　AML 伴 *CBFβ::MYH11* 血象、骨髓象（1 000×）
注：左、中图为瑞姬氏染色；右图为 MPO 染色。

3）其他：MPO 染色粒系细胞呈阳性，单核系细胞呈弱阳性或阴性。免疫学表型分析原始细胞高表达 CD34、CD117，同时具有粒系（CD13、CD33、CD15、MPO）和单核系（CD14、CD64、CD36 和溶菌酶）分化特征的白血病细胞群。具有特征性的 t（16；16）（p13.1；q22）或 inv（16）（p13.1；q22）形成的 *CBFβ::MYH11* 融合基因。

3. 结果报告　结果报告单如下：

标本	描述
骨髓象	1. 骨髓取材、涂片、染色良好，骨髓小粒_____，脂肪滴_____。
	2. 骨髓有核细胞增生_____（活跃/明显活跃/极度活跃）。
	3. _____系统异常增生，___细胞占___%，该类细胞胞体_____（小/中等/大），形状_____（规则/不规则）；胞核染色质_____（疏松/致密），核浆比_____（大/小），核仁_____（有/无，大/小，1个/多个），浆量_____（多/少），染蓝色，颗粒_____（有/无），Auer 小体_____。MPO___，aNAE___，aNAE+NaF_____。请结合免疫分型及细胞遗传学检测。
	4. 粒系增生_____，___粒细胞比值_____，形态_____。
	5. 单核系增生_____，各阶段细胞比值_____，形态_____。
	6. 红系增生_____，各阶段细胞比值_____，形态_____。
	7. 浏览全片见巨核细胞___个，分类50个，见幼巨___个、颗粒巨___个、产板巨___个，裸核巨___个，血小板聚集、散在_____（多见/可见/少见）。
血象	1. 外周血白细胞分类见表，可见原始细胞，占__%，形态同髓。
	2. 红细胞及血小板形态同髓。

【注意事项】

1. APL 伴 *PML::RARA* 中粉尘样细颗粒型或无颗粒型异常早幼粒细胞容易与单核系白血病细胞相混淆，需要进行 MPO 染色鉴别；粗颗粒型异常早幼粒细胞容易与应用粒系集落刺激因子后的颗粒粗大的早幼粒细胞相混淆，需结合临床用药史进行鉴别。*RARA* 基因可存在变异易位，不同的伙伴基因形成不同的融合基因，治疗方案和预后也不同，但形态学上都可表现为异常早幼粒细胞增多，此时需要进行融合基因的检测进行疾病的鉴别，需要检测出 *PML::RARA* 融合基因才能确诊。

2. AML 伴 *RUNX1::RUNX1T1* 中颗粒减少的异常中性中幼粒细胞容易与单核系细胞相混淆,需进行 MPO 染色鉴别,因其骨髓象存在各阶段的中性粒细胞,需与 CML 相鉴别,后者可检出 *BCR::ABL* 融合基因,检出 *RUNX1::RUNX1T1* 融合基因是确诊本病的关键。

3. AML 伴 *CBFβ::MYH11* 因存在嗜酸性粒细胞增多,需与 CML 相鉴别。

【课后思考】

1. APL 伴 *PML::RARA* 中异常早幼粒细胞的形态有什么特点?外周血涂片观察时如何做到尽量减少异常早幼粒细胞的漏诊?

2. AML 伴 *RUNX1::RUNX1T1* 的骨髓象特点有哪些?如何进行鉴别诊断?

3. AML 伴 *CBFβ::MYH11* 的异常嗜酸性粒细胞有什么特点?本病如何确诊?

4. 伴定义的遗传学异常的 AML 患者骨髓或外周血中的原始细胞比例是否有要求?

（张慧慧）

二、由细胞分化定义的 AML

【实验目的】

掌握 AML 不伴成熟型、AML 伴成熟型、急性粒 - 单核细胞白血病、急性单核细胞白血病的血象及骨髓象特征,正确书写骨髓检查报告单。

【实验材料】

1. **标本** 患者的外周血、骨髓标本涂片。

2. **仪器** 光学显微镜。

3. **试剂** 瑞姬氏染色、瑞姬氏缓冲液、MPO 染液、PAS 染液、aNAE 染液、香柏油。

【实验方法】

1. **检查方法** 同本实验"伴定义的遗传学异常的 AML"的检查方法。

2. **结果观察**

（1）AML 不伴成熟型

1）血象:贫血、血小板减少。白细胞计数常增高,可见较多原始细胞,少数患者白细胞计数减少,可没有或仅有少量原始细胞。

2）骨髓象:骨髓有核细胞增生明显活跃或极度活跃,少数病例可增生活跃甚至减低。原始细胞≥90%,形态明确的早幼粒细胞、中性中幼粒及其以下阶段细胞罕见或不见。多数病例红系、巨核系、淋巴系细胞少见。原始细胞形态:类似原始淋巴细胞,浆量少,浆内几乎没有嗜天青颗粒,核浆比大,核仁隐显不一,通过 MPO（原始细胞阳性率≥3%）和 / 或 Auer 小体确定为髓系（图 4-4）。

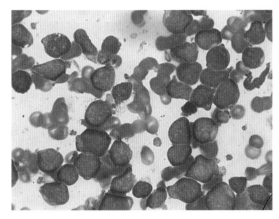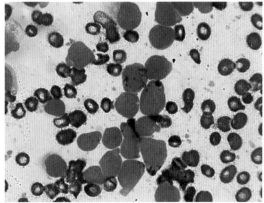

图 4-4 AML 不伴成熟型骨髓象（1 000×）
注:左图为瑞姬氏染色,右图为 MPO 染色。

3）其他：MPO 染色原始细胞阳性率≥3%，免疫表型 MPO 阳性，表达一个或多个髓系相关抗原（CD33、CD13、CD117），不表达淋巴细胞特异性标记。无特异的细胞遗传学及分子生物学特征。

（2）AML 伴成熟型

1）血象：贫血、血小板减少，白细胞计数不定，可见原始细胞。

2）骨髓象：骨髓有核细胞增生活跃、明显活跃或极度活跃。20%≤原始细胞<90%，胞体中等大小，部分原始细胞的细胞质可见嗜天青颗粒、Auer 小体。早幼粒及其以下阶段粒细胞≥10%，常伴有不同程度的发育异常（核分叶不良、浆内颗粒减少或缺失、核浆发育不平衡等）。部分病例可见形态正常的嗜酸性粒细胞增多，部分病例可见嗜碱性粒细胞和/或肥大细胞增多。多数病例红系、巨核系、淋巴系比值减低（图 4-5）。

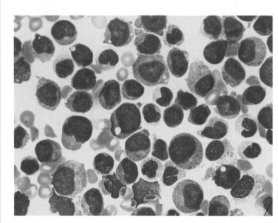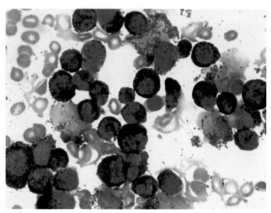

图 4-5 AML 伴成熟型骨髓象（1 000×）

注：左图为瑞姬氏染色，右图为 MPO 染色。

3）其他：原始细胞 MPO 染色阳性或强阳性，aNAE 染色细胞质弥散状阳性，不被 NaF 抑制。免疫表型分析原始细胞表达早期（CD34、HLA-DR）和髓系标记（CD117、CD13、CD33、CD11b、CD15）。无特异的细胞遗传学及分子生物学特征。

（3）急性粒-单核细胞白血病（AMML）

1）血象：贫血，血小板减少，少数病例血小板正常。白细胞计数不定，可见粒系及单核系两系原始及幼稚细胞，单核细胞常增多。

2）骨髓象：骨髓有核细胞增生活跃、明显活跃或极度活跃。原始细胞（包含原始粒细胞、原始单核细胞、幼稚单核细胞）≥20%，各阶段粒细胞≥20%，各阶段单核细胞≥20%。原始粒细胞形态：胞体中等大小，核浆比大，可见核仁，浆量少到中等，染蓝色，部分细胞的细胞质可见嗜天青颗粒、Auer 小体。原始单核细胞形态：胞体中等偏大，核染色质细致疏松，可见扭曲折叠，可见大核仁，浆量中等到丰富，可见细小的嗜天青颗粒，可见 Auer 小体，可见空泡、伪足。幼稚单核细胞形态：胞体偏大，核型不规则，易见扭曲折叠，细胞质的量丰富，染灰蓝色，颗粒明显，可见空泡，可见 Auer 小体（图 4-6）。

3）其他：原始粒细胞 MPO 染色阳性或强阳性，原始单核细胞 MPO 染色弱阳性或阴性，幼稚单核细胞 MPO 染色弱阳性。aNAE 染色：原始粒细胞细胞质弥散状阳性，不被 NaF 抑制，原始单核细胞的细胞质弥散状阳性被 NaF 抑制。免疫学表型分析可见一个或两个原始细胞群，原始细胞高表达 CD34、CD117，具有粒系（CD13、CD33、CD15、MPO）和/或单核系（CD14、CD64、CD36 和溶菌酶）分化特征。无特异的细胞遗传学及分子生物学特征。

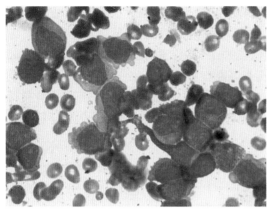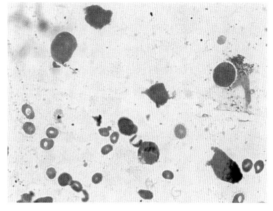

图4-6　AMML骨髓象(1 000×)
注:左图为瑞姬氏染色,右图为MPO染色。

(4)急性原始单核细胞白血病和急性单核细胞白血病

1)血象:贫血,血小板减少,白细胞计数不定,可见原始细胞、幼稚单核细胞、成熟单核细胞增多。

2)骨髓象:骨髓有核细胞增生明显活跃或极度活跃。原始细胞≥20%,单核系细胞≥80%,粒系细胞<20%。急性原始单核细胞白血病是原始细胞≥80%,急性单核细胞白血病是原始细胞<80%,以幼稚单核细胞为主。原始单核细胞形态:胞体中等偏大,核染色质细致疏松,可见扭曲折叠,可见大核仁,浆量中等到丰富,可见细小的嗜天青颗粒,可见Auer小体,可见空泡、伪足(图4-7)。幼稚单核细胞形态:胞体偏大,核型不规则,易见扭曲折叠,细胞质的量丰富,染灰蓝色,颗粒明显,可见空泡,可见Auer小体。可见白血病细胞吞噬红细胞现象(图4-8)。

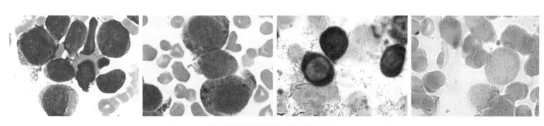

图4-7　急性原始单核细胞骨髓象(1 000×)
注:从左至右依次为瑞姬氏染色、MPO染色、NAE染色、NAE+NaF。

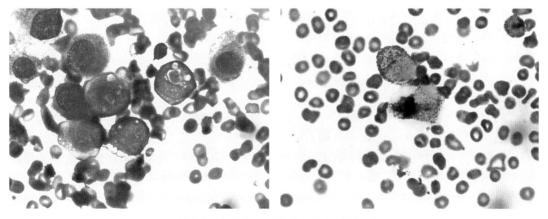

图4-8　急性单核细胞骨髓象(1 000×)
注:左图为瑞姬氏染色,右图为MPO染色。

3）其他：MPO 染色原始单核细胞呈阴性或弱阳性，幼稚单核细胞呈弱阳性。aNAE 染色：原始和幼稚细胞呈阳性，单核细胞阳性强度较高且阳性可被 NaF 抑制。

4）原始、幼稚单核细胞的细胞质弥散状阳性被 NaF 抑制；部分原始单核细胞白血病时 aNAE 染色呈阴性反应，需借助免疫学表型分析来判断细胞类别。免疫学表型分析白血病细胞不同程度地表达髓系抗原（CD13、CD33、CD15），一般至少表达 2 种单核细胞分化抗原（CD14、CD64、CD36、CD4、CD68 和溶菌酶等）。无特异的细胞遗传学及分子生物学特征。

3. 结果报告　结果报告单如下：

标本	描述
骨髓象	1. 骨髓取材、涂片、染色良好，骨髓小粒___，脂肪滴___。 2. 骨髓有核细胞增生_____（活跃/明显活跃/极度活跃）。 3. ___系统异常增生，___细胞占___%，该类细胞胞体_____（小/中等/大），形状_____（规则/不规则）；胞核染色质_____（疏松/致密），核浆比_____（大/小），核仁_____（有/无，大/小，1个/多个），浆量_____（多/少），染蓝色，颗粒_____（有/无），Auer 小体_____。MPO___，aNAE___，aNAE+NaF_____。请结合免疫分型及细胞遗传学检测。 4. 粒系增生_____，___粒细胞比值_____，形态_____。 5. 单核系增生_____，各阶段细胞比值_____，形态_____。 6. 红系增生_____，各阶段细胞比值_____，形态_____。 7. 浏览全片见巨核细胞___个，分类 50 个，见幼巨___个、颗粒巨___个、产板巨___个，裸核巨___个，血小板聚集、散在_____（多见/可见/少见）。
血象	1. 外周血白细胞分类见表，可见原始细胞，占___%，形态同骨髓象。 2. 红细胞及血小板形态同骨髓象。

【注意事项】

1. 根据细胞分化定义的 AML 各亚型，均无特异的细胞遗传学及分子生物学特征。需与伴定义的遗传学异常的 AML 相鉴别。

2. AML 不伴成熟型的白血病细胞形态类似原始淋巴细胞，需与急性淋巴细胞白血病相鉴别；AML 伴成熟型若原始细胞比例较低时，需与 MDS 伴原始细胞增多相鉴别，单核细胞增多时需与急性粒-单核细胞白血病相鉴别；急性粒-单核细胞白血病原始细胞较低时需和慢性粒-单核细胞白血病相鉴别；急性原始单核细胞白血病需与 AML 不伴成熟型相鉴别，急性单核细胞白血病需与细颗粒型 APL 伴 *PML::RARA*、慢性粒-单核细胞白血病相鉴别。

【课后思考】

1. 由形态定义的 AML 包含哪些亚型？各亚型是根据什么进行划分的？
2. 伴重现性遗传学异常的 AML 对原始细胞的比例有何要求？

（张慧慧）

三、淋巴细胞白血病/淋巴瘤

淋巴细胞白血病和淋巴瘤没有本质的区别，是同一种疾病的两种不同的临床表现形式，当白血病细胞广泛存在于骨髓或外周血时诊断为白血病，当白血病细胞只形成组织瘤块，不伴有或仅有轻微外周血或骨髓受累时应诊断为淋巴瘤，但部分淋巴瘤在疾病后期会浸润骨髓形成淋巴细胞白血病，称为淋巴瘤白血病期。根据淋巴细胞的发育阶段分为急性淋巴细胞白血病/淋巴母细胞淋巴瘤和成熟淋巴细胞白血病/淋巴瘤两大类。诊断急性淋巴细胞白血病时骨髓或外周血中的原始幼稚淋巴细胞比例不小于20%，淋巴母细胞淋巴瘤细胞浸润骨髓时，骨髓中可见数量不一的原始幼稚淋巴细胞（淋巴母细胞），诊断淋巴瘤白血病期时骨髓中的淋巴母细胞不小于25%。

（一）急性淋巴细胞白血病/淋巴母细胞淋巴瘤

【实验目的】

掌握原始淋巴细胞的形态特征,掌握急性淋巴细胞白血病/淋巴母细胞淋巴瘤的血象和骨髓象特征,正确书写报告。

【实验材料】

1. **标本**　患者的外周血、骨髓标本涂片。

2. **器材**　光学显微镜。

3. **试剂**　瑞姬氏染色、瑞姬氏缓冲液、MPO染液、PAS染液、aNAE染液、香柏油。

【实验方法】

1. **检查方法**　同本实验"伴定义的遗传学异常的AML"的检查方法。

2. **结果观察**

（1）急性B淋巴细胞白血病/B淋巴母细胞淋巴瘤（B-ALL/LBL）

1）血象:白细胞计数常增高,可有贫血、血小板减少。可见原始和幼稚阶段淋巴细胞,可多达90%以上。血涂片尾部易见涂抹细胞。原始淋巴细胞的形态特征:胞体大小不一,多数呈类圆形,核浆比大,核型多数类圆形,少数不规则型,可见凹陷、折叠、切迹等。大细胞的细胞质量中等,呈深浅不一的蓝色,偶可见空泡,核染色质疏松,可见多少不等的核仁;小细胞的细胞质量少,核染色质致密,核仁不明显。涂片尾部可见较多的退化细胞。

2）骨髓象:多数患者有核细胞增生明显活跃或极度活跃,少数增生减低。有核细胞分类以原始淋巴细胞为主,形态同外周血,可见少量幼稚淋巴细胞,涂片尾部可见较多退化细胞(图4-9、图4-10)。

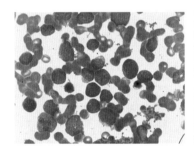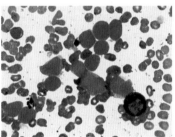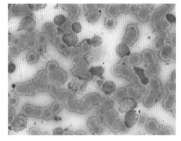

图4-9　B-ALL患者1的骨髓象（1 000×）

注:左图为瑞姬氏染色,中图为MPO染色,右图为PAS染色。

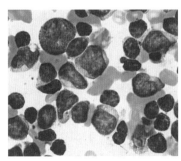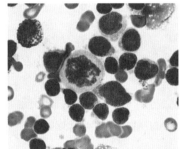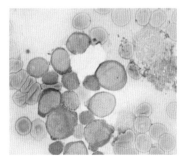

图4-10　B-ALL患者2的骨髓象（1 000×）

注:左图为瑞姬氏染色,中图为MPO染色,右图为PAS染色。

3）其他:原始淋巴细胞MPO染色阴性。PAS染色可呈红色颗粒状阳性,可以是粗颗粒,也可以是细颗粒,少部分可呈阴性反应。典型的免疫表型为CD19$^+$CD10$^+$

CyCD22⁺CyCD79a⁺TdT⁺MPO⁻CD3⁻，根据 TdT、CD10 和细胞质重链（Cyμ）的表达情况将 B-ALL 分为三类：①Pro-B-ALL，TdT⁺CD10⁻Cyμ⁻；②common-B-ALL，TdT⁺CD10⁺Cyμ⁻；③Pre-B-ALL，TdT⁺CD10⁺Cyμ⁺。几乎所有的 B-ALL/LBL 都有 *IgH* 基因克隆性 DJ（D：Diversity region；J：Joining region）重排。根据有无特定的细胞遗传学异常，将 B-ALL 分为伴定义的遗传学异常的 B-ALL 和 B-ALL，NOS 两大类。伴定义的遗传学异常的 B-ALL 中部分亚型即使原始细胞比例不够 20%，根据细胞免疫表型及遗传学异常也可诊断，如 B-ALL 伴 *IL3::IGH*。

（2）急性 T 淋巴细胞白血病/T 淋巴母细胞淋巴瘤（T-ALL/LBL）

1）血象：白细胞计数常增高，可有贫血、血小板减少。可见原始和幼稚阶段淋巴细胞，可多达 90% 以上。血涂片尾部易见涂抹细胞。大部分病例原始淋巴细胞的形态特征同 B-ALL/LBL（图 4-11）。少部分病例有独有的特征：原始淋巴细胞中等大小，胞体不规则，可呈手镜形、长条形等，细胞质可见伪足伸出、拖尾，胞核核型不规则，易见扭曲、折叠、凹陷等。涂片尾部可见较多退化细胞（图 4-12）。

2）骨髓象：多数患者有核细胞增生明显活跃或极度活跃，少数增生减低。有核细胞分类以原始淋巴细胞为主，形态同外周血，可见少量幼稚淋巴细胞，涂片尾部可见较多退化细胞。

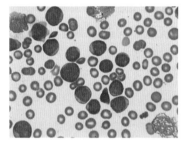 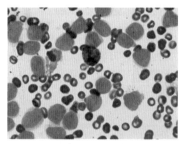 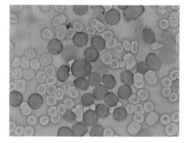

图 4-11 T-ALL 患者的骨髓象（1 000×）

注：左图为瑞姬氏染色，中图为 MPO 染色，右图为 PAS 染色。

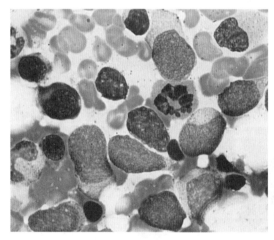 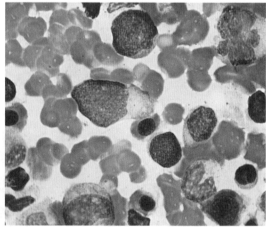

图 4-12 T-ALL 患者的骨髓象（瑞姬氏染色，1 000×）

3）其他：原始淋巴细胞 MPO 染色阴性。PAS 染色可呈红色颗粒状阳性，可以是粗颗粒、也可以是细颗粒，少部分可呈阴性反应。典型的免疫表型为 CD1a⁺CD99⁺TdT⁺CyCD3⁺CD2⁺CD5⁺CD7⁺CD4⁺CD8⁺MPO⁻CD19⁻，几乎所有的 T-ALL/LBL 患者都有 T 细胞受体（T-cell receptor，TCR）基因克隆性重排。在 T-ALL/LBL 中，因早期前体 T 淋巴母细胞白血病（ETP-ALL）具有独特的免疫学表型和基因表达谱，因此被 WHO 单列为一种亚型。

3. 结果报告　结果报告单如下：

标本	描述
骨髓象	1. 骨髓取材、涂片、染色良好，骨髓小粒+，脂肪滴阴性。
	2. 骨髓有核细胞增生明显活跃。
	3. 淋巴系统异常增生，原始幼稚淋巴细胞占＿＿%，该类细胞胞体中等大小且大小不一，胞体类圆形，细胞核染色质疏松，核浆比大，可见核仁，浆量少，染蓝色，MPO：阴性，PAS：细颗粒状阳性。请结合免疫分型及细胞遗传学检测。
	4. 粒系、红系增生受抑，各阶段细胞比值均减低或缺如，形态未见明显异常。
	5. 浏览全片见巨核细胞＿＿个，分类 50 个，见幼巨＿＿个、颗粒巨＿＿个、产板巨＿＿个，裸核巨＿＿个，血小板聚集、散在多见/可见/少见。
血象	1. 外周血白细胞分类见表，可见原始及幼稚淋巴细胞，形态同髓。
	2. 红细胞及血小板形态同髓。

【注意事项】

原始、幼稚淋巴细胞从形态上需要和反应性增生的 B 祖细胞相鉴别，B 祖细胞核浆比更高，染色质更均一，一般不见核仁（图 4-13）。组化染色 MPO 阴性时支持 ALL 的诊断，但不能排除髓系白血病的诊断；PAS 阳性时支持 ALL 的诊断，但 PAS 阴性时不能排除 ALL 的诊断。临床上 B-ALL 病例比 B-LBL 要多见，而 T-LBL 病例比 T-ALL 多见。

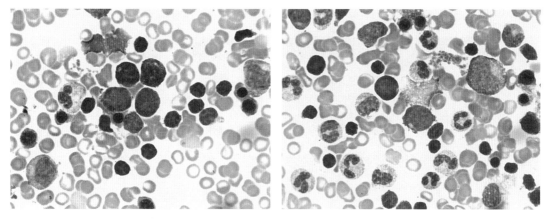

图 4-13　1 岁患儿 EBV 感染后骨髓反应性增生的 B 祖细胞（瑞姬氏染色，1 000×）

【课后思考】

1. B-ALL 与 B-LBL 二者有何异同？骨髓象如何区分？

2. T-ALL/LBL 与 B-ALL/LBL 如何进行鉴别诊断？

（二）成熟淋巴细胞白血病/淋巴瘤

根据淋巴细胞的免疫表型将成熟淋巴细胞肿瘤分为成熟 B 淋巴细胞肿瘤、成熟 T 和 NK 细胞肿瘤。成熟 T 细胞肿瘤和 NK 细胞肿瘤在细胞起源上关系密切，且部分细胞免疫学表型和功能相同，故将这两类肿瘤放在一起。成熟 B 淋巴细胞肿瘤中，由于小体积与大体积的肿瘤细胞在细胞形态学、免疫学表型、临床表型等方面都表现出很大的差异，故一般将成熟 B 淋巴细胞肿瘤按体积分类。

【实验目的】

掌握成熟淋巴细胞白血病/淋巴瘤常见亚型的细胞形态，正确认识其血象和骨髓象特征，正确书写报告。

【实验材料】

1. **标本** 患者的外周血、骨髓标本涂片。
2. **仪器** 光学显微镜。
3. **试剂** 瑞姬氏染色、瑞姬氏缓冲液、MPO 染液、PAS 染液、aNAE 染液、香柏油。

【实验方法】

1. **检查方法** 同本实验"伴定义的遗传学异常的 AML"的检查方法。
2. **结果观察**

（1）慢性淋巴细胞白血病/小细胞淋巴瘤（CLL/SLL）：SLL 患者的肿瘤细胞在未浸润骨髓时外周血和骨髓中不会出现肿瘤细胞，在广泛浸润骨髓时外周血象和骨髓象表现同CLL。

1）血象：白细胞计数常增高，淋巴细胞比例常大于 50%，晚期可达 90% 以上，淋巴细胞绝对值大于 $5×10^9/L$。以形态成熟的小体积淋巴细胞为主，其形态和正常的成熟小淋巴细胞类似，偶见大淋巴细胞型，可见少量的幼稚淋巴细胞或不典型淋巴细胞。不典型淋巴细胞的形态不一，可以是细胞核扭曲折叠的小体积淋巴细胞，也可以是细胞质量丰富的大体积淋巴细胞。片尾可见较多的退化细胞。红细胞和小细胞在疾病早期多数正常，晚期减少（图 4-14）。

2）骨髓象：有核细胞增生明显活跃或极度活跃，分类以成熟的小体积淋巴细胞为主，形态同外周血，比例常大于 40%，甚至高达 90% 以上。疾病早期，除肿瘤性淋巴细胞外，其他各系细胞均可见，疾病晚期，几乎全为肿瘤性淋巴细胞，其他各系细胞少见或者不见（图 4-14）。

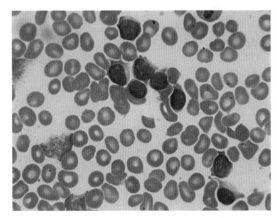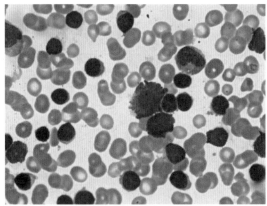

图 4-14 CLL 患者外周血象（左）与骨髓象（右）（瑞姬氏染色，400×）

3）其他：肿瘤性淋巴细胞 PAS 染色多呈红色粗颗粒状阳性，NAP 积分增高。典型的免疫表型为 $CD19^+CD20^{dim}CD5^+CD200^+CD23^+CD43^+FMC7^-CD10^-$，Kappa 或 Lambda 轻链呈限制性或单克隆性表达。

（2）套细胞淋巴瘤（MCL）

1）血象：肿瘤细胞累及外周血时可有贫血、血小板减少，白细胞计数不定，可见数量不等的肿瘤性淋巴细胞。

2）骨髓象：肿瘤细胞累及骨髓时，骨髓中可见数量不等的肿瘤性淋巴细胞。骨髓有核细胞增生程度不一，多数增生活跃或明显活跃。套细胞淋巴瘤细胞形态：胞体小到中等，核浆比大，核型不规则，核染色质浓集程度介于淋巴母细胞和成熟淋巴细胞之间，大部分患者核仁不明显。少部分患者的肿瘤细胞胞体偏大，核染色质类似于淋巴母细胞，可见核仁（图 4-15）。

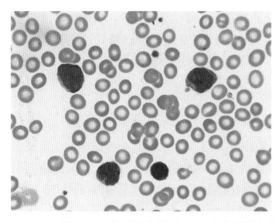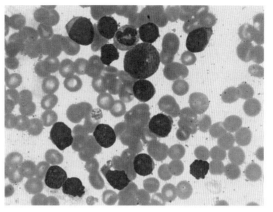

图 4-15　多形性变异型 MCL 患者外周血象（左）和骨髓象（右）（瑞姬氏染色，1 000×）

3）其他：典型的免疫学表型为 CD19$^+$ CD5$^+$ CD20$^+$ FMC7$^+$ CD43$^+$ CyclinD1$^+$ CD23$^-$ CD200$^-$，Kappa 或 Lambda 轻链呈限制性或单克隆性表达，Lambda 比 Kappa 常见。免疫组化染色 CyclinD1 核内强阳性是 MCL 特异性的免疫标志。95% 以上的 MCL 患者可见染色体 t（11；14）（q13；q32）（*IgH/CCND1*）易位，形成 *IgH::CCND1* 融合基因。

（3）滤泡性淋巴瘤（FL）

1）血象：肿瘤细胞累及外周血时可有贫血、血小板减少，白细胞计数不定，可见数量不等的肿瘤性淋巴细胞。

2）骨髓象：肿瘤细胞累及骨髓时，骨髓中可见数量不等的肿瘤性淋巴细胞。骨髓有核细胞增生程度不一，多数增生活跃或明显活跃。滤泡淋巴瘤细胞形态：可有两种形态，一种为小到中等大小的细胞，核型不规则，有棱角的、拉长的、扭曲折叠的，可见核切迹或核裂，细胞质量少；一种为大体积细胞，核型较规则，类圆形，染色质疏松，可见核仁。

3）其他：典型的免疫表型为 CD19$^+$ CD10$^+$ CD20$^+$ BCL2$^+$ BCL6$^+$ CD5$^-$ CD43$^-$ CyclinD1$^-$，遗传学特征为 t（14；18）（q32；q21），导致 *IgH* 和 *BCL2* 基因易位。

（4）淋巴浆细胞淋巴瘤（LPL）

1）血象：正细胞正色素性贫血，白细胞及血小板变化不明显，成熟红细胞呈缗钱状排列，可见浆细胞样淋巴细胞和少量浆细胞。

2）骨髓象：骨髓有核细胞增生活跃或明显活跃，有核细胞分类可见淋巴细胞、浆细胞样淋巴细胞和浆细胞同时存在（不论数量）。浆细胞样淋巴细胞的形态：胞体大小和细胞质量介于成熟小淋巴细胞和浆细胞之间，细胞核偏位，有时可见到核仁。成熟红细胞呈缗钱状排列（图 4-16）。

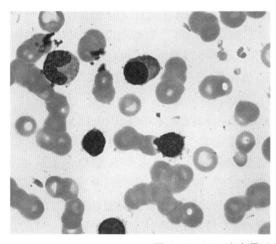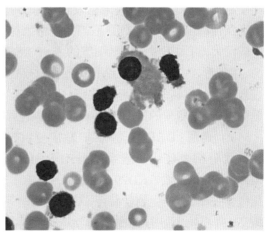

图 4-16　LPL 患者骨髓象（瑞姬氏染色，1 000×）

3）其他：血清学检测可见单克隆免疫球蛋白增多，常为 IgM 型（华氏巨球蛋白血症），极少数为 IgG 或 IgA 型。流式细胞术免疫表型分析可见两部分轻链均呈单克隆性或限制性表达的异常细胞，一部分为 CD138⁻CD19⁺ 的克隆性浆细胞样淋巴细胞，一部分为 CD138⁺CD19⁺ 的克隆性浆细胞。

（5）毛细胞白血病（HCL）

1）血象：大多数患者全血细胞减少，轻度到中度的正细胞正色素性贫血，单核细胞计数减少，淋巴细胞相对增多，可见特征性的毛细胞出现。巨脾的患者血小板减少尤为明显。

2）骨髓象：有核细胞增生活跃或减低，少数增生明显活跃。粒、红、巨三系细胞均受抑，淋巴细胞相对增多，可见广泛的或灶性的毛细胞浸润，约半数患者骨髓穿刺呈"干抽"，与骨髓内网硬蛋白增加有关。毛细胞形态特征：胞体小到中等大小，呈圆形或多角形；细胞核居中或偏位，类圆形或咖啡豆形，核染色质比正常成熟淋巴细胞稍细致，核仁不明显；细胞质的量中等，核浆比约为 2：1，无颗粒，常有空泡，边缘不整齐，呈锯齿状或伪足状，有许多不规则绒毛状突起，也称毛发状突起，但少数病例毛发状突起不明显（图 4-17）。

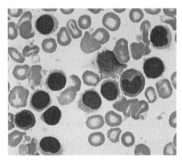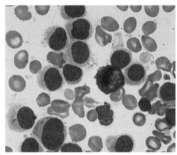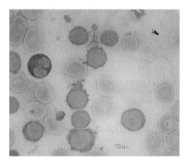

图 4-17　HCL 患者骨髓象（1 000×）

注：左图为瑞姬氏染色；中图为 MPO 染色；右图为 PAS 染色。

3）其他：细胞化学染色酸性磷酸酶染色阳性，不被左旋酒石酸抑制。典型的免疫学表型为 CD19⁺CD20⁺CD11c⁺CD25⁺CD103⁺AnnexinA1⁺CD5⁻，轻链呈克隆性或限制性表达。细胞遗传学检测 *BRAF* V600E 基因突变几乎存在于所有的 HCL 患者中。

（6）弥漫大 B 细胞淋巴瘤（DLBCL）

1）血象：少数 DLBCL 患者会累及骨髓或外周血，当存在外周血累及时可表现为贫血、血小板减少，白细胞计数不定。外周血涂片可见与骨髓中形态一致的大体积淋巴瘤细胞。

2）骨髓象：肿瘤细胞未累及骨髓时，骨髓象可正常。累及骨髓时可表现为有核细胞增生活跃或减低，可见到数量不等的异常大体积淋巴瘤细胞。淋巴瘤细胞的形态特征：胞体大或巨大，可为正常小淋巴细胞的 3～5 倍，胞体形态多样，有类圆形，也有不规则形如拉长的、手镜形、三角形等；细胞核可比正常淋巴细胞核大 2～3 倍，核染色质细致程度不一，可表现为类似成熟淋巴细胞的致密，也可表现为类似原始淋巴细胞的疏松，甚至可见核仁，可见分裂象；细胞质的量中等到丰富，嗜碱性强，染蓝色或深蓝色，无颗粒（图 4-18）。

3）其他：DLBCL 肿瘤细胞常与组织细胞、间变大 T 细胞鉴别困难，需借助流式细胞术分析来确认细胞系别。DLBCL 淋巴瘤细胞表达 1 个或多个 B 细胞相关抗原，CD19⁺CD20⁺CD22⁺CD79a⁺PAX5⁺，DLBCL 有多个亚型，需根据临床特征、肿瘤细胞形态、免疫学表型、分子生物学特征、基因表达谱等进行亚型的诊断。免疫组化表达 *MYC*、*BCL2*、*BCL6* 的病例需进行细胞遗传学或分子生物学的相关检测，评估是否存在 *MYC*、*BCL2*、*BCL6* 的基因重排，以鉴别高级别 B 细胞淋巴瘤。

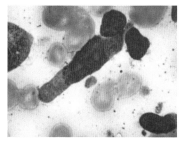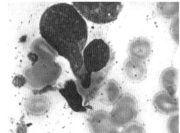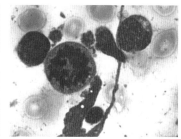

图 4-18　DLBCL 患者骨髓中的淋巴瘤细胞及分裂象（瑞姬氏染色，1 000×）

（7）伯基特淋巴瘤（BL）

1）血象：肿瘤细胞累及外周血时，可表现为白细胞计数增高，白细胞分类中淋巴细胞或单核细胞比例增高，外周血涂片中可见到与骨髓中形态一致的淋巴瘤细胞。

2）骨髓象：有核细胞增生活跃或明显活跃。细胞分类以淋巴瘤细胞为主，由于伯基特淋巴瘤细胞增殖较快，其大量增殖使骨髓中其他各系增生受到抑制。伯基特淋巴瘤细胞的形态特征：胞体中等到大，常成堆或成簇状聚集，也可见单个散在，胞体大小不均一，类圆形；细胞核类圆形或不规则形，染色质较粗糙，可见多个中等大小的核仁，可见分裂象；细胞质量少到中等，嗜碱性，染蓝色或深蓝色，不见颗粒，但常可见多个脂质溶解后残留的"穿透性"空泡（图 4-19）。

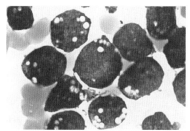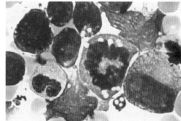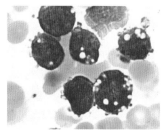

图 4-19　伯基特淋巴瘤患者骨髓中的淋巴瘤细胞形态及其分裂象（瑞姬氏染色，1 000×）

3）其他：患者可存在 EBV 或 HIV 感染，典型的伯基特淋巴瘤细胞免疫表型为 CD19$^+$ CD20$^+$PAX5$^+$CD10$^+$BCL6$^+$Ki67$^+$CD5$^-$CD23$^-$CD138$^-$BCL2$^-$TdT$^-$。伯基特淋巴瘤常见的遗传学异常为 t(8；14)（q24；q32）导致的 *MYC* 和 *IGH* 基因的易位。

（8）T 大颗粒淋巴细胞白血病（T-LGLL）

1）血象：可有正细胞正色素性贫血，多数患者有中性粒细胞减少，成熟淋巴细胞增多。可见大颗粒淋巴细胞持续增多，一般＞2×10^9/L。典型的 T-LGLL 白血病细胞形态特征为：中等到大体积的淋巴细胞，胞体圆形或不规则形；细胞核圆形或肾形，染色质类似成熟淋巴细胞；细胞质的量丰富，淡染，可见数量不等的嗜苯胺蓝颗粒，瑞姬氏染色呈紫红色，多数为粗大颗粒，少数为细小颗粒，也有少部分病例细胞质内未见颗粒但免疫表型特征明确，也归为本病（图 4-20）。

2）骨髓象：约半数病例骨髓有核细胞

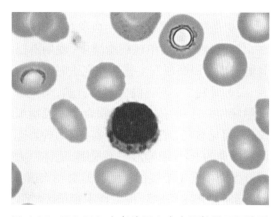

图 4-20　T-LGLL 患者外周血中大颗粒淋巴细胞形态（瑞姬氏染色，1 000×）

增生活跃或减低，另外半数病例有核细胞增生可明显活跃，可见粒系核左移。细胞分类可见数量不一的白血病细胞，形态与外周血一致。

3）其他：典型的 T-LGLL 白血病细胞为成熟的细胞毒性 T 细胞，表型：$CD2^+CD3^+CD8^+$ $CD16^+CD57^+TCR\alpha\beta^+CD4^-CD5^-CD7^-CD56^-$，限制性表达细胞毒效应蛋白 TIA1、颗粒酶 B 和颗粒酶 M。所有患者都存在 *TRG* 基因重排。

（9）侵袭性 NK 细胞白血病（ANKL）

1）血象：常见贫血、血小板减少、中性粒细胞减少，白血病细胞数量不一（可<10%，也可高达 80% 以上）。

2）骨髓象：根据白血病细胞浸润骨髓的程度，患者骨髓有核细胞增生程度不一，白血病细胞少时，骨髓增生可正常，白血病细胞大量增殖时，骨髓各系增生受到抑制。白血病细胞形态与外周血一致。ANKL 白血病细胞形态多样：可表现为与 T-LGLL、正常大颗粒淋巴细胞的形态相似，胞体中等大小，核型规则，染色质致密；细胞质量丰富，淡染，可见细小或粗大的颗粒；也可表现为大细胞，胞体巨大且大小不一，形态不规则，可呈长条形、梭形、三角形等，核型不规则，染色质稍疏松，细胞质量丰富，染深蓝色，可见细小或粗大的颗粒。由于 ANKL 白血病细胞增殖活性较强，故易见分裂象（图 4-21）。

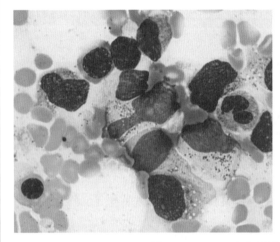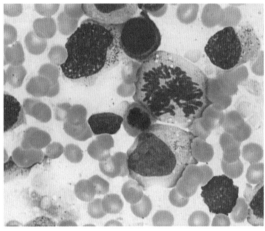

图 4-21 ANKL 患者骨髓象（瑞姬氏染色，1 000×）

3）其他：典型的免疫学表型为 $CD2^+sCD3^-CD3epsilon^+CD56^+CD16^+CD5^-CD57^-$ 细胞毒分子$^+$，绝大部分患者 EBV 阳性。

（10）霍奇金淋巴瘤（HL）

1）血象：多数患者早期血象可正常，少数可有轻度或中度贫血，白细胞计数可轻度增多，伴中性粒细胞、单核细胞增多，晚期淋巴细胞减少。血小板可正常或增多，晚期可减少。骨髓被广泛浸润或发生脾功能亢进时，可表现为全血细胞减少。

2）骨髓象：该病很少累及骨髓，骨髓象一般正常。当骨髓被淋巴瘤细胞浸润时，可在骨髓涂片中见到胞体巨大的霍奇金淋巴瘤细胞。瘤细胞形态特点：胞体巨大，核染色质细致疏松，可见核仁，细胞质量丰富，有两种形态，包括单个核的霍奇金细胞和多个核的 R-S 细胞。经典的 R-S 细胞形态不规则，胞体巨大，至少有两个核，可呈"镜影状"或分叶状，每个核叶上至少有 1 个核仁。经典的 R-S 细胞对经典型霍奇金淋巴瘤的确诊有重要意义，故又称"诊断性 R-S 细胞"，但阳性率很低，<3%，骨髓活检可提高检出率（图 4-22）。

3）其他：不同的霍奇金淋巴瘤亚型淋巴瘤细胞免疫表型不尽相同。骨髓活检是确诊本病的重要依据。

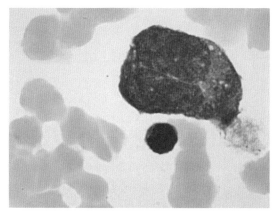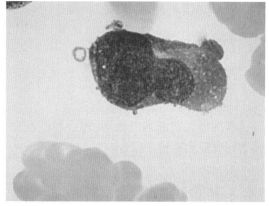

图 4-22　HL 淋巴瘤患者骨髓中的 R-S 细胞(左)和霍奇金细胞(右)(瑞姬氏染色,1 000×)

3. **结果报告**　结果报告单如下:

标本	描述
骨髓象	1. 骨髓取材、涂片、染色良好,骨髓小粒+,脂肪滴阴性。
	2. 骨髓有核细胞增生_____(减低/活跃/明显活跃)。
	3. 淋巴系统异常增生,不典型淋巴细胞占___%,该类细胞胞体_____(小/中等/大),形状_____(规则/不规则);胞核染色质_____(疏松/致密),核浆比_____(大/小),核仁_____(有/无,大/小,1个/多个),浆量_____(多/少),染蓝色,颗粒_____(有/无)。PAS:_____,倾向肿瘤性淋巴细胞,请结合免疫分型及细胞遗传学检测。
	4. 粒系、红系增生___,各阶段细胞比值_____,形态未见明显异常。
	5. 浏览全片见巨核细胞___个,分类 50 个,见幼巨___个、颗粒巨___个、产板巨___个,裸核巨___个,血小板聚集、散在多见/可见/少见。
血象	1. 外周血白细胞分类见表,可见不典型淋巴细胞,倾向肿瘤性,占___%,形态同髓。
	2. 红细胞及血小板形态同髓。

【注意事项】

1. 小体积 B 细胞淋巴瘤细胞各亚型中,典型的淋巴瘤细胞虽然形态特点各异,但实际的工作中并不容易区分,需要综合形态学、免疫学表型、细胞遗传学及分子生物学特点来综合进行诊断与鉴别诊断。

2. DLBCL 是一大类大 B 细胞淋巴瘤的总称,根据临床特征、细胞形态及分子生物学特点又分为很多亚型,各亚型的细胞形态也不完全相同,需要综合分析与鉴别诊断。DLBCL 的大体积 B 淋巴瘤细胞形态上与组织细胞、间变大 T 细胞不易区分,需要借助流式细胞术免疫分型来确认细胞系列。

3. T-LGLL 淋巴瘤细胞与大颗粒 NK 细胞、正常大颗粒淋巴细胞从形态上不易区分,需根据临床表现、免疫学特征、分子生物学特征来综合分析诊断。

4. 霍奇金淋巴瘤骨髓浸润很少见,阳性率低,骨髓活检能提高其检出率。形态不典型的霍奇金细胞需要与大体积 B 淋巴瘤细胞、间变大 T 淋巴瘤细胞、组织细胞等相鉴别。

【课后思考】

1. LPL 的骨髓象有什么特点? 如何与多发性骨髓瘤进行鉴别?

2. HCL 的白血病细胞形态有什么特点? 如何进行该病的确诊?

3. 形态相似的成熟小 B 细胞淋巴瘤/白血病如何进行鉴别诊断?

4. 伯基特淋巴瘤细胞的形态特点有哪些? 如何进行鉴别诊断?

5. DLBCL 的骨髓象特点有哪些？如何与 HL 进行鉴别？

（张慧慧）

四、慢性髓细胞白血病

【实验目的】

掌握慢性髓细胞白血病（慢性粒细胞白血病）慢性期的血象、骨髓象的形态学特征，正确书写骨髓涂片检查报告。

【实验材料】

1. **标本**　慢性髓细胞白血病患者的外周血、骨髓标本涂片。
2. **仪器**　光学显微镜。
3. **试剂**　瑞姬氏染色、瑞姬氏缓冲液、香柏油。

【实验方法】

1. 检查方法

（1）血涂片：首先使用低倍镜检查血涂片的涂片、染色及有核细胞的分布情况，随后使用油镜观察细胞形态并进行分类计数。

（2）骨髓涂片：首先采用低倍镜判断涂片的质量及骨髓增生情况，计数全片巨核细胞数量并观察其形态，观察涂片边缘和尾部区域有无异常细胞。其次，采用油镜观察巨核细胞形态，确定其成熟阶段，计算其百分比；观察巨核细胞有无大小、核叶、胞质空泡等异常及病态造血等；观察涂片上血小板的分布及形态等；最后进行细胞分类计数。

2. 检查结果

（1）血象：粒细胞显著增高，一般＞100×10⁹/L，分类计数中各发育阶段的粒细胞均可见，慢性期以中性中、晚幼粒细胞增多为主，原粒常＜10%，成熟粒细胞中杆状核及分叶核粒细胞增多，嗜酸性、嗜碱性及双染性粒细胞常增多。血小板数量常明显增多，形态可见畸形、巨大等异常特征。

（2）骨髓象：骨髓有核细胞增生极度活跃，粒红比例显著增高，达（10～50）∶1。慢性期以中性中、晚幼及杆状核粒细胞增多为主，原粒≤10%，原粒＋早幼粒＜15%，嗜酸性、嗜碱性及双染性粒细胞明显增多；加速期和急变期原始细胞逐渐增多。粒系细胞形态常有异常表现如细胞大小不一、核质发育不平衡、核染色质疏松、胞质内有空泡及细胞分裂象增多等，Auer 小体偶见。

红系早期增生活跃，晚期受到抑制，幼红细胞减少。巨核细胞、血小板早期正常或增多，晚期减少，可见单圆、双圆、多圆及微小巨核细胞等异常形态，形态类似于海蓝细胞和戈谢细胞。吞噬细胞可见。

【注意事项】

1. 因慢性髓细胞白血病患者的骨髓涂片有核细胞增生极度活跃，有核细胞非常多，因此在观察部位的选择时应选择涂片较薄、细胞分布均匀、结构清楚的部位进行观察计数。

2. 书写骨髓报告时首先描述粒细胞系细胞，重点描述骨髓片中粒细胞的比例、形态特征，应注意原始细胞、嗜酸性和嗜碱性粒细胞数量等。

【课后思考】

1. 慢性髓细胞白血病还有哪些检查方法？
2. 临床上，慢性髓细胞白细病应与哪些血液病进行鉴别？

（毛　飞）

五、多发性骨髓瘤

【实验目的】

掌握多发性骨髓瘤的血涂片、骨髓象形态学特征，正确书写骨髓涂片检查报告。

【实验材料】

1. **标本**　多发性骨髓瘤患者的外周血、骨髓标本涂片。

2. **仪器**　光学显微镜。

3. **试剂**　瑞姬氏染色、瑞姬氏缓冲液、香柏油。

【实验方法】

1. **检查方法**

（1）血涂片：首先使用低倍镜检查血涂片的涂片、染色及有核细胞的分布情况，随后使用油镜观察细胞形态并进行分类计数。

（2）骨髓涂片：首先采用低倍镜判断涂片的质量及骨髓增生情况，计数全片巨核细胞数量并观察其形态，观察涂片边缘和尾部区域有无异常细胞。其次，采用油镜观察巨核细胞形态，确定其成熟阶段，计算其百分比；观察巨核细胞有无大小、核叶、胞质空泡等异常及病态造血等；观察涂片上血小板形的分布及形态等；最后进行细胞分类计数。

2. **检查结果**

（1）血象：血涂片上成熟红细胞可呈"缗钱状"排列，幼红细胞少量。早期白细胞比例正常或偏低，随病情的进展而减少，浆细胞及骨髓瘤细胞可见，一般<5%。早期，血小板分布正常或轻度减少，随病情的发展则明显减少。

（2）骨髓象：骨髓有核细胞增生活跃或明显活跃，少数增生极度活跃。骨髓瘤细胞占有核细胞>10%，胞体较大、大小不一，呈圆形、椭圆形或不规则形，可见伪足；细胞核可不规则，可见多核、巨形核、畸形核；核染色质疏松、排列紊乱；核仁1～2个，大而清楚；细胞质可呈火焰状不透明，常含少量嗜天青颗粒和空泡；细胞可呈弥漫性、局灶性或斑片状分布。

骨髓涂片上可见一些特征性细胞及细胞内容物。①火焰状细胞：整个细胞质或细胞质边缘染成红色；②桑葚状细胞：细胞质中含大量空泡，呈桑葚状排列；③葡萄状细胞：细胞质中含大量浅蓝色空泡，呈葡萄状排列；④Russel小体：细胞质中含粗大、圆形、红色的嗜酸性包涵体。

粒细胞系、红细胞系、巨核细胞系早期增生正常，晚期增生受到抑制，抑制的程度随骨髓瘤细胞浸润程度的不同而不同。

【注意事项】

1. 多发性骨髓瘤初期，骨髓瘤细胞的增生呈局灶性分布，随着病情的进展而逐步发展为整个骨髓病变，因此在初期诊断时，穿刺应采用多部位进行，特别要注意疼痛部位的穿刺，观察骨髓涂片时应注意观察涂片的尾部及边缘。观察多发性骨髓瘤的骨髓涂片及血涂片时，要注意采用多部位分类计数，以骨髓瘤细胞比值最高的一次为准，还应注意成熟红细胞的分布状况，应选择涂片上细胞分布均匀的部位，太厚或太薄的部位均不利于红细胞"缗钱状"分布的观察。

2. 填写报告单时，首先描述骨髓瘤细胞的增生程度、各阶段细胞比例、胞体、细胞核、细胞质等形态特征。

【课后思考】

1. 多发性骨髓瘤细胞与正常浆细胞的区别有哪些？

2. 临床上对多发性骨髓瘤的诊断还有哪些方法？

（毛　飞）

实验八　血小板及出血与凝血系统异常

一、免疫性血小板减少症

【实验目的】

掌握免疫性血小板减少症（immune thrombocytopenia），也称原发性血小板减少症（idiopathic thrombocytopenic purpura，ITP）的血象、骨髓象特点，正确书写 ITP 的骨髓报告单。

【实验材料】

1. **标本**　血涂片、骨髓涂片。

2. **仪器**　光学显微镜。

3. **器材**　香柏油、擦镜液、擦镜纸。

【实验方法】

1. **血象**　血小板数量明显减少，急性型较慢性型显著，急性型往往低于 $20×10^9/L$，慢性型多在 $（30\sim80）×10^9/L$ 之间。血小板形态可有改变，如体积增大、形态异常、颗粒减少、染色过深等。除严重出血外，一般无明显贫血及白细胞减少，偶有嗜酸性粒细胞增多。

2. **骨髓象**　急性型骨髓巨核细胞常明显增多，伴成熟障碍，以幼稚型巨核细胞增多为主，可见细胞质颗粒减少，嗜碱性较强，产血小板型巨核细胞明显减少甚至缺如，细胞质中出现空泡变性。慢性型骨髓巨核细胞数正常或增多，以颗粒型增多为主，产血小板型巨核细胞明显减少或缺如。在少数病程较长的难治型 ITP 患者，骨髓中巨核细胞数可减少（图 4-23）。

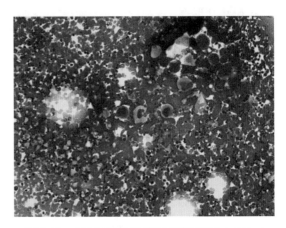

图 4-23　ITP 骨髓象巨核细胞明显增多（100×）

【注意事项】

1. 观察涂片时，选择涂片厚薄均匀、背景清晰、细胞结构清楚的部位观察。

2. 巨核细胞要进行全片计数并分类，可分类 25 个或 50 个巨核细胞，不需要对所有巨核细胞进行分类。

3. 巨核细胞体积较大，涂片头部和尾部偏多，注意观察头部和尾部。

【课后思考】

免疫性血小板减少症血象和骨髓象特点是什么？

二、血栓性血小板减少性紫癜

【实验目的】

掌握血栓性血小板减少性紫癜（thrombotic thrombocytopenic purpura，TTP）的血象、骨髓象特点，正确书写 TTP 骨髓报告单。

【实验材料】

1. **标本**　血涂片、骨髓涂片。

2. **仪器**　光学显微镜。

3. 器材　香柏油、擦镜液、擦镜纸。

【实验方法】

1. 血象　正细胞正色素性贫血，网织红细胞显著增高；95% 的患者血涂片上可见红细胞碎片、有核红细胞及异形红细胞；白细胞总数常增高，伴中性粒细胞核左移；96% 以上患者可见血小板减少，多在（10～50）×10^9/L 之间（图 4-24）。

2. 骨髓象　红系细胞增生明显活跃，可见红细胞碎片和异形红细胞。巨核细胞数量增多或正常，常伴成熟障碍。

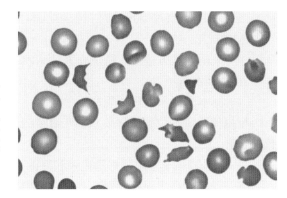

图 4-24　TTP 血象可见红细胞碎片和异性红细胞（1 000×）

【注意事项】

1. 观察涂片时，选择涂片厚薄均匀、背景清晰、细胞结构清楚的部位观察。

2. 巨核细胞要进行全片计数并分类，分类时不需要对所有巨核细胞分类，可分类 25 个或 50 个巨核细胞。

3. 该病往往有典型的"五联症"，诊断时要结合临床症状。

【课后思考】

血栓性血小板减少性紫癜有哪些临床表现，为什么会出现这些症状？

三、出凝血时间检测

（一）活化部分凝血活酶时间测定

【实验目的】

1. 掌握活化部分凝血活酶时间（activated partial thromboplastin time，APTT）测定的原理。

2. 熟悉 APTT 测定的操作要点、参考区间及注意事项。

【实验原理】

37℃条件下，在受检血浆中加入 APTT 试剂（含接触因子激活剂、磷脂和 Ca^{2+}），启动内源性凝血系统，观察受检血浆凝固所需的时间，即为活化部分凝血活酶时间。该试验是检测内源性凝血系统较灵敏和最为常用的筛查试验。

【实验材料】

1. 标本　正常对照血浆、待测血浆。

2. 器材　血凝仪、离心机、一次性静脉采血针、枸橼酸钠抗凝真空采血管、移液器、塑料试管、秒表、水浴箱等。

3. 试剂　APTT 试剂、25mmol/L 氯化钙溶液。

【实验方法】

1. 试管法

（1）标本采集和处理：静脉采血 1.8mL，注入含有枸橼酸钠溶液 0.2mL 的负压真空试管中，充分混匀，3 000r/min 离心 20min，分离乏血小板血浆。

取 1 支试管，加入预热的正常对照血浆和 APTT 试剂各 0.1mL，37℃水浴中预温活化5min。

（2）在上述试管中加入 0.1mL 预温的 25mmol/L 氯化钙溶液，立即混匀，同时启动秒表计时。

（3）在 37℃水浴中连续轻轻振摇试管，20s 后，观察试管内液体的流动状态，当液体流动减慢或出现混浊时停止计时,记录凝固时间。重复检测2次,取平均值作为正常对照血浆的APTT值。

（4）采用同样方法测定待测血浆的APTT值。

2. 血凝仪法

（1）标本采集和处理:同试管法。

根据仪器试剂位置程序要求,把APTT试剂和25mmol/L氯化钙溶液准备好,放在相应预热位置。

（2）标本准备:将正常对照血浆和待测血浆加入测试杯中。

（3）按仪器操作程序分别检测正常对照血浆和待测血浆的APTT值。

3. 参考区间　男性31.5~43.5s,女性32.0~43.0s,超过或低于正常对照10s有意义。

【注意事项】

1. 使用高质量塑料、聚乙烯试管或硅化玻璃器皿收集标本,使其有充分的透明度和空间便于血液与抗凝剂混合。所用试管要清洁、干净、无划痕,以避免凝血因子活化,最好使用真空采血管,以防止血液中CO_2丢失,pH增高,使凝固时间延长。国际上推荐使用21号以上针头采血,儿童可用23号针头采血。

2. 尽可能空腹采血,以避免脂血导致APTT延长。采血时止血带不能束缚太紧,且束缚时间最好不超过1min,以避免凝血因子和纤溶系统活化。采血应顺利,避免溶血、组织液混入和气泡产生。患者应无黄疸,标本不可有凝血块,任何微小的凝块都会影响检测结果。

3. 应使用浓度为109mmol/L的枸橼酸钠抗凝剂,抗凝剂与血液比例严格按1:9抗凝。标本与抗凝剂应充分混匀。对伴有严重贫血或血细胞比容明显异常,如血细胞比容<0.2或>0.5的标本,应调整抗凝剂用量,Mac Gann调整公式为:抗凝剂用量(mL)=(100-HCT)×血液量(mL)×0.001 85。

4. 标本运送　运送标本时必须加塞,防异物、防震动及光照,在室温条件下及时运送。

5. 离心应在15~20℃环境下,以3 000r/min离心20min,尽可能除去血小板,分离后的血浆应PLT<20×10^9/L。

6. 采集血液后宜在2h内完成测定,时间过久,V因子易消失。室温下,Ⅷ因子也易失去活性。样本若不能及时检测,应置于-80℃不超过30d,-20℃不超过14d,-8℃不超过6h保存。冷冻血浆测定时应于37℃迅速解冻,标本不可反复冻融。

7. 健康人冻干混合血浆及冷藏试剂在使用前应先放在室温平衡15min;水浴温度要控制在(37.0±0.5)℃,温度过高或过低均可使APTT延长;样本及试剂在使用前必须预温,时间不应少于3min,但试剂预温不能超过15min,血浆预温不能超过10min。

8. 应在明亮处观察血液流动情况,以血液流动减慢或出现混浊的初期凝固为计时终点。

9. 服用避孕药、雌激素、香豆素类药物、肝素、天冬氨酰胺酶、纳洛酮等药物均可影响APTT检测结果,测定前须停药至少1周。

【课后思考】

活化部分凝血活酶时间测定的原理及临床意义是什么?

（二）凝血酶原时间测定

【实验目的】

1. 掌握凝血酶原时间(prothrombin time,PT)测定的原理。

2. 熟悉PT测定的操作要点和注意事项。

【实验原理】

在待测血浆中加入足量的含钙组织凝血活酶(含Ca^{2+}、组织因子和磷脂),启动外源性凝血系统,激活凝血酶原成为凝血酶,凝血酶使纤维蛋白原转变为纤维蛋白,测定血浆凝固所需时间即为凝血酶原时间。本试验是外源性凝血系统最常用的筛选试验。

【实验材料】

1. **标本** 正常对照血浆、待测血浆。

2. **器材** 血凝仪、离心机、一次性静脉采血针、枸橼酸钠抗凝真空采血管、移液器、塑料试管、秒表、水浴箱等。

3. **试剂** 含钙组织凝血活酶的试剂。

【实验方法】

1. **试管法**

(1)标本采集和处理:同 APTT。

(2)预温:将含钙组织凝血活酶的试剂、正常对照血浆,分别放置在37℃水浴中预热。

(3)测定:取 1 支试管,加入预温的正常对照血浆 0.1mL,37℃预温 3min,随后加入0.2mL 预温的含钙组织凝血活酶试剂,立刻混匀,同时启动秒表计时。

(4)观察计时:在明亮处不断地缓慢倾斜试管,观察试管内液体的流动状态,当液体流动减慢或出现混浊时,停止计时,记录凝固时间。重复测定 2～3 次,取平均值作为正常对照血浆的 PT 值。

(5)采用同样方法测定受检血浆的 PT 值。

2. **血凝仪法**

(1)标本采集和处理:同试管法。

(2)试剂准备:根据仪器试剂位置程序要求,把含钙组织凝血活酶试剂准备好,置于相应的位置。

(3)标本准备:将正常对照血浆和待测血浆放在相应的样本架上。

(4)检测:根据仪器操作程序分别检测正常对照血浆和待测血浆的 PT 值。

3. **参考区间** 目前 PT 报告方式有 3 种:

(1)以直接测定的 PT 报告,PT:11～14s,超过正常对照 ±3s 有意义。

(2)以 PT 比值(PTR)报告,PTR= 受检血浆 PT 值/健康人混合冻干血浆 PT 值,PTR:0.85～1.15。

(3)以国际标准化比值(international normalized ratio,INR)报告,INR=PTR^{ISI},INR:0.8～1.5。

【注意事项】

1. 标本采集、运送、处理同 APTT 检测。

2. 组织凝血活酶试剂的活性是影响 PT 检测准确性的关键因素。组织凝血活酶的来源及制备方法不同,对 PT 测定结果影响很大。组织凝血活酶可来自牛脑组织、兔脑组织等的提取物,也可采用纯化的重组组织因子(recombinant-issue factor,r-TF)加磷脂作试剂,后者比动物源性的凝血活酶对因子Ⅱ、Ⅶ、Ⅹ的检测灵敏度更高。每次使用含钙组织凝血活酶的活性不同可导致测定结果之间存在差异,为了增加 PT 测定结果的可比性,要求含钙组织凝血活酶必须标注国际敏感指数(international sensitivity index,ISI),以此表示组织凝血活酶试剂的灵敏度。

3. 由于每次使用的含钙组织凝血活酶活性不同,测定条件也有变化,WHO 等国际权威机构要求每次测定均必须有正常对照。正常对照血浆须采用 18～55 岁健康人(除外妊娠、哺乳妇女和服药者)20 名以上男女各半的混合血浆。109mmol/L 枸橼酸钠抗凝剂与血液以1:9 混匀,3 000r/min 离心 20min,分离血浆后混合,分装每瓶 1mL,-80℃冻干保存。

4. PT 检测应选用国际血栓和止血委员会(ICTH)及国际血液学标准化委员会(ICSH)

公布的参考方法。

5. PT 测定时,应先检测健康人的混合血浆,其 PT 值在允许范围内方能测定待测标本。否则,应重新配制 PT 试剂。

6. 所有标本应重复测定 2～3 次,取平均值报告。双份结果相差应<5%,否则应重新检测。

7. 由于 PT 和 PTR 两者存在的偏差较大,对临床上指导口服抗凝药物治疗用量有一定危险性,并且在国内难以开展室间质量评价。因此,在报告 PT、PTR 时,一定同时报告 INR。但应注意,不同疾病时口服抗凝药监测的 INR 参考值不同。不推荐 PT 作为评价肝病患者凝血功能的指标。

【课后思考】

为什么在报告 PT、PTR 时,一定同时报告 INR?

（王凡平）

（三）凝血酶时间测定

【实验目的】

1. 掌握凝血酶时间(thrombin time, TT)测定的原理。

2. 熟悉凝血酶时间测定的操作要点和注意事项。

【实验原理】

在待测血浆中加入标准化凝血酶,纤维蛋白原在凝血酶的作用下转变为纤维蛋白,血浆凝固所需要的时间称为凝血酶时间,本实验反映的是凝血的共同途径。

【实验材料】

1. **标本**　正常对照血浆、待测血浆。

2. **器材**　血凝仪、离心机、一次性静脉采血针、枸橼酸钠抗凝真空采血管、移液器、塑料试管、秒表、水浴箱等。

3. **试剂**　标准凝血酶溶液。

【实验方法】

1. **试管法**

（1）标本采集和处理同 APTT。

（2）将正常对照血浆和待测血浆 100μL 分别加入试管中,放置在 37℃水浴。

（3）试管中分别加入 100μL 凝血酶溶液,立刻混匀并启动秒表计时。

（4）在明亮处观察试管内液体的流动状态,当液体流动减慢或出现混浊时,停止计时,记录凝固时间。重复测定 2～3 次,取平均值作为正常对照血浆的 TT 值。

（5）采用同样方法测定受检血浆的 TT 值。

2. **血凝仪法**　标本采集和处理同试管法,加入凝血酶后,根据仪器操作程序分别检测正常对照血浆和待测血浆的 TT 值。

3. **参考区间**　16～18s,超过 ±3s 有意义。

【注意事项】

1. 标本需用枸橼酸钠抗凝,不能采用肝素或 EDTA 抗凝。

2. 血浆分离后要尽快进行检测,室温下保存不应超过 3h,4℃下保存不超过 4h。

3. 已稀释好的凝血酶溶液要尽快使用,若置于 4℃下须在 3 天内使用。

4. 每次操作都要对凝血酶溶液进行校正,确保健康人血浆 TT 值波动于 16～18s 之间。

【课后思考】

TT 时间延长的临床意义是什么?

（王凡平）

（四）纤维蛋白（原）降解产物检测

【实验目的】

1. 掌握胶乳凝集法检测血浆纤维蛋白（原）降解产物［fibrin（fibrinogen）degradation products，FDPs］的实验原理。

2. 熟悉胶乳凝集法检测血浆纤维蛋白（原）降解产物的操作要点和注意事项。

【实验原理】

在受检血浆中加入特异性抗纤维蛋白（原）D、E片段抗体标记的胶乳颗粒悬液，如果血浆中含有纤维蛋白（原）降解产物（FDP），特别是D、E片段，即可发生抗原抗体反应，导致胶乳颗粒凝集。

【实验材料】

1. **标本** 待测血浆。

2. **器材** 一次性静脉采血针、枸橼酸钠抗凝真空采血管、离心机、微量加样器、胶乳反应板、搅拌棒、试管等。

3. **试剂** 胶乳试剂、甘氨酸缓冲液、FDPs阴性对照、FDPs阳性对照。

【实验方法】

1. 常规静脉取血，1份静脉血加入9份枸橼酸钠抗凝剂，离心、分离乏血小板血浆。

2. 将20μL胶乳试剂置于胶乳反应板的圆圈中，并加入等量的待测血浆，用搅拌棒充分混匀，轻轻摇动胶乳反应板3～5min。

3. 在较强光线下观察，如果出现明显且均匀的凝集颗粒的为阳性（FDPs＞5mg/L）；若无凝集颗粒的则为阴性（FDPs＜5mg/L）。

4. 如果为阳性，则可进一步用缓冲液将待测血浆按1∶2、1∶4、1∶8、1∶16倍比稀释，并分别按上述方法进行检测，以发生凝集反应最高稀释度为反应终点。

5. 本法最大敏感度为5mg/L，因此待测血浆中FDP含量（5mg/L)=5×最高稀释倍数。

6. **参考区间** 血清FDPs＜10mg/L，血浆＜5mg/L。

【注意事项】

1. 标本采集、运送及处理同APTT测定。

2. 本试验所用试剂盒必须在2～8℃保存，避免冻结，使用前恢复至室温。

3. 胶乳试剂使用前应当充分摇匀。

4. 胶乳反应板必须保持清洁干燥。

【课后思考】

FDPs升高的临床意义是什么？

（王凡平）

（五）血浆D-二聚体测定

【实验目的】

1. 掌握胶乳凝集法测定血浆D-二聚体（D-dimer）的实验原理和操作方法。

2. 熟悉胶乳凝集法测定血浆D-二聚体的注意事项。

【实验原理】

将待测血浆加入人用抗D-dimer单抗标记的胶乳颗粒中，如果待测血浆中D-dimer含量＞0.5mg/L时，便与胶乳颗粒上的抗体结合而使胶乳颗粒凝集。根据发生凝集反应时待测血浆稀释度即可计算出D-dimer含量。

【实验材料】

1. **标本** 待测血浆。

2. **器材**　一次性静脉采血针、枸橼酸钠抗凝真空采血管、离心机、微量加样器、胶乳反应板、搅拌棒、试管等。

3. **试剂**　样品稀释缓冲液、胶乳试剂、D-dimer 阴性对照、D-dimer 阳性对照。

【实验方法】

1. 常规静脉取血，以枸橼酸钠抗凝剂 1∶9 抗凝，离心、分离乏血小板血浆。

2. 将 20μL 胶乳试剂置于胶乳反应板的圆圈中，并加入等量的待测血浆，用搅拌棒充分混匀，轻轻摇动胶乳反应板 3～5min。

3. 在较强光线下观察，如果出现明显且均匀的凝集颗粒为阳性（D-dimer 含量≥0.5mg/L）；若无凝集颗粒的则为阴性（D-dimer＜0.5mg/L）。

4. 如果为阳性，则可进一步用缓冲液将待测血浆按 1∶2、1∶4、1∶8、1∶16 倍比稀释，并分别按上述方法进行检测，以发生凝集反应最高稀释度为反应终点。

5. 本法最大敏感度为 5mg/L，因此待测血浆中 D-dimer 含量（mg/L）=5× 最高稀释倍数。

6. **参考区间**　定性：阴性；半定量＜0.5mg/L。

【注意事项】

1. 应避免待测标本发生溶血、凝血、细菌污染或高脂血，均可能造成非特异性凝集。

2. 血浆分离后不可久置，应在 2h 内完成检测。

3. 本试验所用试剂盒必须在 2～8℃保存，避免冻结，使用前恢复至室温。

4. 胶乳试剂使用前应当充分摇匀。

5. 胶乳反应板必须保持清洁干燥。

6. 保持实验温度高于 20℃，若低于 20℃，应当适当延长反应时间后再观察结果。

【课后思考】

D-二聚体测定的临床意义？

（王凡平）

（六）血栓弹力图

【实验目的】

通过血栓弹力图仪动态监测凝血全过程，分析血块形成的速率、血块的强度及稳定性。

【实验原理】

血栓弹力图是由血栓弹力图仪（thromboela-stogram，TEG）进行检测并绘制成的图。自动调节装载血 37℃的恒温杯槽，装载血样后，将样品杯装在卡槽上，测试杯的盖子和悬垂丝耦合成一体，杯子在磁场的作用下，以 4°45′ 的角度和频率为 0.1Hz，每 9s 一周的速度匀速转动，当受检血样开始凝结，血块使杯子和盖耦合在一起，金属探针（悬垂丝）受到样本形成的切应力作用，随之出现左右旋动，金属针在旋动过程中由于切割磁力线而产生电流，系统将检测到的凝血开始到纤维蛋白溶解过程中的物理信息经电脑软件处理后，便形成 TEG 曲线（图 4-25）。

【实验材料】

1. **标本**　静脉血。

2. **器材**　血栓弹力图仪、测试杯等。

3. **试剂**　高岭土、12.9g/L CaCl₂ 溶液。

【实验方法】

1. 从冰箱取出检测试剂盒进行复温，保证复温时间在 10min 以上。

2. 打开电脑及 TEG 主机，进入 TEG 专用分析软件程序。

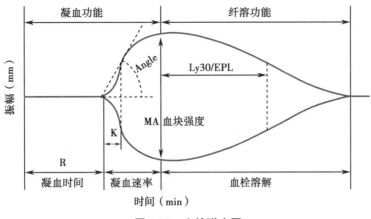

图 4-25 血栓弹力图

3. 进入 eTest 界面,将测试杆移到 Test 位置,每个通道分别运行 eTest 测试。

4. 根据检测项目进行上杯操作,除了肝素酶试验需用肝素酶杯外,其他均为普通杯。

5. 血小板图试验需根据检测项目进行试剂配制。

6. 在 TEG 专用分析软件界面上创建患者信息并确定检测项目。

7. 高岭土试验在普通杯中加入 20μL 的氯化钙,加入高岭土激活 3～5min 的血样 340μL;肝素酶试验在肝素酶杯中加入 20μL 的氯化钙,加入高岭土激活 3～5min 的血样 340μL;血小板图试验需根据检测项目加入 10μL 的激活剂和 360μL 肝素化血样。

8. 将 Lever 杆移到 Test 位置,选中加样的通道,按下 Start 开始检测。

9. 点击 Done 回到 TEG 主界面,查看描记图形。

10. 观察图形,一般情况下当 MA 参数值两面没有星号表示描记已经结束,可以停止;如果怀疑有纤溶时需 CY30 参数值两面没有星号才表示描记已经结束,点击 Stop,停止试验。

11. 将测试杆从 Test 位置移回 Load 位置后,卸下检测杯。

12. 选中描记后的图,查看结果,根据结果完成试验报告。

13. 通常勾选 Clot,显示血滴图,打印报告。

14. 关闭电脑和主机。

15. 主要参数及参考范围,以高岭土激活的枸橼酸化血样为例,见表 4-3。

表 4-3 TEG 检测的主要参数、意义及参考范围

主要参数	意义	参考范围
R 值	反应时间,反映参加凝血启动过程的凝血因子的综合作用,包括内源性、外源性和共同凝血途径,以及纤维蛋白原被激活开始形成纤维蛋白凝块的情况	5～10min
K 值	从 R 时间终点至描记幅度达 20mm 所需时间。反映纤维蛋白和血小板在血凝块开始形成时的共同作用结果,即血凝块形成的速率,由于此时以纤维蛋白的功能为主,故为检测纤维蛋白原功能的主要指标	1～3min
Angle(α)角度	从血凝块形成点至描记图最大曲线弧度作切线与水平线的夹角。α 参数与 K 参数相同,反映纤维蛋白和血小板在血凝块开始形成时的共同作用结果,α 参数在极度低凝时要比 K 参数更直观,也是检测纤维蛋白原功能的指标	53～72deg
MA 值	描记图上的最大振幅,即最大切应力系数。反映正在形成的血凝块的最大强度及稳定性,主要受血小板及纤维蛋白原两个因素的影响,其中血小板的作用约占 80%,血小板质量或数量的异常都会影响到 MA 值,是检测血小板数量及功能的指标	50～70mm

续表

主要参数	意义	参考范围
LY30	测量在 MA 值确定后 30min 内血凝块幅度减少的速率,是检测纤溶的一个指标。LY30＞7.5% 表示纤溶亢进	0～7.5%
CI	凝血综合指数,反映样本在各种条件下的凝血综合状态,＜-3:低凝,-3＜正常＜+3,＞+3:高凝。此参数对于血栓和出血的预测具有重要意义	-3～+3
EPL	预测在 MA 值确定后 30min 内血凝块将要溶解的百分比,是测量纤溶的一个指标。EPL=100×(MA-A30)/MA(A30 为检测 30min 时在描记图上的振幅)	0～15%

【注意事项】

1. 装杯时注意勿触碰杯子和针的接触面。

2. 常规杯和肝素酶杯用枸橼酸钠抗凝剂抗凝,血小板联合杯用肝素抗凝。

3. 勿在测试位(Test)状态进行装载或卸杯。

4. eTest 结束后,一定要将测试杆移回装载位置。

5. 血小板图检测时,复溶后的 A、B、C 试剂应在 2h 内使用。

6. 为确保设备测量结果的准确性,每 24h 应做一次质控测试。

【课后思考】

简述血栓弹力图的优缺点是什么?

(王凡平)

实验九　输血相容性检验

输血是现代急救医学重要的治疗手段之一,把献血者的各种血液成分输到患者体内,以达到治疗疾病的目的。为了规范、指导医疗机构科学、合理用血,确保输血安全,在输血前一定要进行一系列输血相容性检验,判断献血者与患者血液是否匹配。输血相容性检验包括血型抗原、血型抗体、交叉配血等诸多检验项目,其中最重要的是红细胞成分输血相容性检测,主要包括:ABO 血型(正定型、反定型)、Rh 血型、抗体筛查、交叉配血等。

一、ABO 血型鉴定检验

【实验目的】

1. 掌握 ABO 血型试管法鉴定的原理、操作步骤及结果判断。

2. 熟悉 ABO 血型正反定型血型不符的处理流程。

【实验原理】

根据红细胞膜表面有无 A 抗原和(或)B 抗原,将血型分为 A 型、B 型、AB 型、O 型 4 种。可利用红细胞凝集试验,通过正反定型准确鉴定 ABO 血型。所谓正定型,是指用标准的抗 A 和抗 B 分型血清来测定红细胞上有无相应的 A 抗原或(和)B 抗原。所谓反定型,是指用标准 A 型红细胞和 B 型红细胞来测定血清中有无相应的抗 A 和(或)抗 B。

ABO 血型正定型检测方法包括:玻片法(不应单独使用)、试管法、微孔板法、微柱凝集法、分子生物学鉴定等。ABO 血型反定型检测方法包括:试管法、微孔板法、微柱凝集法等。实验室根据实际情况选择一种或几种方法进行 ABO 血型确认。本实验以 ABO 血型正反定型试管法为例。

【实验材料】

1. **标本**　受检者血清,受检者 5% 红细胞悬液。

2. **仪器**　光学显微镜,血型鉴定专用离心机,覆盖 0.1～1 000μL 量程的移液器等。

3. **试剂**　抗 A 分型血清(B 型血)、抗 B 分型血清(A 型血)及抗 A+B 分型血清(O 型血)、5% A 型红细胞、5% B 型红细胞、5% O 型红细胞。

4. **其他**　0.95% 氯化钠盐水、洁净小试管(10mm×60mm)、载玻片、记号笔等。

【实验方法】

1. **正定型**　取洁净小试管(10mm×60mm)3 支,分别标注抗 A、抗 B、抗 A+B,用移液器分别在相应试管内滴加抗 A 分型血清、抗 B 分型血清、抗 A+B 分型血清 50μL 于试管底部,再用移液器在 3 支试管内均加入受检者 5% 红细胞悬液 50μL,混匀。

2. **反定型**　另取洁净小试管(10mm×60mm)3 支,分别标注 A、B、O,用移液器在 3 支试管内均加入受检者血清 50μL,再用移液器向相应管内滴加 5% A 型红细胞、5% B 型红细胞、5% O 型红细胞 50μL,混匀。

3. **离心**　立即在血型鉴定专用离心机上以 1 000r/min 离心 1min。

4. **观察**　将试管轻轻转动,使沉于底部的红细胞浮起,肉眼对光观察是否有溶血或凝集,如果肉眼未见凝集,应将反应物用移液器吸取 20μL 置于载玻片,再以光学显微镜低倍镜下观察。

【实验结果】

1. 根据各实验管内红细胞凝集与否,按照表 4-4 作出血型判断。

2. 观察结果时既要观察有无凝集或溶血,又要观察凝集强度,将有助于 A、B 亚型发现。

表 4-4　ABO 血型正反定型结果判断

ABO 血型正定型			结果判断	ABO 血型反定型		
分型血清+受检者红细胞			受检者血型	受检者血清+分型红细胞		
抗 A	抗 B	抗 A+B		A 型红细胞	B 型红细胞	O 型红细胞
+	-	+	A	-	+	-
-	+	+	B	+	-	-
-	-	-	O	+	+	-
+	+	+	AB	-	-	-

【注意事项】

1. 患者 ABO 血型检测包括正、反定型,新生儿及 4 个月内婴儿的标本不需要做反定型。

2. 受检样本来源为抗凝全血,所用抗凝剂为枸橼酸钠或 EDTA,不能使用肝素抗凝。抗凝全血在室温放置不超过 24h,2～8℃保存不超过 72h。

3. 应使用单克隆抗-A,抗-B 血型试剂对受试者血型进行检测。

4. 抗-B 试剂应不与获得性类 B 的标本发生反应且不与 T 抗原暴露抗原有额外反应。

5. 效价:抗-A 对 A1 细胞效价应不小于 1:128,对 A2 细胞应不小于 1:32,对 A2B 细胞应不小于 1:16;抗-B 效价应不小于 1:128。

6. 亲和力:将抗-A、抗-B 血型试剂分别与 10% 红细胞悬液于瓷板或玻片上混匀,抗-A 血型试剂与 A1、A2、A2B 血型红细胞出现凝集的时间应分别不长于 15s、30s、45s;

抗 - B 血型试剂与 B 型红细胞出现凝集的时间应不长于 15s；且在 3min 内凝集块应达到 1mm² 以上。

7. 用于 ABO 血型反定型的 A1 和 B 试剂细胞上 RhD 抗原宜为阴性。用于试管法检测的试剂红细胞浓度为 3%～5%。

8. 为防止冷凝集干扰血型鉴定，在 20～26℃环境下进行鉴定，37℃环境下可使反应减弱。

9. 患者 ABO 血型正、反定型不符时，应重复实验，设立自身对照。操作步骤如下：

1）查询病历，询问患者病史。

2）用生理盐水洗涤受检者红细胞 3 次，检查自身干扰因素。

3）重新采集标本进行 ABO 正、反定型。

4）用抗 -AB、抗 -A1 或抗 -H 检测红细胞，是否存在 ABO 亚型。

5）O 型细胞试剂进行 ABO 反定型检测，是否存在意外抗体。

6）试管法 37℃水浴，排除自身冷凝集抗体。

7）试管法室温孵育 30min 和/或 4℃孵育 30min，检测弱抗原抗体反应等。

8）无法确认的异常结果交由上一级实验室做进一步检测确认。

【课后思考】

引起 ABO 血型正反型鉴定不一致的原因有哪些？

（徐和平）

二、Rh 血型鉴定

【实验目的】

掌握 RhD 血型鉴定的原理、操作步骤及结果判断。

【实验原理】

人类红细胞膜上有 C、c、D、E、e 5 种 Rh 抗原，其形成的天然抗体极少，主要是免疫学抗体，已知有抗 D、抗 E、抗 C、抗 c、抗 e 共 5 种，抗 D 抗体是 Rh 血型系统中最常见的抗体。Rh 抗体有完全抗体和不完全抗体两种，完全抗体一般为 IgM 型，不完全抗体为 IgG 型，Rh 抗体主要是不完全抗体。临床上因 D 抗原的抗原性最强，出现频率高，临床意义又较大，故一般只做 D 抗原血型鉴定。

如果红细胞上存在相应的 D 抗原，将待检红细胞与 Rh- 抗 D 试剂（IgM+IgG）混合可引起特异性抗原抗体反应，红细胞凝集。根据有无红细胞凝集来判断结果。RhD 血型检测方法包括：试管法、微孔板法、微柱凝集法、分子生物学鉴定等。实验室根据实际情况选择一种或几种检测方法进行 RhD 抗原检测，本实验以试管法来检查待检红细胞上是否有对应的 D 抗原。

【实验材料】

1. **标本**　受检者 5% 红细胞悬液。

2. **仪器**　光学显微镜，血型鉴定专用离心机，覆盖 0.1～1 000μL 量程的移液器等。

3. **试剂**　抗 D 血型定型试剂（IgM+IgG，单克隆抗体）。

4. **其他**　0.95% 氯化钠盐水、洁净小试管（10mm×60mm）、载玻片、记号笔等。

【实验方法】

1. **反应**　加 1 滴（50μL）抗 D 血型定型试剂于一支预先标记好的洁净小试管（10mm×60mm），再加 1 滴（50μL）受检者 5% 红细胞悬液于试管中。混匀。

2. **离心**　立即在血型鉴定专用离心机上以 1 000r/min 离心 1min。

3. **观察** 将试管轻轻转动，使沉于底部的红细胞浮起，肉眼对光观察是否有溶血或凝集，如果肉眼未见凝集，应将反应物用移液器吸取 20μL 置于载玻片，再以光学显微镜低倍镜下观察。

4. **延长观察** 若是未凝集的阴性结果，需在 37℃ 孵育 30min，然后再离心观察结果。结果若呈阴性需进一步确认是否为弱 D 抗原。

【实验结果】

阳性反应：出现红细胞凝集，为 RhD 阳性。阴性反应：红细胞不出现凝集，为 RhD 阴性。

【注意事项】

1. 受检样本来源为抗凝全血，所用抗凝剂为枸橼酸钠或 EDTA，不能使用肝素抗凝。抗凝全血在室温放置不超过 24h，2~8℃ 保存不超过 72h。

2. Rh 血型鉴定应严格控制温度与时间，因 Rh 抗原-抗体凝集反应凝块比较脆弱，观察反应结果时，应轻轻侧动试管，不可用力振摇。

3. 由于人红细胞的 D 抗原往往表现较弱，故必要时进行显微镜镜检，以免错判结果，特别是阴性结果时。

4. 对于结果可疑的，必须洗涤红细胞后重新检验。

5. 检测出 RhD 阴性和弱 D 抗原患者，使用间接抗人球蛋白法或分子生物学鉴定方法进行确认。

【课后思考】

导致 Rh 血型鉴定假阳性和假阴性的原因有哪些？

（徐和平）

三、血交叉相容性检测

【实验目的】

1. 掌握盐水介质交叉配血试验、凝聚胺交叉配血试验的原理、操作步骤和结果判断。

2. 熟悉抗人球蛋白交叉配血试验（微柱法）的原理、操作步骤和结果判断。

【实验原理】

红细胞类血液成分输血前应进行交叉配血，应选用适宜的检测方法确保患者与献血者血液的相容性。主要检查受血者血清中有无破坏供血者红细胞的抗体，故受血者血清与供血者红细胞相配的一管为"主侧"；受血者红细胞与供血者血清相配的一管为"次侧"，两者相合为交叉配血。

在临床中本着尽可能多地检测出可能导致能引起新生儿溶血病、溶血性输血反应，或能使输注的红细胞存活期减少的在 37℃ 发生反应的不规则同种抗体等临床有意义的抗体，同时尽可能减少检测临床无意义的抗体，保证输血安全，血交叉相容性试验检测方法常用的有盐水介质交叉配血试验、凝聚胺交叉配血试验（polybrene）、抗人球蛋白交叉配血试验（微柱法）。

盐水介质交叉配血试验：红细胞上携带有 ABO 抗原，当和相应的抗体结合（如 A 型红细胞遇到含有抗 A 的 B 型血清）之后，就会产生肉眼可见的凝集。所以当受血者和供血者细胞经混合并离心后，如有 ABO 不配合问题，就会很快显示出来，所以常称为"立即离心"（immediate spin, IS）配血试验。用来检测供血者红细胞与受血者血清之间的 ABO 相容性。

凝聚胺试验（polybrene）：使用低离子介质（low ionic medium, LIM）加速 IgG 抗体与红细胞之间的反应速度。凝聚胺作为一种碱性分子可以和红细胞表面的酸性糖分子结合，在离心力的作用下凝聚胺使红细胞相互靠近,使得已经结合在红细胞表面 IgG 抗体分子可以在不同的红细胞之间搭桥。然后加入重悬液,使得凝聚胺的作用被消除。被凝聚胺凝集起来的红细胞,此时会渐渐散开,但已经被 IgG 抗体分子搭桥连接起来的红细胞不会散开,以此检测血清或血浆中存在的血型抗体。本试验具有敏感性高及快速等优点,已应用于血型检查、抗体筛选和鉴定、交叉配血试验。

抗人球蛋白交叉配血试验:一些针对红细胞上血型抗原的 IgG 类不完全抗体,结合到红细胞上之后,必须通过抗人球蛋白试剂的连接,才能形成肉眼可见的凝集。当供血者或受血者血液中存在相应的不规则抗体时,可能会导致迟发型溶血反应的发生。所以,抗人球蛋白交叉配血试验常用来检测 IgG 抗体引起的不相容性。抗人球蛋白介质交叉配血可以使用试管法、微柱凝胶法来进行。

(一)盐水介质交叉配血试验

【实验材料】

1. **标本** 受血者静脉血、供血者静脉血。

2. **仪器** 光学显微镜,血型鉴定专用离心机,覆盖 0.1～1 000μL 量程的移液器等。

3. **试剂** 0.95% 氯化钠盐水、洁净小试管(10mm×60mm)、载玻片、记号笔等。

【实验方法】

1. **制备血清和红细胞悬液** 受血者和供血者静脉血使用血型鉴定专用离心机分离出血清,并使用 0.95% 氯化钠盐水分别制备受血者和供血者 3% 红细胞悬液于试管中。

2. **标注** 取洁净小试管(10mm×60mm)2 支,1 支标注"主侧",另 1 支标注"次侧"。

3. **配血** 在标注"主侧"试管内使用移液器加注受血者血清 50μL 和供血者 3% 红细胞悬液 50μL。在标注"次侧"试管内使用移液器加注供血者血清 50μL 和受血者 3% 红细胞悬液 50μL。混匀。

4. **离心** 立即在血型鉴定专用离心机上以 1 000r/min 的速度离心 1min。

5. **观察** 将试管轻轻转动,使沉于底部的红细胞浮起,肉眼对光观察是否有溶血或凝集,如果肉眼未见凝集,应将反应物用移液器吸取 20μL 置于载玻片,再以光学显微镜低倍镜下观察。

【实验结果】

ABO 同型配血,"主侧"和"次侧"均无溶血及凝集,表示无输血禁忌,交叉配血合适,可以输血。做异型配血时(O 型血输给 A、B 或 AB,A、B 型血输给 AB 型),"主侧"无溶血及凝集,但"次侧"必然有溶血及凝集。

(二)凝聚胺交叉配血试验

【实验材料】

1. **标本** 受血者静脉血、供血者静脉血。

2. **仪器** 光学显微镜,血型鉴定专用离心机,覆盖 0.1～1 000μL 量程的移液器等。

3. **试剂** 改良凝聚胺试剂盒,其试剂盒组成:凝聚胺溶液、重悬液、低离子强度溶液(LIM)、阳性对照液、阴性对照液。

(1)凝聚胺溶液:0.5% 凝聚胺、0.95% 氯化钠。

(2)重悬液:14.7% 枸橼酸钠、5% 葡萄糖。

(3)低离子溶液:5% 葡萄糖、0.1% 乙二胺四乙酸二钠。

(4)阳性对照液:0.1% 抗 D(IgG)。

(5)阴性对照液:AB 血浆。

4. **其他试剂** 0.95% 氯化钠盐水、洁净小试管(10mm×60mm)、载玻片、记号笔等。

【实验方法】

1. **制备血清和红细胞悬液**　血型鉴定专用离心机以 3 500r/min 离心 3min，分离受血者和供血者血浆和红细胞，用 0.95% 氯化钠盐水洗涤受血者和供血者红细胞 2 次，然后用 0.95% 氯化钠盐水配置成 3% 的红细胞悬液。

2. **标注**　取洁净小试管（10mm×60mm）2 支，1 支标注"主侧"，另 1 支标注"次侧"。

3. "主侧"管加入受血者血清 100μL，再加入供者 3% 的红细胞悬液 50μL；"次侧"管加入供血者血清 100μL，再加入受血者 3% 的红细胞悬液 50μL，混匀。

4. "主侧"管和"次侧"管均各加入 LIM 600μL 混匀，室温放置 1min。

5. "主侧"管和"次侧"管均各加入凝聚胺溶液 100μL 混匀，血型鉴定专用离心机上以 3 500r/min 离心 15s，倒去上清液，对光观察红细胞凝聚，若未见凝聚则需重做。

6. "主侧"管和"次侧"管均各加入 50μL 重悬液轻摇看结果，如果肉眼未见凝集，应将反应物用移液器吸取 20μL 置于载玻片，再以光学显微镜低倍镜下观察。

【实验结果】

由凝聚胺引起的红细胞非特异性凝聚应在 1min 内完全散开，若是由免疫抗体引起的凝聚反应则不完全散开。

"主侧"和"次侧"管均无溶血及凝集，表示无输血禁忌，交叉配血合适，可以输血。

（三）抗人球蛋白交叉配血试验

【实验材料】

1. **标本**　受血者静脉血、供血者静脉血。

2. **仪器**　光学显微镜，血型鉴定专用离心机，覆盖 0.1～1 000μL 量程的移液器等。

3. **试剂**　抗人球蛋白微柱凝胶试剂卡、0.95% 氯化钠盐水、洁净小试管（10mm×60mm）、载玻片、记号笔等。

【实验方法】

1. **制备血清和红细胞悬液**　血型鉴定专用离心机以 3 500r/min 离心 3min，分离受血者和供血者血浆和红细胞，用 0.95% 氯化钠盐水洗涤受血者和供血者红细胞 2 次，然后将受血者和供血者的红细胞制备 0.5% 红细胞 LIM 悬液。

2. **标注**　取抗人球蛋白微柱凝胶试剂卡 2 支，1 支标注"主侧"，另 1 支标注"次侧"。

3. 撕开卡封膜，于"主侧"反应腔中加供血者 0.5% 红细胞 LIM 悬液 100μL，加受血者血清 25μL；于"次侧"反应腔中（受血者 0.5% 红细胞 LIM 悬液 100μL，加供血者血浆或血清 25μL）。

4. 将检测卡 37℃孵育 15min，取出，置血型鉴定专用离心机以 1 000r/min 离心 9min，或以 1 800r/min 离心 3min。

5. 取出检测卡，判断结果。

【实验结果】

抗人球蛋白交叉配血试验结果的判读见表 4-5。

交叉配血试验：阳性表示受（供）血者血浆或血清中含供（受）血者红细胞血型抗原相应的抗体（IgG 或 IgM），供受血者不相容的；阴性表示供受血者相容。

【注意事项】

1. 悬浮红细胞、去白细胞悬浮红细胞、浓缩红细胞、去白细胞浓缩红细胞、全血和去白细胞全血，以及相应的辐照血液成分在输血前应同时进行主侧和次侧配血。洗涤红细胞、冰冻解冻去甘油红细胞只需进行主侧配血。血浆类血液成分输血、血小板成分的输血前检测应遵循 ABO 血型同型输注或相容性输注原则。

2. 输注浓缩血小板应进行红细胞交叉配血。输血前将患者与献血者浓缩血小板进行

表 4-5 抗人球蛋白交叉配血试验结果的判读

结果判读		
阳性	4+	表示 RBC 绝大部分凝聚于凝胶表层
	3+	表示 RBC 多数凝聚于凝胶表层，少数 RBC 凝集颗粒悬浮于近胶表层
	2+	表示部分 RBC 沉积于胶底，部分 RBC 凝集颗粒悬浮于凝胶中
	1+	表示 RBC 多数沉积于胶底，可见少数 RBC 凝集颗粒悬浮于凝胶中
	±	表示 RBC 绝大多数沉积于胶底，极少数 RBC 凝集颗粒悬浮于近胶底
	dcp	表示混合凝集外观，部分红细胞凝集颗粒集结于凝胶表层，部分红细胞沉于胶底
	PH	表示部分溶血，凝胶管中液体呈清澈透明红色，凝胶中有残留红细胞
	H	表示完全溶血，凝胶管中液体呈清澈透明红色，凝胶中无红细胞
阴性	–	表示 RBC 全部沉积于胶底

红细胞交叉配血，其结果应无凝集无溶血可以输注。单采血小板血液成分无须进行交叉配血。

3. 供血者和受血者 ABO 血型相同或不同，输注含红细胞的血液成分，主侧配血无凝集和无溶血；输注含血浆的血液成分，次侧配血无凝集和无溶血；RhD 血型相同或不同，主、次侧配血均无凝集和无溶血。

4. 受血者血交叉相容性试验的血标本必须是输血前 3 天之内的，若受血者有输血史，24h 内要再次输血，则需重新采取受血者标本。受血者和供血者标本可为抗凝全血，所用抗凝剂为枸橼酸钠或 EDTA，不能使用肝素抗凝，因肝素和凝聚胺的作用会影响结果观察。

5. 如盐水介质配血结果阴性，可将原标本接着做凝聚胺法交叉配血。若输注洗涤红细胞，可以只做"主侧"配血而不做"次侧"配血。

6. 凝聚胺法交叉配血加入重悬液后，应尽快观察结果，以免弱反应消失。

7. 凝聚胺方法不适合 kell 系统抗体的检测，所以对阴性结果需进行抗球蛋白试验，以免漏检。

【课后思考】

交叉配血不合适的原因有哪些？应该如何处理？

（徐和平）

第五章　寄生虫学检验

实验十　医学线虫检验

一、消化道线虫检验

【实验目的】

1. 掌握受精蛔虫卵、未受精蛔虫卵、脱蛋白质膜蛔虫卵、鞭虫卵、蛲虫卵、钩虫卵、粪类圆线虫卵的形态特征及检查方法。

2. 熟悉蛔虫、鞭虫、蛲虫、钩虫等常见消化道线虫成虫的形态特征；熟悉粪类圆线虫幼虫的形态特征。

3. 了解钩虫幼虫的形态特征。

【实验材料】

1. **标本**

（1）病理标本：蛔虫成虫保藏标本。

（2）玻片标本：受精蛔虫卵、未受精蛔虫卵、脱蛋白质膜蛔虫卵、鞭虫卵、蛲虫卵、钩虫卵、粪类圆线虫卵、鞭虫成虫、蛲虫成虫、钩虫成虫。

（3）临床标本：新鲜粪便。

2. **器材**　光学显微镜、竹签、漂浮瓶或青霉素瓶、滴管、载玻片、盖玻片、镊子、透明胶纸等。

3. **试剂**　饱和盐水、生理盐水、二甲苯。

【实验方法】

寄生虫虫卵的检查方法：

1. **直接涂片法**　收集患者的粪便，取一张洁净载玻片，在玻片中央滴加一滴生理盐水，用竹签挑取绿豆大小的粪便置于预先准备好的生理盐水中，涂抹成均匀薄膜状，涂抹时剔除涂片中粗大颗粒和纤维。涂片厚度以透过涂片隐约可见纸张上的字迹为宜。加盖玻片，先在低倍镜下查找视野，再转换成高倍镜观察虫卵形态。

此方法为蛔虫感染首选实验室检查法，单张粪便标本直接涂片法蛔虫卵阳性率约为80%，3张标本阳性检出率可达95%。

2. **饱和盐水浮聚法**　用竹签挑取黄豆大小的粪便标本，置于青霉素瓶内，用滴管先给瓶内滴加少量饱和盐水，并用竹签将粪便标本与饱和盐水搅拌均匀，再缓慢加入饱和盐水接近瓶口处并搅拌，挑去液面上方的粪渣，取出竹签，用滴管再次滴加饱和盐水至瓶中，使液面略高于瓶口，但勿让液体流出。取一张洁净载玻片轻放于青霉素瓶口液面上，静置15min后，快速平稳提起载玻片并翻转，于显微镜下观察结果。此方法为查找钩虫卵首选实验室检查法。

3. **透明胶纸法**　首先将一条宽约2cm，长约7cm的透明胶纸在一端0.5cm处折叠后贴于干燥、洁净的载玻片上，可在胶纸折叠的一端玻片处标记标本信息。检查时从折叠处揭开透明胶纸，用透明胶纸粘贴面充分与患者肛周皱褶处皮肤粘贴，随后将透明胶纸贴回到载玻片上进行镜检。如胶纸下有较多气泡时，可揭开胶纸，加入1滴生理盐水或二甲苯后再镜检。此法为查找蛲虫卵首选实验室检查法。

【实验结果】

1. 虫卵玻片标本

（1）蛔虫卵：粪便标本中可见受精蛔虫卵和未受精蛔虫卵两种虫卵。受精蛔虫卵呈宽椭圆形，棕黄色，大小为（45～75）μm×（35～50）μm，卵壳较厚，卵壳外是一层凹凸不平的蛋白质膜，卵内含有一大而圆的卵细胞，卵细胞与卵壳之间具有新月形间隙（图5-1）。未受精蛔虫卵呈长椭圆形，棕黄色，大小为（88～94）μm×（39～44）μm，蛋白质膜与卵壳均较薄，卵内充满大小不等的折光颗粒（图5-2）。部分蛔虫卵随粪便排出体外时其表面的蛋白质膜会脱落形成脱蛋白质膜蛔虫卵（图5-3），受精蛔虫卵和未受精蛔虫卵都可形成脱蛋白质膜蛔虫卵，脱蛋白质膜蛔虫卵颜色变淡，外壳光滑，其余结构与蛋白质膜蛔虫卵一致。

（2）鞭虫卵：虫卵呈纺锤形或腰鼓形，黄褐色，大小为（50～54）μm×（22～23）μm，卵壳较厚，卵内含有一个卵细胞和多个卵黄细胞，虫卵两端各具有一透明盖塞（图5-4）。

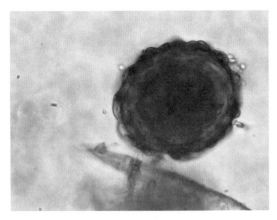

图5-1　受精蛔虫卵（400×）

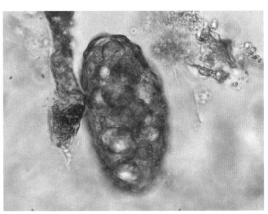

图5-2　未受精蛔虫卵（400×）

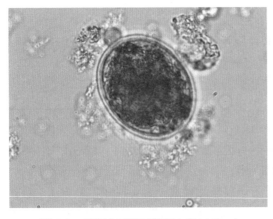

图5-3　脱蛋白质膜受精蛔虫卵（400×）

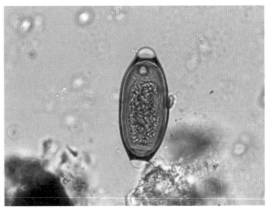

图5-4　鞭虫卵（400×）

（3）蛲虫卵：虫卵呈不规则椭圆形，左右两侧不对称，一侧扁平，一侧凸起，呈柿核或类"D"形，无色透明，大小为（50～60）μm×（20～30）μm，卵壳较厚，卵内含有一卷曲折叠的幼虫（图5-5）。

（4）钩虫卵：宽椭圆形，大小为（56～76）μm×（36～40）μm，卵壳极薄、透明，卵内含有4～8个细胞，卵细胞与卵壳间具有明显间隙（图5-6）。

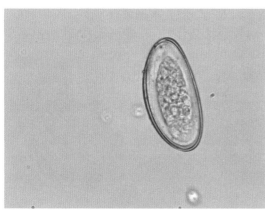
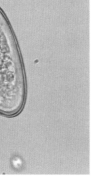

图5-5　蛲虫卵（400×）　　　　　　　　　图5-6　钩虫卵（400×）

（5）粪类圆线虫卵：椭圆形，无色透明，大小为（50～70）μm×（30～40）μm，卵壳极薄，与钩虫卵相似，有时卵内含有一幼虫。

2. 成虫或幼虫标本片观察

（1）蛔虫成虫：长圆柱形，两端尖细，体表光滑有细横纹，形似蚯蚓。口孔位于虫体顶端，有一"品"字形唇瓣。雌虫长20～35cm，生殖器官为双管型，尾端尖直。雄虫长15～31cm，生殖器官为单管型，尾端向腹面卷曲，末端有一对镰刀状交合刺（图5-7）。

（2）鞭虫成虫：前细后粗，形似马鞭（图5-8）。前端细长部分约占虫体的3/5，后端明显增粗，约占虫体的2/5。鞭虫活体呈肉色，头端有口腔和咽管，咽管细长，外包有串珠状排列的杆细胞组成的杆状体。雌虫体长为35～50mm，尾端直且钝圆，阴门位于虫体粗细交界处粗大部分的腹侧，具有雌性生殖系统一套。雄虫略小，体长30～45mm，尾端向腹面呈螺旋状卷曲，末端有1根交合刺自鞘内伸出。

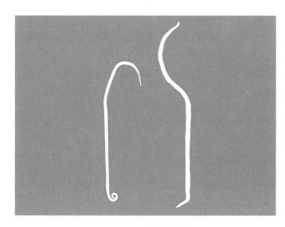
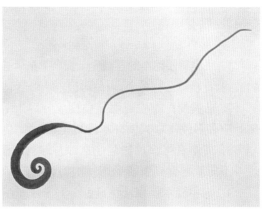

图5-7　蛔虫成虫　　　　　　　　　图5-8　鞭虫成虫

（3）蛲虫成虫：乳白色，两端尖细，细小如线头样。虫体前端具有特征性头翼结构，角皮具有细横纹，咽管末端膨大呈咽管球（图5-9）。雌虫大小为（8～13）mm×（0.3～0.5）mm，略呈纺锤形，体中部因含有充盈虫卵的子宫而膨大，尾端尖细而直。雄虫大小为（2～5）mm×（0.1～0.2）mm，尾部向腹面卷曲。

（4）十二指肠钩口线虫成虫：十二指肠钩口线虫，简称十二指肠钩虫。成虫大小为（8～13）mm×（0.4～0.6）mm，前端较细，顶端有一发达口囊，口囊腹侧前缘有两对钩齿（图5-10）。虫体前端及后端均向背面弯曲，使虫体呈现为"C"形。雄虫交合伞撑开时呈圆形，其背辐肋在远端分两支，每支再分3小支，有一对长鬃状交合刺，末端分开。雌虫生殖系统双管型，阴门位于虫体中部略后处，具有尾刺。

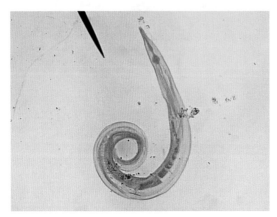

图5-9 蛲虫成虫

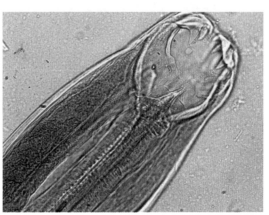

图5-10 十二指肠钩口线虫两对钩齿

（5）美洲板口线虫成虫：美洲板口线虫，简称美洲钩虫。成虫大小为（7～11）mm×（0.3～0.4）mm，前端较细，顶端有一发达口囊，口囊腹侧前缘有一对板齿（图5-11）。虫体前端向背面弯曲，后端向腹面弯曲，使虫体呈现"S"形。雄虫交合伞撑开时呈扁圆形，其背辐肋在基部分两支，每支远端再分2小支，一个交合刺末端呈倒钩状，与另一刺末端合并包于鞘膜内。雌虫生殖系统双管型，阴门位于虫体中部略前处，没有尾刺。

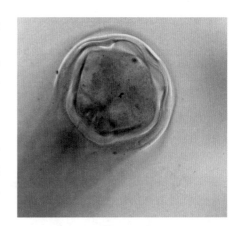

图5-11 美洲板口线虫一对板齿

【注意事项】

1. 采集粪便标本的容器应干燥、洁净，不能受到植物细胞、花粉等杂物污染，以免对检查结果造成混淆。

2. 若粪便标本中有明显病理成分，如黏液脓血等，应挑取病理成分进行镜检，如无病理成分应多部位挑取粪便标本进行镜检。

3. 粪便直接涂片法应注意涂片厚薄要适宜，以能透过涂片看到纸张的字迹为宜，涂片过厚不能清楚看到虫卵形态，涂片过薄则影响检出率。

4. 饱和盐水浮聚法应注意：①保证配制的盐水为饱和状态，可通过观察盐水中有无氯化钠结晶判断盐水饱和度；②虫卵不宜在饱和盐水中浮聚时间过短或过长。

5. 透明胶纸法采集患者肛周标本时，应在患儿睡熟1～3h后或清晨排便前充分暴露肛周皮肤皱褶处再进行采集。

6. 粪便直接涂片法查找虫卵时,一次涂片阴性患者不能排除寄生虫感染,应至少3次采集患者粪便标本进行涂片查找虫卵或采用其他方法进行实验室诊断。

7. 镜下查找虫卵时应按照"城墙式"移动视野观察整个标本片,防止漏检。

【课后思考】

1. 试简述脱蛋白质膜蛔虫卵和钩虫卵的鉴别要点。

2. 请列表比较两种钩虫成虫的形态特征。

3. 课后拓展讨论钩虫与粪类圆线虫幼虫、成虫的鉴别要点,并列表总结比较。

二、组织线虫检验

【实验目的】

1. 掌握班氏吴策线虫和马来布鲁线虫微丝蚴、旋毛形线虫幼虫囊包的形态特征及检查方法。

2. 熟悉旋毛形线虫成虫的形态特征。

3. 了解班氏吴策线虫和马来布鲁线虫成虫的形态特征。

【实验材料】

1. 标本

(1)病理标本:丝虫保藏标本。

(2)玻片标本:班氏吴策线虫微丝蚴、马来布鲁线虫微丝蚴、旋毛形线虫幼虫囊包、旋毛形线虫成虫。

(3)临床标本:血液、肌肉组织等。

2. 器材 光学显微镜、一次性采血针、棉签、载玻片等。

3. 试剂 75%乙醇、吉姆萨染液。

【实验方法】

1. 丝虫微丝蚴检查

(1)厚血膜法:用75%乙醇消毒患者耳垂或指尖,用一次性采血针快速刺入消毒部位,轻轻挤压3大滴血液,呈"品"字排列于洁净载玻片上,用另一张载玻片的一角将血液涂成1.5cm的厚血膜,待血膜干后溶血、固定、染色,镜下查找丝虫微丝蚴。

(2)新鲜血滴法:用75%乙醇消毒患者耳垂或指尖,用一次性采血针采集患者外周血1滴,置于洁净载玻片上,随后加入1滴生理盐水,在显微镜下观察呈"蛇形运动"的丝虫微丝蚴。

2. 旋毛形线虫幼虫囊包检查 采用肌肉组织压片法。感染旋毛虫的局部肌肉有疼痛感,摘取患者腓肠肌、肱二头肌或肱三头肌等疼痛肌肉上米粒大小的组织,置于载玻片,滴加1滴50%甘油后,另覆盖1张洁净载玻片均匀用力压平,镜检。

【实验结果】

1. 玻片标本

(1)班氏吴策线虫微丝蚴:班氏吴策线虫,简称班氏丝虫。班氏丝虫微丝蚴虫体细长,体表被有鞘膜,头端钝圆,尾端尖细。大小为(244~296)μm×(5.3~7.0)μm,虫体弯曲较大,体态柔和。虫体头间隙较短,长宽比为1:1或1:2,体核圆形或椭圆形,大小均匀,排列整齐,清晰可数,没有尾核(图5-12)。

(2)马来布鲁线虫微丝蚴:马来布鲁线虫,简称马来丝虫。马来丝虫微丝蚴虫体细长,体表被有鞘膜,头端钝圆,尾端尖细。大小为(177~230)μm×(5~6)μm,虫体弯曲,大弯上有小弯,体态硬直。虫体头间隙较长,长宽比为2:1,体核椭圆形,大小不等,排列紧密,常相互重叠,不易分清,有两个尾核呈前后排列(图5-13)。

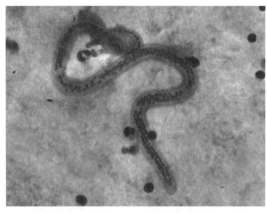

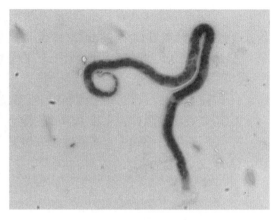

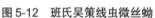

图 5-12　班氏吴策线虫微丝蚴　　　　　　图 5-13　马来布鲁线虫微丝蚴

（3）旋毛形线虫幼虫囊包：囊包呈梭形，大小为（0.25～0.5）mm×（0.21～0.42）mm，其纵轴与肌纤维平行排列。一个囊包内常含有 1～2 条幼虫，多达 6～7 条。幼虫大小约为 1mm×0.03mm，卷曲于囊包内（图 5-14）。

2. 成虫标本观察

（1）丝虫成虫：细长如丝线，乳白色，体表光滑，两种丝虫成虫外部形态及内部结构相似。大小为（13.5～105）mm×（0.07～0.3）mm，雄虫尾端向腹面卷曲 2～3 圈，雌虫尾部钝圆，略向腹面弯曲。

（2）旋毛形线虫成虫：细小线状，乳白色，前端较细，后端较粗（图 5-15）。咽管为体长的 1/3～1/2，咽管后段背侧是由数十个排列成串的单层圆盘状杆细胞组成的杆状体。两性成虫的生殖器官均为单管型。雌虫大小为（3～4）mm×（0.05～0.06）mm，雌虫子宫较长，中段含有虫卵，后段及近阴道处充满幼虫，阴门位于虫体前端 1/5 处，幼虫自阴门产出。雄虫大小为（1.4～1.5）mm×（0.04～0.05）mm，雄虫末端为一对钟状交配器，无交合刺。

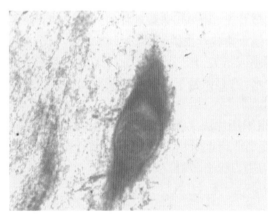

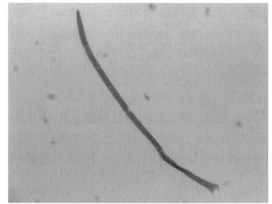

图 5-14　旋毛形线虫幼虫囊包　　　　　　图 5-15　旋毛形线虫成虫

【注意事项】

1. 外周血检查丝虫微丝蚴时应注意采血时间，需考虑两种丝虫的夜现周期性。

2. 采集血液外其他体液标本检查两种丝虫时应考虑两种丝虫的寄生部位，采集相应寄生部位的体液标本进行病原学检查。

3. 厚血膜应使其自然干燥，勿加热加速干燥，防止红细胞变性后不易溶去血红蛋白。

4. 观察丝虫虫体形态及虫体运动时应注意光线不宜过亮。

5. 肌肉组织压片法应注意：①采集患者肌肉组织具有一定局限性，在患者感染早期或轻度感染者肌肉活检阳性率不高；②如压片镜检可看到梭形囊包或旋毛虫幼虫，一般不需再进行肌肉组织切片检查；③对疑似感染来源的肉类标本镜检见旋毛形线虫幼虫囊包可辅助诊断旋毛虫病。

【课后思考】

1. 请列表比较班氏丝虫微丝蚴与马来丝虫微丝蚴的形态特征。

2. 请说出我国出现班氏丝虫与马来丝虫以外其他丝虫病的可能性及后续传播。

（梁晓萍）

实验十一　医学吸虫检验

【实验目的】

1. 掌握华支睾吸虫、布氏姜片吸虫、卫氏并殖吸虫、日本血吸虫卵的形态特征和检查方法。

2. 熟悉华支睾吸虫、布氏姜片吸虫、卫氏并殖吸虫、日本血吸虫成虫的形态特征。

【实验材料】

1. 标本

（1）病理标本：华支睾吸虫、布氏姜片吸虫、卫氏并殖吸虫、日本血吸虫成虫保藏标本。

（2）玻片标本：华支睾吸虫、布氏姜片吸虫、卫氏并殖吸虫、日本血吸虫卵的玻片标本；华支睾吸虫、布氏姜片吸虫、卫氏并殖吸虫、日本血吸虫成虫玻片的染色标本。

（3）临床标本：十二指肠引流液（胆汁）、新鲜痰液、新鲜粪便。

2. 器材　光学显微镜、离心机、竹签、滴管、载玻片、盖玻片、镊子、烧杯、三角杯、试管、100目不锈钢筛或纱布、120目和200目尼龙筛等。

3. 试剂　生理盐水、盐酸乙醚、10% NaOH。

【实验方法】

1. 临床标本检查虫卵

（1）直接涂片法：取一张洁净载玻片，在玻片中央滴加1滴生理盐水，用竹签挑取绿豆大小的粪便置于预先准备好的生理盐水中，涂抹成均匀薄膜状。加盖玻片，先在低倍镜下查找视野，再转换成高倍镜观察虫卵形态。直接涂片法操作便捷，检出率较低。

（2）痰液消化浓集法：收集24h痰液，加入等量10% NaOH，混匀，置37℃温箱内4～6h，其间用玻棒多次搅动，等消化成清亮的稀液后，1 500r/min离心5min，沉渣涂片镜检。

（3）粪便集卵法：尼龙绢筛集卵法是诊断慢性血吸虫病的首选方法，可提高检出率。取粪便约30g置于烧杯内，加水300mL，充分搅匀成粪浆。用粗孔网筛将粪浆过滤于500mL的三角杯内。用两个重叠的尼龙筛（120目在上，200目在下）收集，用一定压力的自来水边洗边筛，直至流水变清为止，继而将留有粪液的200目尼龙筛浸泡在20% NaOH溶液中消化10min，用自来水冲洗去掉细渣，吸取筛内粪渣镜检虫卵。

（4）沉淀集卵法：可分为水洗离心沉淀法、酸醚沉淀法。利用吸虫卵比重大于水的特点，沉淀集卵取粪便0.5～1.0g，放入烧杯中加入清水调匀，用双层纱布或铜丝筛滤去粗渣，将粪液置于离心管中，以1 500～2 000r/min离心2min倾去上液，再加水调匀后离心沉淀，如此反复沉淀2～3次，直至上液澄清为止，最后弃去上清液，取沉渣显微镜检查；也可用盐酸乙醚处理再行离心，使虫卵集中沉在离心沉淀管尖端而易检出。

（5）十二指肠引流液检查：将引流液离心沉淀后检查虫卵，阳性检出率高；亦可引流出活成虫确诊。但本法操作较复杂,患者一般难以接受。

2. 观察大体标本(瓶装标本) 观察华支睾吸虫、布氏姜片吸虫、卫氏并殖吸虫、日本血吸虫成虫的自然形态。

【实验结果】

1. 虫卵玻片标本

(1)华支睾吸虫卵:呈黄褐色,形似芝麻粒,大小为(27~35)μm×(11~19)μm,平均为29μm×17μm,是人体最小的蠕虫卵。卵一端较窄且有卵盖,稍隆起,盖周围卵壳增厚突起形成肩峰;另一端钝圆,有一个结节样突起。虫卵内含一毛蚴(图5-16)。

(2)布氏姜片吸虫卵:呈淡黄色,椭圆形或卵圆形,大小为(130~145)μm×(80~85)μm,是人体最大的蠕虫卵。卵壳薄,卵盖小而不清晰。靠近卵盖的一端有1个卵细胞,卵黄细胞20~40个,内含脂质颗粒,致密而相互重叠(图5-17)。

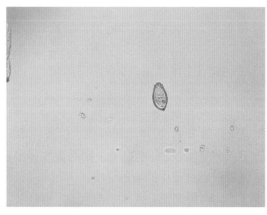

| 图 5-16 华支睾吸虫卵 | 图 5-17 布氏姜片吸虫卵 |

(3)卫氏并殖吸虫卵:为金黄色、不太规则的椭圆形,虫卵大小为(80~118)μm×(48~60)μm。卵盖大、略倾斜。卵壳厚薄不均,一般近卵盖端较薄,另一端卵壳略厚。卵内有一个卵细胞和10余个卵黄细胞(图5-18)。

(4)日本血吸虫卵:椭圆形,淡黄色,虫卵大小为(74~106)μm×(55~80)μm,平均89μm×67μm,卵壳薄而均匀,无卵盖,卵壳一侧有一小棘,表面常附有宿主组织残留物。成熟虫卵内含有一毛蚴,毛蚴与卵壳之间常有大小不等的圆形或长圆形油滴状的头腺分泌物,此为可溶性虫卵抗原(图5-19)。

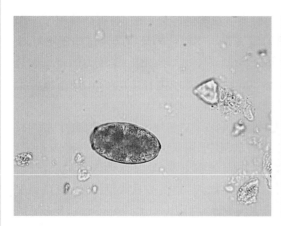
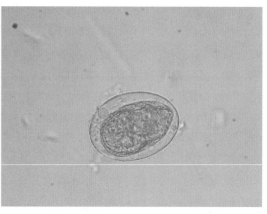

| 图 5-18 卫氏并殖吸虫卵 | 图 5-19 日本血吸虫卵 |

2. 成虫标本片观察

（1）华支睾吸虫成虫：外形呈葵花籽状、半透明、柔软、体表无棘，活时略呈淡红色，死后或经固定后为灰白色。虫体狭长，背腹扁平，前端略窄，后端钝圆。大小一般为（10～25）mm×（3～5）mm，口吸盘位于虫体前端，腹吸盘位于虫体腹面的前 1/5 处，口吸盘略大于腹吸盘。消化道简单，口在口吸盘内，咽呈球形，食管短，后接肠支。肠支分 2 支，沿虫体两侧向后延伸直达后端，末端为盲端，不汇合。排泄囊似长袋状，略弯曲，前端达受精囊处，并向两侧发出 2 支集合管。华支睾吸虫生殖系统为雌雄同体。雄性生殖器官有睾丸 2 个，呈分支状，前后排列在虫体后 1/3 处。雌性生殖器官有卵巢 1 个，细小呈分叶状，位于睾丸之前。受精囊椭圆形，位于睾丸与卵巢之间。子宫在卵巢与腹吸盘之间，自卵膜开始盘绕向前，与射精管共同开口于腹吸盘前缘的生殖腔。卵黄腺为颗粒状，分布于虫体中段的两侧，自腹吸盘水平起，向后延伸至受精囊水平止（图 5-20）。

（2）布氏姜片吸虫成虫：长椭圆形，新鲜时呈肉红色，固定后为灰白色，形似姜片。成虫背腹扁平，前窄后宽，长 20～5mm，宽 8～20mm，厚 0.5～3mm。虫体口吸盘位于亚顶位，直径约 0.5mm；腹吸盘位于口吸盘后方，呈漏斗状，较口吸盘大。成虫消化道有口、咽、食管和肠支，末端为盲管。咽和食管短，肠支在腹吸盘前一分为二，呈波浪状弯曲，向后延伸至虫体末端。雌雄同体。成虫生殖系统睾丸有 2 个，呈珊瑚状分支，前后排列于虫体的后半部。卵巢分支状，位于子宫与睾丸之间。子宫带状，盘曲在卵巢和腹吸盘之间，开口于腹吸盘前缘的生殖孔。无受精囊，有劳氏管。卵黄腺发达，分布于虫体的两侧（图 5-21）。

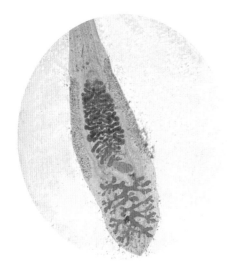

图 5-20 华支睾吸虫成虫

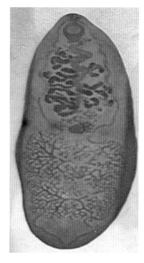

图 5-21 布氏姜片吸虫成虫

（3）卫氏并殖吸虫成虫：成虫虫体肥厚，活体为暗红色外形椭圆，成虫呈椭圆形，大小为（7.5～12）mm×46mm。口吸盘在虫体前顶端，背面稍隆起，腹面扁平。口、腹吸盘大小相似，口吸盘位于虫体前端，腹面中前部有腹吸盘，两吸盘大小近似。消化器官包括口咽、食管及肠管。口位于口吸盘中央，连接球形咽部及短小的食管，其后分为两支肠管沿虫体两侧形成 3～4 个弯曲延伸至虫体后部，以盲端终。卵巢 6 叶，与子宫并列于腹吸盘之后，2 个睾丸分支如指状，并列于虫体后 1/3 处。由浓密的卵黄滤泡组成的卵黄腺分布于虫体两侧，经卵黄管汇合于卵黄囊，通入输卵管。排泄管长袋形，向后以肛孔开口于虫体末端。卵巢形态、口腹吸盘大小之比例、睾丸分支及长度是并殖吸虫形态鉴别的重要特征，雌雄同体（图 5-22）。

（4）日本血吸虫成虫：雌、雄异体。雄虫短粗，乳白色，大小为12mm～20mm，前端有发达的口吸盘和腹吸盘，腹吸盘以下，虫体向两侧延展，并略向腹面卷曲，形成抱雌沟，故外观呈圆筒状。雌虫前细后粗，形似线虫，深褐色，大小为12～28mm，口、腹吸盘比雄虫小，卵巢一个，为椭圆形，雌虫常居留于抱雌沟内，雌雄呈合抱状。消化系统有口、食管、肠管，肠管在腹吸盘后分为两支，向后延伸到虫体后端1/3处汇合成盲管。雄虫生殖系统由睾丸、储精囊、生殖孔组成。睾丸为椭圆形，一般为7个，呈单行排列，位于腹吸盘背侧。雌虫生殖系统由卵巢、卵黄腺、卵模、梅氏腺、子宫等组成。卵巢位于虫体中部，长椭圆形。输卵管始于卵巢后端，绕过卵巢而向前。与来自虫体后端的卵黄管在卵巢前汇合成卵模，并被梅氏腺所围绕。卵模与子宫相接，子宫开口于腹吸盘下方的生殖孔，内含虫卵50～300个（图5-23）。

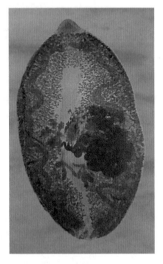

图5-22 卫氏并殖吸虫成虫

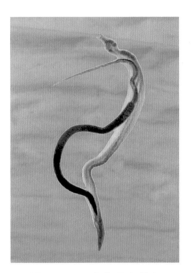

图5-23 日本血吸虫成虫

【注意事项】

1. 临床上对患者进行胆汁引流治疗时，可见活成虫，虫体表面光滑卷缩有蠕动，根据形态特征，可作为诊断的依据。

2. 痰液浓集消化法需连续检查3天，可提高虫卵检出率，并可进行虫卵计数以估计感染度。

3. 尼龙筛在使用前后均应经来苏儿液浸泡，自来水冲洗干净，避免虫卵嵌在筛孔中造成交叉污染。此外，筛孔的孔径若被破坏可显著影响检出率。

【课后思考】

1. 试简述华支睾吸虫、布氏姜片吸虫、卫氏并殖吸虫、日本血吸虫卵的鉴别要点。

2. 请列表比较四种吸虫成虫的形态特征。

（王 丽）

实验十二 医学绦虫检验

【实验目的】

1. 掌握带绦虫卵、链状带绦虫成虫和囊尾蚴、肥胖带绦虫成虫和囊尾蚴、细粒棘球绦虫棘球蚴、曼氏迭宫绦虫裂头蚴、微小膜壳绦虫卵的形态特征和检查方法。

2. 熟悉曼氏迭宫绦虫成虫和虫卵、微小膜壳绦虫成虫的形态特征。

3. 了解细粒棘球绦虫成虫的形态特征。

【实验材料】

1. 标本

（1）病理标本：链状带绦虫和肥胖带绦虫保藏标本；猪囊尾蚴、细粒棘球绦虫棘球蚴保藏标本；曼氏迭宫绦虫成虫和裂头蚴保藏标本。

（2）玻片标本：链状带绦虫和肥胖带绦虫成节、孕节染色标本；带绦虫卵、微小膜壳绦虫卵、棘球蚴砂标本；曼氏迭宫绦虫卵。

（3）临床标本：粪便、痰液、尿液、腹水、胸腔积液、皮下结节或肌肉包块。

2. 器材　光学显微镜、离心机、离心管、注射器、吸管、载玻片、盖玻片等。

3. 试剂　碳素墨水或卡红染液、生理盐水。

【实验方法】

1. 节片检查　集患者的粪便，用清水将检获的绦虫节片洗净，置于两张玻片之间，轻轻压平，对光观察内部结构，根据绦虫的子宫分支情况鉴定虫种。也可用注射器吸取适量碳素墨水或卡红染液从绦虫孕节后端正中部注入绦虫的子宫，待绦虫的子宫分支显现后计数。

2. 猪囊尾蚴检查　手术摘取宿主皮下结节或肌肉包块，进行活组织压片检查。

3. 棘球蚴砂检查法　将痰液、尿液、腹水和胸腔积液等体液分别滴于载玻片上，加盖玻片后直接镜检；为了提高检出率，亦可用离心法浓集后再镜检，即将尿液或胸腹水等加适量生理盐水稀释混匀后，分装于离心管内，以 2 000r/min 离心 5～10min，吸取沉渣涂片镜检，如发现棘球蚴砂或棘球蚴碎片，即可确诊。

【实验结果】

1. 虫卵玻片标本

（1）带绦虫卵：镜下带绦虫卵呈球形，直径 31～43μm。卵壳薄且透明，极易破裂脱落。卵壳内为胚膜，胚膜较厚，棕黄色，厚约 2.9μm，在光镜下呈放射状条纹。胚膜内为球形的六钩蚴，具 3 对小钩，直径 14～20μm（图 5-24）。

（2）曼氏迭宫绦虫卵：虫卵呈椭圆形，两端稍尖，浅灰褐色，大小为（52～76）μm×（31～44）μm，卵壳较薄，具卵盖，内含 1 个卵细胞和许多卵黄细胞（图 5-25）。

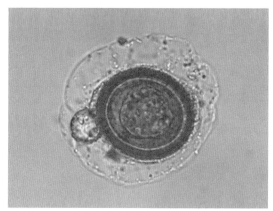

图 5-24　带绦虫卵

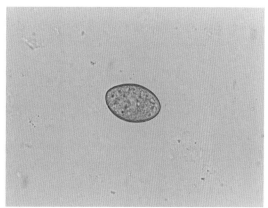

图 5-25　曼氏迭宫绦虫卵

（3）微小膜壳绦虫卵：虫卵呈圆形或近圆形，无色透明，大小为（48～60）μm×（36～48）μm，外层为很薄的卵壳，其内有较厚的胚膜，在胚膜两极略隆起处各发出 4～8 根丝状物，波浪状的延伸在卵壳和胚膜之间，胚膜内含 1 个六钩蚴（图 5-26）。

2. 成虫或幼虫标本观察

（1）链状带绦虫成虫：虫体背腹扁平，体壁较薄，略透明，乳白色，全长 2～4m。前端较细，向后渐扁阔（图 5-27）。头节近似球形，直径 0.6～1.0mm，头节前端中央为顶突，顶突上有 25～50 个小钩，内外两圈排列，顶突下有 4 个圆形的吸盘（图 5-28），颈部纤细，直径约为头节的一半，长 5～10mm。链体由 700～1 000 节组成，幼节节片短而宽，成节近方形，末端的孕节则呈长方形。每一节片的侧面有一生殖孔，略突出，不规则地分布于链体两侧。染色后镜下观察染色后的成节，每一成节具雌、雄生殖器官各一套，滤泡状睾丸 150～200 个，分布在节片背侧，输精管向一侧横走，经阴茎囊开口于生殖腔，生殖腔在节片的一侧边缘中部；阴道在输精管的后方；卵巢在节片 1/3 中央，分三叶，由左、右两大叶和在子宫与阴道间的一中央小叶组成；子宫位于节片中央，卵黄腺位于卵巢之后（图 5-29）。孕节呈长方形，子宫发达，其内只可见充满虫卵，其他器官均退化，子宫由主干向两侧分支。肉眼观察子宫侧支数目，计算时从主干基部数起，每侧 7～13 支，每一支又有分支，呈不规则的树枝状（图 5-30）。

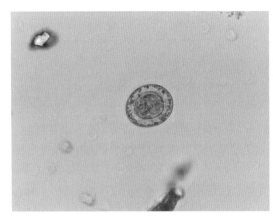

图 5-26　微小膜壳绦虫卵

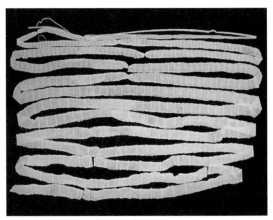

图 5-27　链状带绦虫成虫

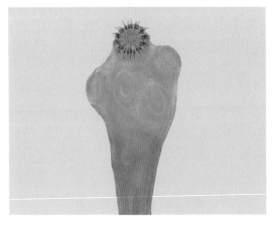

图 5-28　链状带绦虫头节

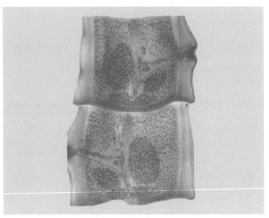

图 5-29　链状带绦虫成节

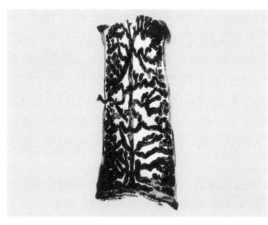

图5-30 链状带绦虫孕节

（2）链状带绦虫囊尾蚴：为乳白色、半透明的囊泡，如黄豆粒大小，约5mm×10mm，囊内充满透明囊液，有小米粒大小的白点，为凹入囊内的头节，其结构与成虫头节相似（图5-31）。

（3）肥胖带绦虫成虫：呈带状，体分节，体长4～8m，由1 000～2 000节组成。虫体体壁较厚，颜色微黄，不透明（图5-32）。结构同链状带绦虫，分为头节、颈部和链体三部分。头节镜下观察略呈方形，直径1.5～2mm，具4个吸盘，无顶突和小钩（图5-33）；成节呈方形，可见雌、雄生殖器官各一套，卵巢分2叶，卵黄腺位于节片中央后部（图5-34）。管状的子宫，从节片中央向前延伸为盲囊。节片上方及两侧散在小圆形滤泡状的睾丸，每节含数百个，生殖孔位于节片的一侧；孕节呈长方形，子宫发达，内充满虫卵，自主干向两侧分支，子宫分支较整齐，侧支数为15～30支（图5-35）。

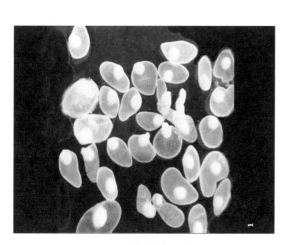

图5-31 链状带绦虫囊尾蚴

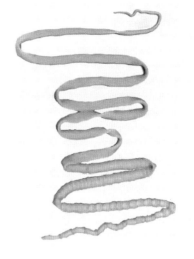

图5-32 肥胖带绦虫成虫（浙江中医药大学周玉利供图）

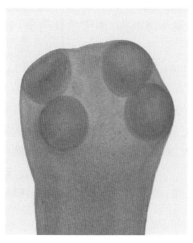

图5-33 肥胖带绦虫头节

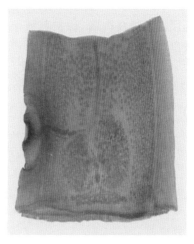

图5-34 肥胖带绦虫成节

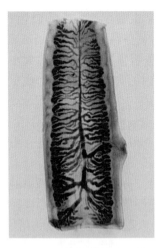

图 5-35　肥胖带绦虫孕节

（4）细粒棘球绦虫成虫：虫体形态较小，体长 2～7mm，由头颈节、幼节、成节及孕节各一节组成，偶见多 1～2 节。头节呈梨形，直径约 0.3mm，其上有顶突和 4 个吸盘。顶突上有两圈呈放射状排列大小相间的小钩 28～50 个。颈节片内含生发细胞，再生力强。成节的结构与带绦虫相似，生殖孔位于节片一侧的中部偏后，睾丸 45～65 个，分布于生殖孔前后方。孕节较长，可超过虫体全长的一半，子宫为具不规则侧突的长囊状结构，每个孕节内含虫卵 200～800 个（图 5-36）。

（5）细粒棘球绦虫棘球蚴：为球形或近球形的囊状体，直径从数毫米至数百毫米不等。棘球蚴为单房型囊，由囊壁和囊内含物组成。囊壁包括角皮层和生发层，囊壁外有宿主的纤维组织包绕，囊内含物包括生发囊、原头蚴和囊液、子囊、孙囊等。囊壁角皮层较厚，约 1mm，易破裂，乳白色，半透明，似粉皮状；胚层很薄，厚约 20μm。囊内充满无色或微黄色棘球蚴液（囊液）。囊液中悬浮有原头蚴、生发囊及子囊（图 5-37）。

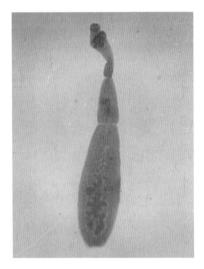

图 5-36　细粒棘球绦虫成虫

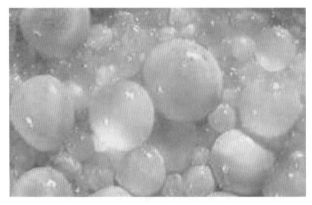

图 5-37　细粒棘球绦虫棘球蚴

（6）细粒棘球绦虫原头蚴：呈椭圆形，大小约 170μm×122μm，可见向内翻卷收缩的头节，其顶突和吸盘内陷，保护着数十个小沟。缩入的吸盘顶突小钩，由于吸盘重叠，常仅见 2 个吸盘（图 5-38）。

（7）曼氏迭宫绦虫成虫：带状，大小为（60～100）cm×（0.4～0.8）cm（图 5-39）。头节细小呈指状，背、腹各有一条纵行的吸槽（图 5-40）。颈部细长。链体有约 1 000 个节片，远端的节片长宽几近相等，其他节片均宽大于长。成节与孕节结构基本相似，每节有雌、雄生殖器官各一套。睾丸呈小泡状，320～540 个，散布在节片靠中部的实质中。输精管曲折向前膨大成储精囊，其末端的阴茎通至节片腹面前部中央的雄性生殖孔；卵巢分两叶，位于节片后部，阴道细管状，纵向开口于雄性生殖孔之后，其另一端膨大为受精囊，与输卵管相连。子宫位于节片中部，呈紧密重叠的螺旋状盘曲，底宽顶窄，开口于阴门略后（图 5-41）。

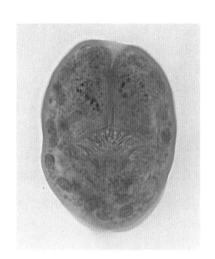

图 5-38　细粒棘球绦虫原头蚴

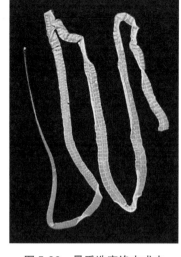

图 5-39　曼氏迭宫绦虫成虫

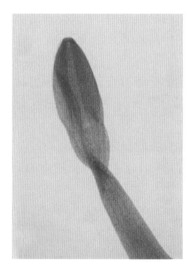

图 5-40　曼氏迭宫绦虫头节

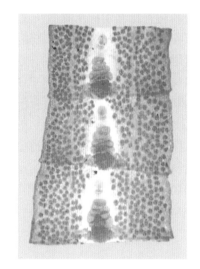

图 5-41　曼氏迭宫绦虫孕节

（8）曼氏迭宫绦虫裂头蚴：白色长带状，不分节，体表具横纹。大小为（30～360）cm×0.7cm。体前端稍膨大，顶端中央有一明显凹陷，体后端钝圆（图 5-42）。

（9）微小膜壳绦虫成虫：虫体呈乳白色，大小为（5～80）mm×（0.5～1）mm。头节呈球形，直径 0.13～0.4mm，有 4 个吸盘和 1 个可以伸缩的顶突，顶突上有呈单环排列的小钩，数量 20～30 个。颈部较长而纤细。链体由 100～200 节片组成，所有的节片均宽大于长。各节片的生殖孔都位于虫体同一侧。节片中有 3 个近圆形的睾丸作横线排列，贮精囊较发达，在阴茎囊内的部分称为内贮精囊，在阴茎囊外的部分称为外贮精囊。卵巢叶状，位于节片中央。卵黄腺为球形，位于卵巢后方的腹面。孕节子宫呈袋状，其内充满虫卵并占据整个节片（图 5-43）。

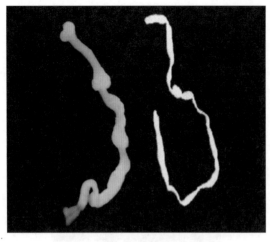

图5-42　曼氏迭宫绦虫裂头蚴

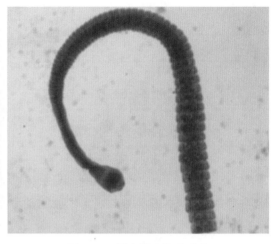

图5-43　微小膜壳绦虫成虫

【注意事项】

1. 有卵壳的带绦虫卵为完整带绦虫卵。但多数虫卵自孕节散出后,卵壳已破裂脱落而不可见,称为不完整带绦虫卵,因此镜下看到的多数虫卵其最外层为胚膜。

2. 节片检查操作中应注意防止虫卵感染;若考察药物驱虫治疗疗效,则需检出绦虫头节,否则判定为驱虫治疗无效;子宫侧支的计数应从主干的基部开始。

3. 囊尾蚴检查时压片时肌肉的厚度要适宜,太厚会影响形态观察,太薄则容易漏检。

4. 棘球蚴砂检查时应注意:①严禁以诊断为目的的穿刺检查,以防引起过敏性休克和继发性棘球蚴病;②注意棘球蚴与肝包虫病、肝癌、肝硬化和肝脓肿等疾病的鉴别。

【课后思考】

1. 试用列表的形式比较链状带绦虫和肥胖带绦虫成虫的形态特征。

2. 透明胶纸法或肛门拭子法检查虫卵为什么主要适用于肥胖带绦虫感染的诊断?

3. 描述细粒棘球绦虫棘球蚴的形态特征。

(丁淑琴)

实验十三　医学原虫检验

一、阿米巴原虫和纤毛虫检验

【实验目的】

1. 掌握溶组织内阿米巴、结肠小袋纤毛虫滋养体和包囊的形态特征。

2. 熟悉溶组织内阿米巴、结肠小袋纤毛虫滋养体和包囊的检查方法。

3. 了解碘液和铁苏木素染色法。

【实验材料】

1. 标本

(1)玻片标本:溶组织内阿米巴滋养体玻片(铁苏木素染色)、溶组织内阿米巴包囊玻片标本(铁苏木素染色、碘液染色)。

(2)临床标本:新鲜脓血粪便、结肠壁溃疡及脓肿穿刺液等。

2. 器材　光学显微镜、竹签、吸管、洁净载玻片、盖玻片等。

3. 试剂　铁苏木素、生理盐水、碘液。

【实验方法】

1. 溶组织内阿米巴滋养体检查:从患者新鲜粪便的脓血部分或溃疡周围组织取材,用铁苏木素染色,先在低倍镜下找到清晰均匀的灰蓝色、边界分明的圆形或椭圆形虫体,将其移至视野中心,再用油镜观察。

2. 溶组织内阿米巴包囊检查:取米粒大小成形粪便于滴加碘液的载玻片上,涂匀后加盖玻片,低倍镜观察,找到棕黄色圆形小体(直径5~15μm)后,再转高倍镜观察。

【实验结果】

(1)溶组织内阿米巴滋养体(铁苏木素染色):大滋养体大小20~40μm,外质界限清晰、透明,内质呈小而均匀的颗粒状,内含完整或半消化的圆形蓝黑色红细胞,衰老的滋养体内质可出现空泡,细胞核圆形,核膜内缘有一层排列整齐的染色质粒,核正中有核仁(图5-44);小滋养体为10~15μm,外质较少,内质无红细胞,常有大量细菌。

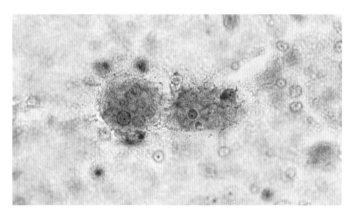

图5-44 溶组织内阿米巴滋养体(铁苏木素染色,1 000×。深圳市儿童医院曹科供图)

(2)溶组织内阿米巴包囊(铁苏木素染色):油镜观察,包囊呈黑蓝色,圆球形,囊壁不着色,核小,数目为1、2、4个,囊内有糖原泡及未着色的棒状样染色体(因固定染色中被溶解,故称空泡);还常含有染成黑蓝色的棒状或圆形的拟染色体1个至数个(图5-45)。

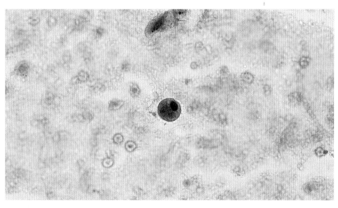

图5-45 溶组织内阿米巴包囊(铁苏木素染色,1 000×。深圳市儿童医院曹科供图)

(3)溶组织内阿米巴包囊(碘液染色):高倍镜观察,染成棕黄色,圆球形,囊壁发亮(图5-46),核为1、2、4个,呈小亮圈,可见核仁,糖原泡染成棕黄色,边界不明显,拟染色体呈亮棒状或亮点状。

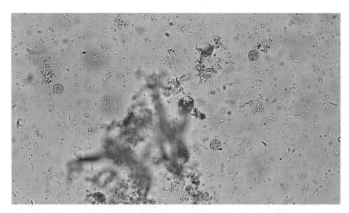

图 5-46　溶组织内阿米巴包囊(碘液染色,400×。深圳市儿童医院曹科供图)

（4）结肠小袋纤毛虫滋养体：呈椭圆形，大小为（30～200）μm×（20～150）μm，是人体寄生原虫中最大的一种，体表被有许多纤毛，虫体具有大小 2 个细胞核，大核呈肾形，小核呈球形，位于大核的凹陷部。虫体中、后方各有一个伸缩泡（图 5-47）。

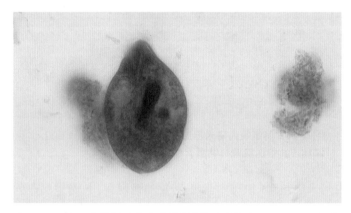

图 5-47　结肠小袋纤毛虫滋养体(铁苏木素染色,400×。深圳市儿童医院曹科供图)

（5）结肠小袋纤毛虫包囊（铁苏木素染色）：油镜观察，包囊呈圆形或椭圆形，直径 40～60μm，囊壁厚，囊内可见 1 个蓝黑色的大核。

【注意事项】

1. 活滋养体检查时，标本须新鲜，立即送检，4℃保存时不宜超过 4～5h；环境温度低时，注意保温，使滋养体保持活动状态；留取标本时避免尿液污染粪便，容器须清洁、干燥；对有脓血的粪便，涂片时要薄而均匀。

2. 观察包囊时注意与人酵母菌或脂肪滴鉴别，人酵母菌形态大小不同，内含较大的空泡；脂肪滴反光性较强，不着色，无任何结构。

【课后思考】

1. 溶组织内阿米巴滋养体与包囊分别采用什么方法检查？有何注意事项？

2. 活滋养体检查时，标本留取、送检、保存和观察的注意事项有哪些？

二、鞭毛虫检验

【实验目的】

1. 掌握杜氏利什曼虫、阴道毛滴虫和蓝氏贾第鞭毛虫的形态特征。

2. 熟悉杜氏利什曼虫、阴道毛滴虫和蓝氏贾第鞭毛虫的检查方法。

【实验材料】

1. 标本

（1）玻片标本：杜氏利什曼原虫无鞭毛体玻片，杜氏利什曼原虫前鞭毛体玻片，阴道毛滴虫滋养体玻片，蓝氏贾第鞭毛虫包囊玻片和蓝氏贾第鞭毛虫滋养体玻片。

（2）临床标本：组织穿刺物、阴道分泌物、骨髓及淋巴结或脾脏穿刺物等。

2. 器材　光学显微镜、洁净载玻片、盖玻片等。

3. 试剂　生理盐水、甲醇、吉姆萨染液、瑞吉染液、铁苏木素染液、碘液、肠线胶囊等。

【实验方法】

1. 杜氏利什曼原虫（吉姆萨染色）　将骨髓组织穿刺物、淋巴结或脾脏穿刺物涂片，自然干燥后用甲醇固定，吉姆萨染色后在油镜下观察。

2. 阴道毛滴虫滋养体（湿片法及吉姆萨染色）　取阴道分泌物涂在滴加生理盐水的载玻片上，加盖玻片，高倍镜镜检找活滋养体；制片自然干燥、吉姆萨染色后油镜观察。

3. 蓝氏贾第鞭毛虫滋养体（湿片法）　取粪便或十二指肠引流液直接涂片可查滋养体。

4. 蓝氏贾第鞭毛虫滋养体（肠内胶囊法）　禁食后，嘱患者吞下一个装有尼龙线的胶囊，3~4h后，缓缓拉出尼龙线，取线上的黏附物直接涂片镜检滋养体。

5. 蓝氏贾第鞭毛虫包囊（碘液染色法）　取粪便涂片，干燥后碘液染色镜检。

【实验结果】

1. 杜氏利什曼原虫无鞭毛体（吉姆萨染色）　在高倍镜下找到被感染的巨噬细胞，转油镜观察。无鞭毛体在巨噬细胞内或散在于细胞外，虫体较小、呈卵圆形，大小为（2.9~5.7）μm×（1.8~4.0）μm，细胞质淡蓝色，核较大、呈红色圆形。

2. 杜氏利什曼原虫前鞭毛体　前鞭毛体呈淡紫红色，呈菊花形，鞭毛相互交织成网。虫体窄而细长，前端稍宽，后部细窄，呈梭形，大小为（14~20）μm×（1.5~1.8）μm，中间为圆形的核，前端有动基体，自基体发出一根鞭毛游离于体外，长度与虫体接近，呈弯曲状。

3. 阴道毛滴虫活滋养体　高倍镜观察。虫体呈水滴状，为折光性较强的透明体，可见活动的前鞭毛和波动膜及伸出虫体的轴柱，看不到核，大小为（5~30）μm×（2~14）μm。

4. 阴道毛滴虫滋养体　油镜观察。虫体呈梨形或椭圆形，细胞质呈蓝色，轴柱粉红色，贯穿虫体并从末端伸出，虫体前 1/3 处可见一椭圆形紫染的细胞核。虫体前缘发出 4 根前鞭毛和 1 根后鞭毛，鞭毛染成粉红色，体外侧 1/3 处有一波动膜，其外缘与向后延伸的后鞭毛相连（图 5-48）。

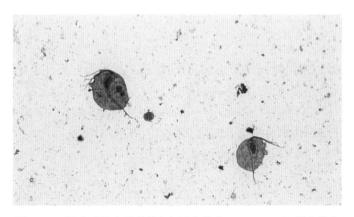

图 5-48　阴道毛滴虫滋养体（吉姆萨染色，1 000×。深圳市儿童医院曹科供图）

5. 蓝氏贾第鞭毛虫滋养体 油镜观察。滋养体呈梨形，两侧对称，前端钝圆，后端尖细，大小为（9～12）μm×（5～15）μm。前部有两个吸盘，每个吸盘内各有一个卵圆形的泡状核，核内有一大的核仁（图5-49），两核之间有2条纵贯虫体的轴柱。滋养体共发出4对鞭毛（前鞭毛、中鞭毛、腹鞭毛和尾鞭毛）。

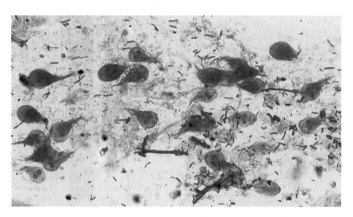

图5-49 蓝氏贾第鞭毛虫滋养体（吉姆萨染色，1 000×。深圳市儿童医院曹科供图）

6. 蓝氏贾第鞭毛虫包囊 油镜观察。包囊呈卵圆形，囊壁很厚，不着色，与虫体间有明显的间隙。囊内可见4个细胞核（图5-50），核的位置偏于一端，核仁清晰，可见鞭毛、轴柱和丝状物。

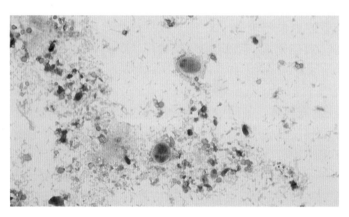

图5-50 蓝氏贾第鞭毛虫包囊（吉姆萨染色，1 000×。深圳市儿童医院曹科供图）

【注意事项】

1. 阴道毛滴虫活滋养体检查时，送检要及时，室内温度低时应注意保暖。
2. 患者排蓝氏贾第鞭毛虫包囊具有间歇性的特点，粪便检查应反复多次，标本应新鲜。

【课后思考】

1. 寄生于人体的鞭毛虫有哪些？
2. 简述鞭毛虫的主要检查方法。

三、孢子虫检验

【实验目的】

1. 掌握间日疟原虫在外周血液中各期的形态特征，恶性疟原虫在外周血液中环状体、配子体的形态特征,掌握疟原虫血片检查方法(厚、薄血膜片制备及染色)。

2. 熟悉弓形虫速殖子的形态特征及检查方法。

【实验材料】

1. 标本

(1)玻片标本:疟原虫血片染色标本、弓形虫速殖子染色标本。

(2)临床标本:新鲜静脉血或毛细血管血。

2. 器材 光学显微镜、洁净载玻片、推片。

3. 试剂 吉姆萨染液、pH值为7.0或7.2的磷酸盐缓冲液、无水乙醇、二甲苯、碘液、生理盐水、新鲜弓形虫速殖子悬液、碱性亚甲蓝溶液、石炭酸复红染液、10%硫酸溶液、0.2%孔雀绿溶液等。

【实验方法】

1. 疟原虫血片检查方法 薄、厚血膜制备与染色。

(1)薄血膜制备:在载玻片1/3与2/3交界处蘸血一小滴,将推片的一端置于血滴之前,待血液沿推片端缘扩散后,推片以30°~45°的角度,将血液自右向左推成薄血膜,推动速度适宜。理想的薄血膜,应是单层均匀分布的血细胞,血细胞间无空隙且血膜末端呈舌形。

(2)厚血膜制备:在载玻片的另一端(右)1/3处蘸血一小滴(3~5μL),以推片的一角,将血滴自内向外作螺旋形摊开,使之成为直径0.8~1cm、厚薄均匀的厚血膜。厚血膜为多层血细胞的重叠,约等于20倍薄血膜的厚度。

(3)薄血膜固定、厚血膜溶血:充分晾干血膜片,用小玻棒蘸无水乙醇在薄血膜上轻轻抹过进行固定。如薄、厚血膜在同一玻片上,注意切勿将固定液带到厚血膜上,因厚血膜固定之前必须先进行溶血。可用滴管滴水于厚血膜上,待血膜呈灰白色时,将水倒去、晾干。

(4)染色、镜检:用蜡笔画出染色范围,将新鲜配制的吉姆萨染液(染液与缓冲液比例为1:1.5)滴于已固定的薄、厚血膜上,染色半小时(室温),用缓冲液冲洗,血膜片晾干后置于油镜观察。

2. 弓形虫检查方法

(1)将待检血清用生理盐水倍比稀释,每孔0.1mL,加上弓形虫速殖子悬液0.1mL,置37℃水浴1h。

(2)加碱性亚甲蓝溶液0.02mL/孔,37℃水浴15min。

(3)从每孔吸悬液1滴于载玻片上,加盖玻片。

(4)高倍镜观察、计数100个弓形虫速殖子,统计着色和不着色速殖子比例数。

(5)结果判定:以能使50%弓形虫不着色的血清最高稀释度为该血清染色试验阳性效价。阳性血清稀释度1:8为隐性感染;1:256为活动性感染;1:1 024为急性感染。

【实验结果】

1. 疟原虫血片(油镜观察) 在血膜面滴加镜油后,在油镜下耐心仔细按顺序观察,红细胞被染成淡红褐色,疟原虫的细胞质被染成蓝色,细胞核被染成紫红色。

(1)环状体:被寄生的红细胞尚无改变,原虫形如宝石戒指。核染成紫红色呈点状,细胞质染成天蓝色呈环状,间日疟原虫大小占红细胞直径的1/4~1/3(图5-51)。恶性疟原虫大小为红细胞的1/6~1/5,常见多个虫体寄生在1个红细胞内(图5-52)。

(2)大滋养体:被寄生的红细胞胀大,颜色变浅(褪色),常有许多细小而颜色鲜红的薛氏小点密布在红细胞上。该期原虫形态呈现多形性,主要特征是细胞质有伪足伸出,形状不规则,并形成空泡,无着色,紫红色的核显著增大。细胞质中出现烟丝状散在分布的疟色素。

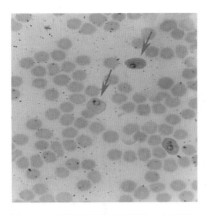

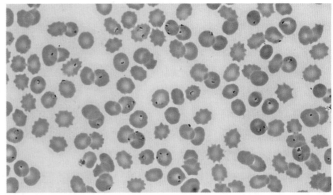

图 5-51 间日疟原虫环状体（吉姆萨染色，1 000×）

图 5-52 恶性疟原虫环状体（吉姆萨染色，1 000×。深圳市儿童医院曹科供图）

（3）裂殖体：细胞质开始变为致密，失去空泡及伪足。细胞核开始分裂，然后细胞质分裂，当还未分裂完毕时，此时称为未成熟裂殖体。待两者分裂并形成 12～24 个裂殖子时即为成熟裂殖体，此时疟色素集中在虫体中央或一侧（图 5-53）。

（4）配子体：被寄生的红细胞显著胀大，疟原虫充满整个红细胞。它们有雌（大）、雄（小）配子体之分。间日疟原虫雌配子体主要特征为核较小而致密，染成深红色，位于虫体边缘，细胞质深蓝色（图 5-54）。雄配子体核较大而疏松，染成淡红色，位于虫体中央，细胞质为淡紫红色或淡蓝色（图 5-55）。两种配子体内疟色素均散在分布。恶性疟原虫雄配子体两端钝圆，呈腊肠形，细胞质色蓝略带红，核疏松，位于中央，淡红色。疟色素小杆状，黄棕色（图 5-56）。雌配子体两端较尖，呈新月形，细胞质蓝色，核致密，较小，位于中央，深红色。疟色素多在核周围，深褐色（图 5-57）。

2. 弓形虫速殖子染色玻片标本（油镜观察） 速殖子呈香蕉形或半月形，大小为（4～7）μm×（2～4）μm，一端较尖，一端钝圆，一边较扁平，一边较隆起。细胞核近中央，呈紫红色，细胞质呈蓝色。

【注意事项】

1. 恶性疟宜在发热时采血，间日疟宜在发热后十几小时采血。

2. 实验中使用了弓形虫活虫，操作时要特别小心，以防止自我感染。实验结束后所用器材均需严格处理，防止环境污染。

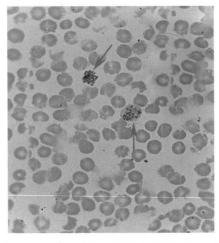

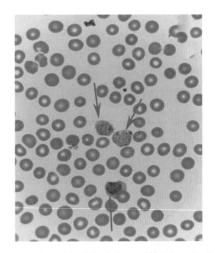

图 5-53 间日疟原虫成熟裂殖体（1 000×）

图 5-54 间日疟原虫雌配子体（1 000×）

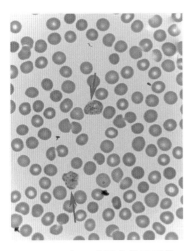

图 5-55　间日疟原虫雄配子体（1 000×）

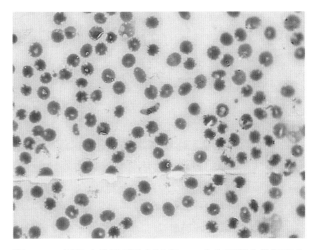

图 5-56　恶性疟雄配子体（1 000×。广东医科大学何庆丰供图）

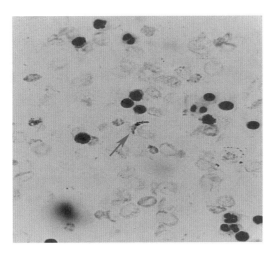

图 5-57　恶性疟雌配子体（1 000×）

【课后思考】

1. 检查疟原虫,如何制作厚、薄血膜片?

2. 疟原虫血片检查的技术要点?

（崔瑞芳）

实验十四　医学节肢动物检验

【实验目的】

1. 掌握蠕形螨成虫、蝇蛆的形态特征和检查方法。

2. 熟悉人虱和耻阴虱成虫、虱卵的形态特征。

3. 了解疥螨、粉螨成虫及卵的形态特征。

【实验材料】

1. 标本

（1）示教标本：毛囊蠕形螨和皮脂蠕形螨成虫,几种常见蝇蛆后气门,疥螨成虫和卵,人虱和耻阴虱成虫、虱卵,粉螨成虫和卵标本。

（2）观察标本：毛囊蠕形螨和皮脂蠕形螨成虫，人虱和耻阴虱成虫。

2. 器材 透明胶带、痤疮压迫器、回形针、消毒的注射器针头、外科手术刀片、光学显微镜、载玻片、盖玻片、酒精棉球等。

3. 试剂 75%乙醇、甘油等。

【实验方法】

1. 蠕形螨的检查

（1）透明胶带法：睡前清水洗脸，等水干后取与玻片等宽、长3～4cm的透明胶带分别粘贴于额头、鼻尖、鼻沟、脸颊等处，次晨起床轻轻揭下，贴于载玻片上，低倍镜下查找成虫，高倍镜观察。

（2）挤刮涂片法：用经75%乙醇消毒的痤疮压迫器或回形针，从鼻沟或鼻尖向脸颊用力刮拭，将刮拭物置于载玻片上，加1滴甘油，均匀涂开，加盖玻片，低倍镜下观察成虫或虫卵。

2. 疥螨的检查 用一次性注射器针头沿隧道从外向内挑破皮肤直至隧道尽端。挑出疥螨，置于载玻片上，加1滴甘油，加盖玻片，低倍镜下查找成虫或虫卵，高倍镜观察。

3. 蝇幼虫后气门鉴定 将已固定的第三龄幼虫的后气门用刀片切下，置于两载玻片中压紧，低倍镜下对照图谱进行鉴定。

【实验结果】

1. 蠕形螨 低倍镜观察成虫呈乳白色，半透明；虫体细长，长0.1～0.4mm，雌螨略大于雄螨，蠕虫状。虫体分为颚体和躯体两个部分，躯体又可分为足体和末体；颚体宽短呈梯形，有针状螯肢1对，须肢1对分3节；足体腹面有足4对，粗短呈芽突状；末体体表有明显的环状横纹。毛囊蠕形螨较长，末体约占躯体长度的2/3，末端较钝圆（图5-58）；皮脂蠕形螨较粗短，末体约占躯体长度的1/2，末端略尖，呈锥状（图5-59）。

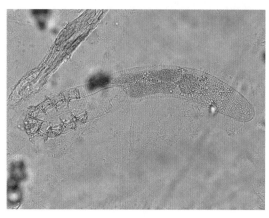
图5-58 毛囊蠕形螨

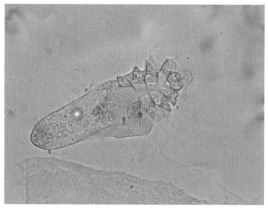
图5-59 皮脂蠕形螨

2. 疥螨 ①虫体外形似乌龟，略呈圆形或短椭圆形。背面隆起，无眼，无气门。雄螨长0.2～0.3mm；雌螨长0.3～0.5mm，白色或淡黄色。颚体短小，螯肢呈钳状，体表遍布波状横纹，背面具有成列的鳞片状皮棘，并具有成对的杆状刚毛和长鬃。腹面有足4对，粗短呈圆锥形。前2对在躯体前方，末端有带柄的吸盘；后2对足，雌螨足末端各具1根长鬃，雄螨的第4对足末端为带柄吸垫（图5-60）。②虫卵大小为180μm×80μm，长椭圆形，淡黄色，壳很薄。

3. 粉螨 虫体长椭圆形，粉末状，白色半透明，长0.12～0.5mm，体表有大量的长毛，角皮薄，透明或半透明。螯肢钳状，背后体之间有一明显的凹陷。腹面有足4对，跗节末端有一爪（图5-61）。

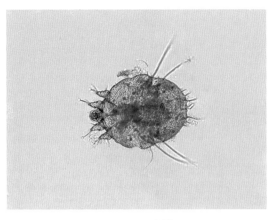

图 5-60 疥螨

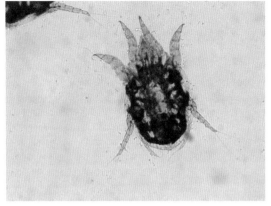

图 5-61 粉螨

4. 蝇蛆 灰白色,圆柱形,前端尖细,后端钝齐。无足,无眼,头端有口钩 1 对。体分 13 节(未包括头节),第 1 胸节有前气门 1 对,第 8 腹节后侧可见棕黄色后气门 1 对。后气门由气门环、气门裂和纽孔组成(图 5-62),其形态结构是蝇种分类上的重要依据。

5. 虱 ①人虱:虫体狭长,背腹扁平,无翅,雌虱体长 2.4~3.6mm,雄虱体长 2.0~3.5mm。头部呈菱形,刺吸式口器,短小触角 1 对,分 5 节,复眼 1 对,位于头部两侧突出处;胸部 3 节融合,具有大小相似的足 3 对,跗节末端有坚硬弯曲的爪,爪与胫节末端内侧的指状胫突相对形成抓握器;腹部分节,雄虱末端钝圆形,近似"V"形,有交合刺伸出(图 5-63);雌虱末端分 2 叶,呈"W"形。②耻阴虱:虫体短粗,形似蟹状,雌虱体长 1.5~2mm(图 5-64),雄虱体长 0.8~1.2mm(图 5-65)。足 3 对,前足和爪均相对较细小,中、后足胫节和爪明显粗大。腹部第 5~8 节侧缘有锥状突起,上有刚毛。③虱卵:白色,稍透明,长椭圆形,一端有小盖,其上有微孔(图 5-66)。卵壳表面有黏质容易黏附在毛发或衣服纤维上,俗称"虮"子。

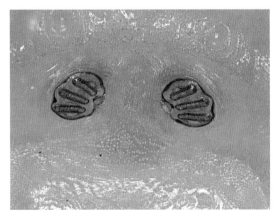

图 5-62 蝇类三龄幼虫后气门(丝光绿蝇,山东省寄生虫病防治研究所缪峰供图)

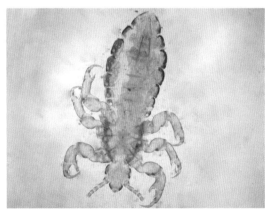

图 5-63 人虱

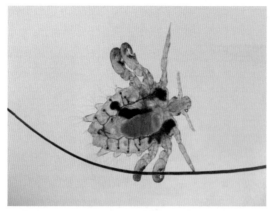

图 5-64 雌耻阴虱(河南信合医院段爱军供图)

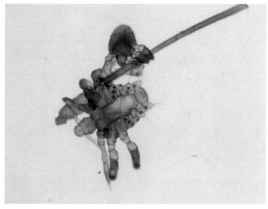

图 5-65 雄耻阴虱(河南信合医院段爱军供图)

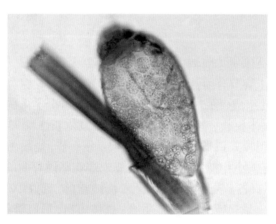

图 5-66 耻阴虱虱卵(河南信合医院段爱军供图)

【注意事项】

1. 显微镜下查见蠕形螨即可确诊。透明胶带法粘贴检查前一定要彻底清洁皮肤。挤刮涂片法刮拭操作时,痤疮压迫器或回形针等使用前须消毒;操作时力度要适宜,不能用力过猛,也不可太轻。

2. 显微镜下查见疥螨成虫或虫卵均可确诊。刮片法检查的丘疹应是新出的未经搔抓的炎性丘疹。使用的注射器针头或外科手术刀片均需在酒精灯火焰上灭菌消毒。

3. 蝇蛆的确诊以查到幼虫并作出鉴定为依据,幼虫应是第三期幼虫,后气门的构造尤为重要。

【课后思考】

1. 蠕形螨和疥螨检查部位有何不同?

2. 如何进行人虱和耻阴虱的鉴别?

3. 简述蝇蛆的后气门结构组成。

(阮 杰)

第六章　细菌分离培养与鉴定技术

实验十五　细菌标本前处理技术

微生物标本前处理是指在进行微生物实验之前对样本进行处理的过程。这个过程旨在去除或减少样本中的杂质，提高实验的准确性和可靠性。

常见的微生物标本前处理步骤包括：

1. 样本采集　根据实验的要求，选择合适的采样方法和采样工具，采集样本。

2. 样本保存　采集到的样本需要在规定时间内尽快运送到实验室，在运送的过程中主要是标本保护，以防止致病微生物死亡、杂菌过度生长、标本污染。常用的保存方法包括保温、保湿、冷藏、冷冻、专用运送培养基和隔绝空气等。

3. 样本处理　根据实验的需要，对送至实验室的样本进行必要的前处理。常见的处理方法包括液化、离心浓缩、洗涤、震荡混匀等。①液化是使黏稠标本消化后变成流动性较好的均匀液体状态，液化的方法包括加热、添加酶消化液、稀释震荡混匀等；②离心浓缩可以将液体样本中病原微生物离心后沉积到离心管底部，从而实现浓缩集菌的目的；③洗涤是将标本中的杂质或残留物洗脱，以得到更纯净的样本，常包括水洗、溶液洗涤、离心洗涤等方法；④震荡混匀是将样本进行震荡，使样本内病原体脱落于液体中，以达到均匀分散或混合的目的，如送检的大型样本和植入物，通过机械震荡、超声震荡、磁力搅拌等方法使骨骼、植入物内微生物脱落于液体中，以便后续检验。

4. 样本分装　将处理好的样本分装到适当的容器中，以便进行后续的实验操作。分装时要注意避免交叉污染，保持样本的纯净性。

微生物标本前处理的目的是减少样本中的干扰因素，提高实验的准确性和可靠性。同时，合理的样本前处理还可以提高实验的效率，节省实验材料和检验时间。

一、涂片技术

【实验目的】

1. 掌握痰液、脓液标本涂片技术。

2. 熟悉液体标本湿片涂片技术。

【实验原理】

微生物标本涂片是一种常用的实验技术，可用于观察和鉴定微生物的形态、结构和特征。涂片技术包括直涂法和压片法，本实验主要介绍压片法。

【实验材料】

1. 标本　痰液、脓液、脑脊液。

2. 其他材料　玻片、载玻片、移液枪等。

【实验方法】

1. 标本　用移液枪吸取痰液或脓液 20～50μL（依据标本的黏稠度决定）于载玻片中央

（图 6-1 的步骤 1）。

2. **盖片**　在载玻片上交叉覆盖另外一张载玻片（图 6-1 的步骤 2）。

3. **压片**　微微用力对压两张载玻片，使标本尽量摊开（图 6-1 的步骤 3）。

4. **推片**　上面的载玻片侧向推开，使标本尽量推开成为一薄片（图 6-1 的步骤 4）。

5. 示教脑脊液标本墨汁染色和甩片技术（见后续相关实验）。

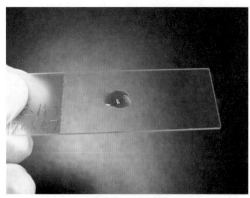 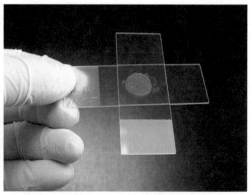

步骤1　滴加标本　　　　　　　　　　　步骤2　盖上一张载玻片

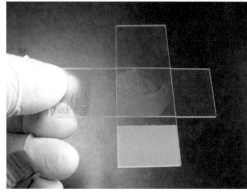 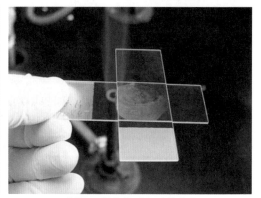

步骤3　对压两张载玻片　　　　　　　　步骤4　侧向推开上面载玻片

图 6-1　标本压片技术的实验方法

【实验结果】

使用接种环或棉签直接涂抹的玻片，标本厚薄不一，细胞常堆积一起，难以分开（图 6-2）。而使用压片法制作的片子，标本厚薄均匀，细胞均匀摊开，胞内吞噬的细菌清晰可见（图 6-3）。

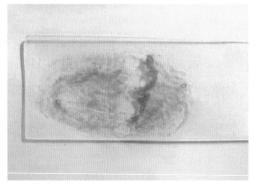 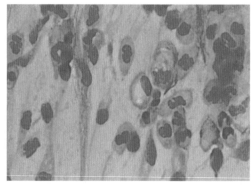

图 6-2　直接涂抹制片和显微镜图

注：左图为涂抹制片，制作的片子厚薄不一；右图为显微镜下多层细胞，可见细胞核、浆重叠，胞内吞噬物常不清楚，革兰氏染色阴、阳性不分。

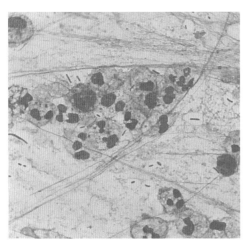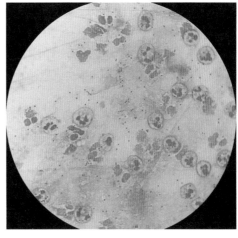

图 6-3 压片制片和显微镜图

注：左图为压片制片，制作的片子厚薄均匀；右图为显微镜下细胞均匀分开，胞内吞噬细菌清晰可见。

【注意事项】

1. 根据标本黏稠度，选择合适的体积，量太多时压片易溢出载玻片。
2. 在进行微生物标本涂片时，应严格遵守无菌操作规范，避免污染和交叉感染。

【课后思考】

制作一张好的玻片，除了压片法还有哪些方法？

（徐和平）

二、标本消化、浓缩离心技术

【实验目的】

1. 掌握黏稠标本消化方法。
2. 熟悉液体标本浓缩离心方法。

【实验原理】

黏稠痰液标本中加入次氯酸钠后，消化变成液体状态，通过离心浓缩富集标本中病原体，达到提高病原体检测阳性率的目的。

【实验材料】

1. **标本** 黏稠脓痰。
2. **试剂** 溶痰剂（5%次氯酸钠溶液）、血浆（1∶15）、蒸馏水。
3. **其他材料** 旋涡振荡器、离心机、离心管、移液枪、吸管、载玻片等。

【实验方法】

1. **试剂准备** 配制溶痰剂：5%次氯酸钠溶液。配制血浆（1∶15）：向 1mL 的血浆中加蒸馏水 14mL。

2. **痰液消化** 在黏稠脓痰中加入溶痰剂，两者比例为 1∶2，如果痰液较稀薄，可以适当减少溶痰剂量。

3. **震荡离心** 添加了溶痰剂的黏稠脓痰，用移液枪转移到离心管中，旋涡振荡器上震荡消化，查看管底有无黏液，如果完全液化，立即离心。离心力 3 800g，离心 15min，弃上清液，留管底沉渣 1～2mL。

4. **制片** 在离心管底沉淀物中滴加血浆（1∶15）1～2 滴，用吸管吹打均匀，然后吸取沉淀物 1～2 滴（沉淀物为清亮的或稍微混浊的液体），制成 10mm×20mm 的椭圆、厚薄适度的涂片，若沉淀物呈糊状，取 1 滴涂片，用棉签蘸去玻片上多余的标本。

5. 染色镜检 涂片干燥后,染色、镜检。

【实验结果】

黏稠脓痰使用5%次氯酸钠溶液消化后标本,通过浓缩离心,大大提高标本内病原菌检出阳性率(如:结核分枝杆菌)。

【注意事项】

1. 应根据痰液标本黏稠度,适当调整痰液与溶痰剂的比例,痰液越黏稠,溶痰剂量适当提高。

2. 滴加血浆(1∶15)的目的是增加标本黏附力,防止涂膜染色过程中被流水冲洗掉。

3. 涂片厚薄要适宜,太厚的涂片染色时容易脱落,太薄则容易漏检。

4. 灌洗液、支气管刷取物、胃液、脓液标本处理方法同黏稠脓痰,量太多时,可以先将标本以3 800g离心力离心15min,弃去上清液后再加溶痰剂。

5. 注意生物安全防护,所有实验样本和试剂均按感染性医疗废物处理。

【课后思考】

1. 含有血性的脓痰、脓液如何处理才能提高样本中抗酸杆菌的检出阳性率?

2. 脑脊液、尿液等液体标本,如何处理才能提高样本中抗酸杆菌的检出阳性率?

(徐和平)

三、组织研磨技术

【实验目的】

掌握组织标本处理方法。

【实验原理】

组织标本研磨是指生物组织样本研磨破碎匀浆的过程,以便进行后续的组织学、细胞学或分子生物学研究。组织标本研磨的目的是使组织内病原体释放出来,能够更好地被观察和培养鉴定。样本中的某些病原体,如胞内寄生的病原体,需要通过组织研磨才能释放出来便于后续检验。

【实验材料】

1. **样本** 组织标本。

2. **试剂** 无菌蒸馏水,营养肉汤(或血培养瓶)。

3. **其他材料** 组织研磨器(图6-4)、载玻片、手术刀片、无菌镊子、移液枪、无菌注射器等。

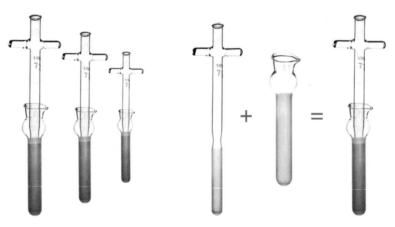

图6-4 组织研磨器

【实验方法】

1. **剪切**　组织标本用手术刀片切成米粒大小。

2. **压片**　无菌镊子镊取剪碎后组织 1 块在载玻片上,用压片方法制片。

3. **研磨**　在已高压灭菌的组织研磨器内加入 5mL 无菌蒸馏水,用无菌镊子镊取剪碎后组织 2～3 块放入组织研磨器内,研磨 3～5min。

4. **涂片与接种**　移液枪吸取研磨后组织液体,滴加在载玻片上压片制片;无菌注射器吸取研磨后组织液体注入营养肉汤(或血培养瓶)进行培养。

【实验结果】

组织研磨后液体为淡红色液体匀浆,可用于后续的涂片染色镜检和培养。

【注意事项】

1. 根据组织大小,选择合适体积的组织研磨器。

2. 结核分枝杆菌、组织胞浆菌等病原体感染的组织标本,需要研磨后才能提高检出率,但毛霉目真菌感染的组织严禁研磨,可以通过剪碎后压片镜检和培养。

3. 组织标本剪碎和研磨过程注意无菌操作和生物安全防护,防止标本污染,所有实验样本和试剂均按感染性医疗废物处理。

【课后思考】

为什么要对组织标本进行研磨?

(徐和平)

实验十六　标本接种与分离技术

一、培养基的制备

【实验目的】

1. 掌握常用培养基的制备方法。

2. 熟悉常用培养基的种类、用途。

【实验材料】

1. **仪器**　高压灭菌器、超净工作台或Ⅱ级生物安全柜、电热磁力搅拌器、天平、pH 比色计。

2. **试剂**　牛肉浸膏、蛋白胨、胰蛋白胨、氯化钠、琼脂粉、基础培养基干粉等。

3. **其他**　锥形瓶、量筒、无菌平皿、试管、酒精灯、牛皮纸或报纸、线绳、棉花若干(或其他材质锥形瓶塞及试管塞)、精密 pH 试纸、玻璃棒、药勺、称量纸、记号笔等。

【实验方法】

(一)培养基制备的一般程序

不同培养基的制备程序不尽相同,但其配制程序基本相似,可分为称量、溶解、校正 pH、分装、灭菌、质量检验和保存等步骤。

1. **称量**　根据培养基配方准确称取各成分的用量,量取所需蒸馏水。加少量蒸馏水于锥形瓶中,将蛋白胨以外的其他成分混悬于锥形瓶的蒸馏水中,最后加入蛋白胨,然后再以量筒中剩余的蒸馏水冲洗锥形瓶内壁黏附粉末,使其充分混合。有些成分,如指示剂、抑制剂等应在校正 pH 后方可加入,琼脂粉应在灭菌前加入。

2. **溶解**　将各种成分混匀于水中;如果有成分未完全溶解,可使用电热磁力搅拌器加热溶解,随时搅拌,防止外溢,溶解完毕,注意补足蒸发的水分。

3. **校正 pH**　根据不同培养基的要求用精密 pH 试纸进行校正,一般培养基 pH 为 7.4～

7.6，注意在室温下调节 pH。

4. 分装　根据需要将培养基分装于不同容量的锥形瓶、试管中，平板中的培养基先在锥形瓶中灭菌后再以无菌方式进行分装，分装的量根据使用目的确定。

（1）液体培养基：分装量为试管长度的 1/4～1/3，灭菌后直立待用。

（2）半固体培养基：分装量约为试管长度的 1/3，灭菌后直立凝固待用。

（3）琼脂斜面：将灭菌或加热融化后的固体培养基，冷却至 50～60℃时以无菌操作分装于试管；分装量约为试管容量的 1/4，需趁热放置斜面，斜面长度约为试管长度的 2/3。

（4）高层琼脂：分装量约为试管长度的 1/3，灭菌后直立凝固待用。

（5）高层斜面：分装量约为试管长度的 1/3，灭菌后需趁热放置斜面，使斜面高度与高层的高度相同。

（6）琼脂平板：将灭菌或加热融化后的固体培养基，冷却至 50～60℃时，无菌操作倾注于无菌平皿内，水平旋转平板；使培养基在平皿内的高度为 2mm 左右，如平皿内径为 7cm，倾注培养基 7～8mL，若内径为 9cm 的平皿则倾注培养基 13～15mL；将平皿平放在水平桌面上，待琼脂凝固后将平皿翻转，置于 4℃冰箱保存备用。

5. 灭菌　不同成分、性质的培养基需采用不同的灭菌方法。对耐热物质配制的培养基，常用高压蒸汽灭菌法，条件为 121.3℃，持续 15～30min。高压灭菌的温度和时间随培养基的种类和数量的不同有所差别：一般培养基少量分装时高压灭菌 15min 即可；培养基分装量较大，可高压灭菌 30min；含糖或明胶培养基，110℃或 115℃灭菌 15min，以防止糖类被破坏或明胶凝固力降低。不耐热成分可用滤菌器过滤除菌，如糖溶液、尿素溶液、血清、药物溶液等。

6. 质量检验　制备好的培养基应进行质量检验，包括无菌试验和性能测试。

（1）无菌试验：将灭菌后的培养基置于 35℃孵育过夜，无细菌生长，则无菌试验为合格；否则为不合格。

（2）性能测试：将已知性能的标准菌株接种于培养基，培养后观察细菌生长繁殖状况或生化反应结果，与预期结果相符合为性能测试合格，否则为不合格。

7. 保存　制备好的培养基，每批均应注明名称、制备日期，存放于 4℃冰箱。制成的培养基不宜保存过久。

（二）常用培养基的制备

1. 液体培养基　液体培养基不含凝固剂，常用的液体培养基有肉汤培养基、蛋白胨水、糖发酵生化管等。

（1）营养肉汤：准确称取牛肉浸膏 3g、蛋白胨 10g、氯化钠 5g，用 1L 蒸馏水溶解，调节 pH 后，分装、灭菌。

（2）蛋白胨水：准确称取蛋白胨 20g（或胰蛋白胨 10g）、氯化钠 5g，用 1L 蒸馏水溶解，调节 pH 后，分装、灭菌。

（3）糖发酵生化管等鉴别培养基：将称量好的各成分置于锥形瓶中，加热熔化，冷至 60℃左右时按要求校正溶液的 pH 后分装，根据培养基的成分在合适的温度下高压灭菌。

2. 半固体培养基　半固体培养基多用于观察细菌的动力、生化鉴定及保存菌种等，可根据细菌的特殊营养要求和鉴定需求加入其他成分。

在液体培养基中加入 0.3%～0.5% 琼脂粉，即成半固体培养基。制备时将各成分置于锥形瓶中，加热熔化，冷至 60℃左右时将溶液 pH 值校正为 7.2～7.4，分装至试管，高压灭菌后直立凝固。

3. 固体培养基　在液体培养基中加入 1.5%～2.0% 琼脂粉即可制成固体培养基。制成平板可用于微生物的分离纯化、鉴定及药敏试验等。在试管中可制成琼脂斜面、高层琼脂、高层斜面,用于微生物鉴定、菌种的纯培养或短期保存。

（1）普通琼脂培养基:是最常见的基础培养基,常用于营养要求不高的细菌的分离培养、纯培养及保存。

在营养肉汤配方的基础上,每升加入15～20g琼脂粉。斜面培养基分装至试管,高压灭菌后趁热摆成斜面凝固。普通琼脂平板需在锥形瓶内灭菌后,再以无菌方式分装到无菌的空平板中。

（2）血液和巧克力琼脂培养基:在基础培养基中加入血液、血清、生长因子等一些特殊成分,供营养要求较高和需要特殊生长因子的细菌生长繁殖的培养基,称为营养培养基。如血琼脂培养基、巧克力琼脂培养基等。

将灭菌的营养琼脂培养基(pH=7.6)加热熔化,冷至60℃左右,以无菌方式按每100mL营养琼脂培养基中加入5～10mL经50℃预热的脱纤维羊血(或兔血),轻轻摇匀,避免产生气泡,立即分装入无菌平板或试管中,制成血琼脂平板或血琼脂斜面。在温度为80℃左右加入脱纤维羊血,并置于80℃水浴中20min后分装,即为巧克力琼脂培养基。

（3）选择培养基:在基础培养基中加入抑菌剂,抑制非目的菌生长,选择性地促进目的菌生长的培养基,称为选择培养基。抑菌剂的种类很多,如孔雀绿、煌绿、亚硒酸盐、去氧胆酸钠、胆盐、四硫磺酸钠、抗生素等,加入不同的抑制剂可制成不同用途的选择性培养基。

【注意事项】

1. 配制培养基所用的器皿,最好用中性硬质玻璃器皿、搪瓷或不锈钢容器。

2. 配制培养基所用的化学药品均需化学纯以上纯度,称量必须准确。

3. 必须准确测定培养基的酸碱度,特别注意含有指示剂的培养基。

4. 培养基必须保持澄清,以利于观察细菌生长情况。

5. 培养基校正pH后如有沉淀或混浊,需过滤澄清后再进行后续步骤。

6. 培养基高压灭菌后pH值降低0.1～0.2,故校正时应比实际需要的pH值高0.1～0.2。

7. 倾注培养基时,切勿将平板盖全部打开,以免空气中的尘埃及细菌落入。

8. 新制成的平板表面有冷凝水,不利于细菌分离,故通常将平板置于35℃孵育30min,待平板表面干燥后使用。

【课后思考】

1. 从含有大量正常菌群的标本中分离致病菌,应选用哪种类型的培养基,如何接种?

2. 如何判断制备的培养基是否合格?

二、标本接种与分离技术

【实验目的】

1. 掌握常用培养基的接种方法。

2. 熟悉细菌在不同培养基中的生长现象及结果记录。

【实验材料】

1. **仪器**　Ⅱ级生物安全柜、恒温培养箱、电热灭菌器。

2. **菌种**　金黄色葡萄球菌、A群链球菌、大肠埃希菌、铜绿假单胞菌、变形杆菌、枯草芽孢杆菌培养物及混合菌标本。

3. **培养基**　营养琼脂平板、营养琼脂斜面、肉汤管、半固体培养基等。

4. **其他材料**　接种环、接种针、L形玻棒、酒精灯、火柴、记号笔等。

【实验方法】

（一）接种针和接种环的准备

接种环和接种针由镍铬合金制成(镍铬合金长50～80mm),是细菌接种的必备工具。

接种环(图 6-5)的直径 2~4mm,一个合格的接种环是正圆形,连接处没有空隙。接种针(图 6-5)为针状,用于穿刺接种。两者上端连接有一绝缘柄的金属棒,全长为 145mm。

接种环(针)于每次使用前或使用后,应在酒精灯外焰上彻底灼烧灭菌(图 6-6)或电热灭菌器进行灭菌。使用前先将接种环(针)直立与火焰呈约 15° 角进行灼烧,环(针)部烧红后,再将金属杆部通过外焰 2~3 次。接种环(针)使用后应先在内焰灼烧以防细菌喷溅,再按前法灼烧。

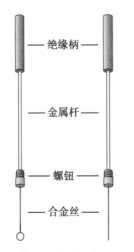

图 6-5　接种环(左)和接种针(右)
示意图

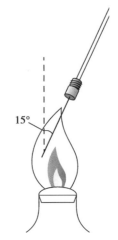

图 6-6　接种针环灼烧灭菌
方法示意图

(二) 细菌的接种与分离技术

1. 平板划线法

(1)连续划线法:此法多用于含细菌量较少的标本或棉拭子等标本的细菌分离培养。

将标本或棉拭子等直接密集均匀涂布于培养基的 1/6~1/5 处,然后由此处开始用接种环或直接用棉拭子在平板表面来回连续划线并逐渐下移,直至划满平板表面(图 6-7)。随着划线的延伸,划线上的细菌越来越少,在线的末端出现单个细菌,以达到分离细菌的目的。

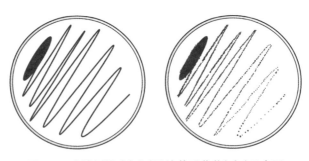

图 6-7　连续划线法(左)及培养后菌落(右)示意图

(2)分区划线法:此法多用于含菌量较多的痰液、脓汁等标本的细菌分离培养,是最常用的细菌接种方法。

先用接种环或棉拭子挑取标本,将其均匀涂布于平板表面边缘一小部分,约占平板面积的 1/5(第一区);然后烧灼接种环,转动平板至适合操作的位置(约 70°),将接种环通过第一区 2~3 次取菌,划出到第二区并连续划线,线和线之间不要重叠(第二区),第二区约占平板面积的 1/4；依次用接种环进行第三区和第四区划线（图 6-8）。平板上每一区的细菌数量将逐渐减少，直至分离出单个菌落（图 6-8）。实际工作中可根据标本中细菌数量的多少来选择第三区与第四区之间是否对接种环进行灭菌。

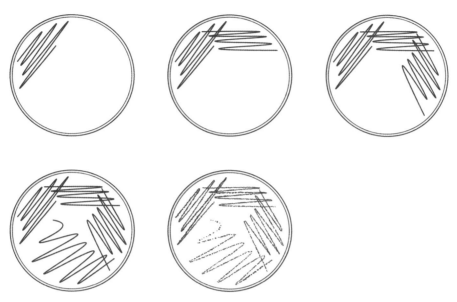

图 6-8　分区划线法及培养后菌落示意图

2. **斜面接种法**　该法主要用于纯培养及保存菌种，也可用于某些生化鉴定试验如尿素反应管、枸橼酸盐反应管的接种。

将接种环或接种针灭菌后，挑取单个菌落从培养基斜面底部向顶部划一条直线，再从底部开始向上连续划线接种，尽可能密而匀（图 6-9）；或者直接自下而上连续划线接种。

3. **穿刺接种法**　此法多用于半固体培养基或双糖铁等具有高层的培养基接种，半固体培养基的穿刺接种可用于观察细菌的动力。

用灭菌后的接种针挑取菌落，由培养基中央垂直刺入至距管底 2～3mm 处，再沿穿刺线退出接种针（图 6-10）；KIA 等有高层和斜面两种培养基，先穿刺高层部分，退出接种针后直接划线接种斜面部分。

4. **液体培养基接种法**　用于各种液体培养基如肉汤、蛋白胨水、糖发酵管等的接种。

用接种环或接种针挑取单个菌落，倾斜液体培养管，在管壁与液面交界上约 5mm 处研磨接种物（以试管直立后液体淹没接种物为佳）（图 6-11）。

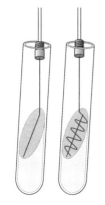

图 6-9　斜面接种法示意图

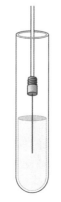

图 6-10　穿刺接种法示意图

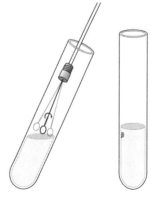

图 6-11　液体培养基接种法示意图

5. **涂布接种法** 取一定量的标本,用灭菌后的接种环、L形玻棒或棉签均匀涂满整个培养基。可用于药敏试验和纯培养,如果在培养基中加入抗生素,可筛选出标本中的耐药菌。

（三）试管培养物取菌操作

1. 右手拿接种环的绝缘柄部分,左手持试管。

2. 接种环以15°角置于酒精灯的外焰灼烧,直至合金丝烧红,然后将金属柄部通过外焰2～3次灼烧灭菌。

3. 用右手小指和手掌小鱼际肌侧拔下试管塞,并立即火焰烧灼试管口灭菌。

4. 用已灭菌冷却的接种环伸入试管中取出菌液。勿使沾有菌液的接种环触及试管壁和试管口,更不要搅动菌液。

5. 再次灭菌试管口,盖好试管塞,放回原处。

6. 将接种环上的菌液涂于载玻片上或者接种。

7. 接种环用火焰灼烧灭菌。

如果菌种和待接种培养基均为试管,可用左手同时握两支试管,外侧为菌种管,内侧为待接种管,先灭菌接种环(针),用右手无名指、小指和手掌小鱼际肌侧同时拔下两个试管塞,同上述步骤灭菌管口后取菌接种,接种后同时灼烧试管口,同时盖上试管塞(或者先里侧再外侧)。

【实验结果】

（一）细菌在固体培养基上的生长现象

观察细菌在固体培养基上形成的菌落或菌苔,准确描述其特征并作出初步解释,有助于对分离到的目的菌做进一步鉴定。一般可用肉眼观察,若菌落太小,可借助放大镜观察。

1. **细菌菌落的描述** 对菌落的描述包括大小(直径以mm计)、形状(圆形、露滴样、菜花样、不规则等)、突起或扁平、中心(凹陷或凸起)、边缘(光滑、锯齿状、波形、卷发状等)、颜色(灰白色、无色、红色、黑色、绿色、黄色等)、表面(光滑、粗糙等)、透明度(不透明、半透明、透明等)和黏度等,如在血琼脂平板上还应注意观察菌落周围是否溶血及其特征。根据细菌菌落表面特征不同,可将菌落分为3型:

（1）光滑型菌落(S型菌落):菌落表面光滑、湿润、边缘整齐。

（2）粗糙型菌落(R型菌落):菌落表面粗糙、干燥,呈皱纹或颗粒状,边缘不整齐。

（3）黏液型菌落(M型菌落):菌落黏稠、有光泽、似露滴样。

2. **与鉴定细菌有关的菌落特征**

（1）溶血

1）α溶血:又称草绿色溶血,菌落周围培养基出现1～2mm的草绿色溶血环,溶血环中红细胞外形完整无缺。

2）β溶血:又称完全溶血,菌落周围形成一个完全清晰透明的溶血环。

3）γ溶血:即不溶血,菌落周围红细胞没有溶解或缺损。

（2）色素:有些细菌产生水溶性色素,使菌落周围的培养基出现颜色变化;有些细菌产生脂溶性色素,使菌落本身出现颜色改变。

（3）气味:有些细菌生长繁殖后可产生特殊气味。

（二）细菌在液体培养基中的生长现象

1. **浑浊** 大多数细菌在液体培养基生长繁殖后呈现均匀混浊。

2. **沉淀** 少数链状排列的细菌如链球菌、炭疽芽胞杆菌等则呈沉淀生长。

3. **菌膜** 铜绿假单胞菌、枯草芽胞杆菌和结核分枝杆菌等专性需氧菌一般呈表面生长,常在液体表面形成菌膜。

4. **色素** 产生水溶性色素的细菌可使培养液呈现相应的颜色。如铜绿假单胞菌能产生绿脓素,可使液体培养基呈现绿色。

（三）细菌在半固体培养基中的生长现象

半固体培养基的琼脂含量较少，有鞭毛的细菌在其中仍可自由游动，除了沿穿刺线生长外，在穿刺线两侧也可见羽毛状或云雾状混浊生长，为动力试验阳性。无鞭毛的细菌只能沿穿刺线呈明显的线状生长，穿刺线两边的培养基仍然澄清透明，为动力试验阴性。

【注意事项】

1. 实验操作应具有严格的无菌观念，掌握无菌操作技术，注意生物安全。

2. 平板划线时，注意防止空气中细菌沉降于培养基表面。

3. 接种环在酒精灯上灼烧后，取菌前应接触培养基无菌区域1～2次，待接种环冷却后方可取菌或继续操作。

4. 平板上的划线要尽量做到密、直匀；接种环与平板表面的角度要尽量小，以免划破培养基。

5. 接种液体培养基时尽量不要摇动或搅动培养基，以免产生气溶胶。

6. 穿刺接种时，要垂直于培养基表面直线穿刺至距离管底2～3mm处，沿原路线退出，不能抖动，以免影响结果判断。

【课后思考】

1. 分区划线法和连续划线法的适用范围有什么差异？两者分离细菌的效果哪个更好，为什么？

2. 穿刺法接种时为什么不能穿刺至试管底部？

（陶传敏）

实验十七　细菌生化鉴定技术

【实验目的】

1. 掌握鉴别细菌常用生化反应的原理和结果判定。

2. 熟悉鉴别细菌常用生化反应的培养基、方法和意义。

【实验原理】

不同种类的细菌具有不同的酶系，因而对营养物质的利用能力不同，其在代谢过程中产生的代谢产物也不相同，利用生物化学的方法直接或间接地检测细菌的代谢产物，有助于细菌属、种的鉴定。这种利用生物化学的方法来鉴别细菌的实验，称为细菌生化反应，是鉴定细菌的重要方法。

【实验材料】

1. **菌种**　大肠埃希菌、产气肠杆菌、普通变形杆菌、伤寒沙门菌、醋酸钙不动杆菌、铜绿假单胞菌、粪产碱杆菌、金黄色葡萄球菌、链球菌。

2. **培养基**　葡萄糖和乳糖发酵管、Hugh-Leifson 培养基、葡萄糖蛋白胨水、蛋白胨水、醋酸铅培养基、明胶培养基、苯丙氨酸培养基、氨基酸脱羧酶培养基、尿素培养基、枸橼酸盐培养基、硝酸盐培养基、DNA 琼脂培养基、克氏双糖铁培养基、MIU 培养基等。

3. **试剂**　甲基红试剂，V-P 试剂甲液（α-萘酚 5g、无水乙醇 100mL）和乙液（400g/L 氢氧化钠溶液、0.3% 肌酐），靛基质试剂，10% 三氯化铁试剂，液体石蜡，硝酸盐还原试剂甲液和乙液，氧化酶试剂，3% 过氧化氢水溶液（临用前配制），新鲜兔血浆。

【实验方法】

（一）碳水化合物代谢试验

1. 糖发酵试验

（1）原理：不同的细菌含有发酵不同糖（苷、醇）的酶，因而对糖（苷、醇）分解能力也各不相同。有的不能分解糖类,有的分解某些糖后仅产酸,有的分解糖后产酸产气。据此,可鉴别细菌。

(2)方法:将大肠埃希菌和伤寒沙门菌分别接种在葡萄糖和乳糖发酵管,35℃培养18～24h观察结果。

(3)结果:糖发酵试验有三种结果:①不分解糖,培养基颜色与接种前相比无变化,以"–"表示;②分解糖产酸不产气,培养基中的指示剂(如为溴甲酚紫)由紫色变为黄色,以"+"表示;③分解糖产酸产气,除培养基中的指示剂变化外,液体培养基中倒置的小管内出现气泡;若为半固体培养基,则培养基内出现琼脂断裂,记录时以"⊕"表示。大肠埃希菌分解葡萄糖和乳糖产酸产气,伤寒沙门菌分解葡萄糖产酸不产气,不分解乳糖。

2. 氧化-发酵试验(O-F试验)

(1)原理:根据细菌在分解葡萄糖的代谢过程中对氧分子需求的不同,将细菌分为氧化型、发酵型和产碱型3类。仅在有氧环境中分解葡萄糖,在无氧环境中不能分解葡萄糖的细菌为氧化型。在有氧或无氧的环境中都能分解葡萄糖的细菌为发酵型;在有氧或无氧环境中都不分解葡萄糖的细菌为产碱型。利用此试验可区分细菌的代谢类型。

(2)方法:取2支Hugh-Leifson培养基,置于沸水中水浴10min以驱逐培养基中的氧气,冷却后,将待检的铜绿假单胞菌和大肠埃希菌接种到2支培养基中。其中一支滴加灭菌的液体石蜡(或其他矿物油)覆盖,高度不少于1cm,35℃培养24h,观察结果。

(3)结果:培养基变黄表示细菌分解葡萄糖产酸,若两支培养基均变黄为发酵型;均不变色为产碱型;仅不加液体石蜡管变黄为氧化型。铜绿假单胞菌为氧化型,大肠埃希菌为发酵型。

3. 甲基红试验

(1)原理:某些细菌分解葡萄糖产生丙酮酸,丙酮酸可进一步分解为甲酸、乙酸、乳酸等混合酸,使培养基pH值下降至4.5以下,加入甲基红指示剂后变为红色,为甲基红试验阳性。若细菌产酸量少或因酸进一步转化为醇、醛、酮等,使培养基pH值在6.2以上,加入甲基红试剂呈黄色,则为甲基红试验阴性。

(2)方法:将大肠埃希菌和产气肠杆菌(或阴沟肠杆菌)分别接种于葡萄糖蛋白胨水培养基中,35℃培养24h,观察结果。

(3)结果:在培养物中加入甲基红指示剂2～3滴,立即观察,红色为阳性,黄色为阴性。大肠埃希菌为阳性,产气肠杆菌为阴性。

4. V-P试验

(1)原理:某些细菌分解葡萄糖生成丙酮酸,丙酮酸可进一步脱羧生成乙酰甲基甲醇,乙酰甲基甲醇在碱性环境中被空气中的氧气氧化成二乙酰,二乙酰与培养基内蛋白胨中的精氨酸所含的胍基起反应,生成红色胍缩二乙酰,为V-P试验阳性。若培养基中胍基含量少,加入少量含胍基的化合物如肌酸或肌酐等,可加速其反应。

(2)方法:将待检菌大肠埃希菌和产气肠杆菌(或阴沟肠杆菌)分别接种于葡萄糖蛋白胨水中,35℃培养12～24h,于培养物中加入VP试验甲液和乙液各1滴,充分混匀,观察结果。

(3)结果:如立即或数分钟内出现红色反应者为阳性;若为阴性应将试管置于35℃中4h后再观察,仍无红色者为阴性。产气肠杆菌为阳性,大肠埃希菌为阴性。

5. 七叶苷水解试验

(1)原理:某些细菌分解七叶苷生成七叶素,与培养基中枸橼酸铁的亚铁离子反应生成黑色化合物。

(2)方法:将待检菌接种于七叶苷培养基上35℃培养18～24h,观察结果。

(3)结果:培养基变黑为阳性。克雷伯菌属、肠杆菌属和沙雷菌属能水解七叶苷,肠球菌属和D群链球菌也能水解七叶苷,并耐受胆汁。

（二）蛋白质试验

1. 吲哚（indole）试验

（1）原理：有些细菌具有色氨酸酶，能分解培养基中的色氨酸产生吲哚，与吲哚试剂形成红色化合物。

（2）方法：将待检的大肠埃希菌和伤寒沙门菌分别接种于蛋白胨水培养基中，35℃培养18～24h。

（3）结果：在培养物中加入吲哚试剂数滴，静置半分钟，试剂与培养基两液面接触处呈现玫瑰红色为吲哚试验阳性，不变色者为阴性。大肠埃希菌为阳性，伤寒沙门菌为阴性。

2. 硫化氢试验

（1）原理：有些细菌能分解培养基中的含硫氨基酸（如胱氨酸、半胱氨酸等），产生硫化氢，与培养基中的 Fe^{2+} 或（Pb^{2+}）反应生成黑色硫化亚铁或硫化铅。

（2）方法：将待检伤寒沙门菌和大肠埃希菌分别接种于醋酸铅培养基中，35℃培养24h，观察结果。

（3）结果：醋酸铅培养基变黑色为阳性，不变色为阴性。伤寒沙门菌为阳性，大肠埃希菌为阴性。

3. 尿素酶试验

（1）原理：具有尿素酶的细菌能分解尿素产氨，使培养基呈碱性，酚红指示剂变为红色。

（2）方法：将大肠埃希菌和变形杆菌分别接种于尿素培养基中35℃培养24h。

（3）结果：培养基变红为阳性，反之阴性。变形杆菌为阳性，大肠埃希菌为阴性。

4. 苯丙氨酸脱氨酶试验

（1）原理：某些细菌可产生苯丙氨酸脱氨酶，使苯丙氨酸脱氨生成苯丙酮酸，苯丙酮酸与10% 三氯化铁作用形成绿色化合物。

（2）方法：将大肠埃希菌和变形杆菌分别接种于苯丙氨酸培养基中，35℃培养18～24h。在斜面培养物上滴加10% 三氯化铁试剂溶液，观察结果。

（3）结果：出现绿色为阳性，无色为阴性。变形杆菌为阳性，大肠埃希菌为阴性。

5. 氨基酸脱羧酶试验

（1）原理：某些细菌具有氨基酸脱羧酶，可分解氨基酸使其脱去羧基，生成胺和二氧化碳，胺可使培养基变碱，使指示剂变色。最常测定的氨基酸有三种：赖氨酸、鸟氨酸和精氨酸，分别可被脱酸成尸胺、腐胺和精胺。

（2）方法：将乙型副伤寒沙门菌和普通变形杆菌分别接种在氨基酸脱羧酶培养基和对照培养基，并加入无菌液体石蜡，35℃培养1～2d，每天观察结果。

（3）结果：氨基酸测定管由浅紫红色变紫色（溴甲酚紫为指示剂）或由绿色变蓝色（溴麝香草酚蓝为指示剂）为阳性，黄色为阴性。对照管在培养18～24h 后，应为黄色。乙型副伤寒沙门菌赖氨酸、鸟氨酸和精氨酸脱羧酶试验均为阳性，普通变形杆菌为阴性。

6. 明胶液化试验

（1）原理：某些细菌具有明胶酶，能分解明胶为氨基酸，使明胶失去凝固力，使半固体的明胶培养基变为流动的液体。

（2）方法：将普通变形杆菌和大肠埃希菌分别穿刺接种于明胶培养基中，置于20℃培养5～7d，每天观察结果。

（3）结果：半固体的明胶培养基变为液体为阳性。普通变形杆菌为阳性，大肠埃希菌为阴性。

（三）酶类试验

1. 过氧化氢酶（触酶）试验

（1）原理：有些细菌具有过氧化氢酶，能分解过氧化氢生成新生态氧和水，继而形成分子氧出现气泡。

（2）方法：挑取待检菌少许，置于洁净载玻片上，滴加3%过氧化氢溶液1～2滴，观察结果。

（3）结果：1min内产生大量气泡者为阳性，不产生气泡者为阴性。金黄色葡萄球菌为阳性，链球菌为阴性。

2. 氧化酶试验

（1）原理：某些细菌具有氧化酶，能将盐酸二甲基对苯二胺或盐酸四甲基对苯二胺氧化生成有颜色的醌类化合物。使用盐酸二甲基对苯二胺时，产物呈紫红色；使用四甲基对苯二胺时，产物呈蓝色。

（2）方法：取洁净滤纸条蘸取被检菌落少许，滴加氧化酶试剂1滴于菌落上。

（3）结果：阳性者立刻出现红色，继而逐渐加深变为深红色至深紫色。脑膜炎奈瑟菌、铜绿假单胞菌为阳性，肠杆菌科细菌为阴性。

3. 凝固酶试验

（1）原理：金黄色葡萄球菌能产生两种凝固酶，一种是结合凝固酶，结合在细菌细胞壁上，具有凝血酶样活性，使纤维蛋白原转变为纤维蛋白，附着于细菌表面，可用玻片法检测；另一种为分泌到菌体外的游离凝固酶，具有凝血酶原样作用，被人或兔血浆中的协同因子激活，使凝血纤维蛋白原转变为纤维蛋白，使血浆凝固，可用试管法检测。

（2）方法：①玻片法。在洁净玻片上分别滴加新鲜人或兔血浆及生理盐水各1滴，挑取被检菌菌落，分别与盐水和血浆混合，观察结果。②试管法。于无菌试管内加入0.5mL人或兔血浆，再加入0.5mL葡萄球菌的肉汤培养物，混匀，于37℃水浴中3～4h，观察结果。

（3）结果：①玻片法。血浆中有明显凝集颗粒出现，盐水中无凝集现象者为阳性。②试管内血浆凝固者为阳性。试管法金黄色葡萄球菌的凝固酶为阳性，表皮葡萄球菌、腐生葡萄球菌的凝固酶为阴性。

4. DNA酶试验

（1）原理：某些细菌能产生DNA酶，可分解培养基中的DNA，使长链DNA水解成几个单核苷酸组成的寡核苷酸链，由于长链DNA可被酸沉淀，寡核苷酸则可溶于酸，故于DNA琼脂平板上加入盐酸后，可在菌落周围形成透明环。

（2）方法：将被检菌点种于DNA琼脂平板上，35℃培养18～24h后，用1mol/L盐酸倾注平板，观察结果。

（3）结果：菌落周围出现透明环为阳性，无透明环者为阴性。金黄色葡萄球菌、沙雷菌、变形杆菌为阳性。

5. 硝酸盐还原试验

（1）原理：某些细菌能还原培养基中的硝酸盐为亚硝酸盐，亚硝酸盐与醋酸作用生成亚硝酸，亚硝酸与对氨基苯磺酸作用生成重氮苯磺酸，后者与α-萘胺结合为红色的N-α-萘胺偶氮苯磺酸。

（2）方法：将待检菌接种于硝酸盐培养基中，35℃培养1～2d，加入硝酸盐还原试剂甲液（对氨基苯磺酸0.8g、5mol/L醋酸100mL）和乙液（α-萘胺0.5g、5mol/L醋酸100mL）等量混合液，立即或10min内观察结果。

（3）结果：出现红色为阳性。如欲检查有无氮气产生，可于培养基内加一支小导管，管内有气泡产生，表示有氮气生成。如加入硝酸盐试剂不出现红色，需检查硝酸盐是否被还原，可于原试管内再加少许锌粉，如出现红色，表示硝酸盐仍然存在。若仍不出现红色，表示硝酸盐已被还原为氨和氮。肠杆菌科细菌均能还原硝酸盐为亚硝酸盐，铜绿假单胞菌能产生氮气，醋酸钙不动杆菌为阴性。

6. 卵磷脂酶试验

（1）原理：某些细菌产生卵磷脂（α-毒素），在钙离子存在时，可迅速分解卵磷脂，生成混浊沉淀状的甘油酯和水溶性磷酸胆碱，在卵黄琼脂平板上菌落周围形成不透明的混浊环。

（2）方法：将待检菌划线接种于卵黄琼脂平板上，35℃培养3～6h。

（3）结果：若3h后在菌落周围形成乳白色的混浊环，即为阳性，6h后混浊环可扩展至5～6mm。产气荚膜梭菌为阳性，其他梭菌为阴性。

（四）抑菌试验

1. 杆菌肽敏感试验

（1）原理：A群链球菌对杆菌肽几乎100%敏感，而其他群链球菌对杆菌肽耐药。故可通过该试验对A群链球菌进行鉴别。

（2）方法：将被检菌的肉汤培养物用无菌面棒涂布接种于血琼脂平板上，用无菌镊子取0.04U的杆菌肽纸片，贴于平板上，35℃培养18～24h，观察结果。

（3）结果：抑菌环＞10mm为敏感，抑菌环＜10mm为耐药。A群链球菌敏感，非A群链球菌耐药。

2. Optochin敏感试验

（1）原理：乙基氢化脱甲奎宁（Optochin）可干扰肺炎链球菌叶酸的生物合成，几乎所有的肺炎链球菌都敏感，而其他链球菌则耐药。

（2）方法：将待检菌的肉汤培养物用无菌棉棒均匀涂布于血琼脂平板，将含5μg Optochin的纸片贴于接种处，35℃培养18～24h，观察结果。

（3）结果：抑菌圈在15～18mm时为敏感，小于15mm或无抑菌环为耐药。肺炎链球菌敏感，其他链球菌耐药。

3. O/129抑菌试验

（1）原理：O/129（二氨基二异丙基喋啶）对弧菌属细菌有抑制作用，而对气单胞菌则无抑制作用，故可利用此试验做弧菌科的属间鉴别。

（2）方法：将待检菌的胨水培养物，均匀涂布于碱性琼脂平板上，用无菌镊子取含40μg O/129纸片，贴于接种区的中央，35℃培养18～24h，观察结果。

（3）结果：出现抑菌环为敏感，无抑菌环为耐药。

（五）复合生化试验

1. 克氏双糖铁（KIA）复合试验

（1）原理：KIA琼脂中含有牛肉膏、酵母浸膏、蛋白胨、葡萄糖、乳糖、枸橼酸铵铁、酚红指示剂等。乳糖的浓度为葡萄糖的10倍。细菌如能发酵乳糖和葡萄糖而产酸产气，则斜面与底层均呈黄色，且有气泡。如只发酵葡萄糖不发酵乳糖，因葡萄糖含量较少，斜面所生成的少量酸可因接触空气而氧化，从而使斜面部分保持原来的红色；底层由于是在相对缺氧状态下，细菌发酵葡萄糖所生成的酸类物质不被氧化而仍保持黄色。如细菌分解蛋白质产生硫化氢，则与培养基中的枸橼酸铵铁反应生成不溶性的黑色硫化亚铁，使培养基变黑。

（2）方法：将待检菌接种于克氏双糖铁培养基中，先底层穿刺，距离管底3～5mm为宜，再在斜面由下而上划线，置35℃培养18～24h，观察结果。

（3）结果：如待检菌发酵乳糖和葡萄糖产酸又产气，则上层和底层均呈黄色且有气泡产生；如待检菌只发酵葡萄糖而不发酵乳糖，则底层变黄，上层仍为红色。如底层变黑，说明该菌能产生硫化氢，生成黑色的硫化亚铁沉淀。

2. 动力、吲哚及脲酶（MIU）复合试验

（1）原理：MIU培养基为含尿素、蛋白胨成分的半固体培养基，指示剂为酚红。具有色氨酸酶的细菌能分解蛋白胨中的色氨酸产生吲哚，加入吲哚试剂后形成玫瑰吲哚。产生脲

酶的细菌能将培养基中的尿素分解产氨,使酚红指示剂显桃红色。有动力的细菌沿穿刺线扩散生长。因此,该试验可同时观察细菌动力、吲哚的产生和细菌分解尿素的情况。

(2)方法:将待检菌穿刺接种于 MIU 培养基中,35℃培养 18~24h,观察动力和脲酶反应后,再滴加吲哚试剂。

(3)结果:接种线变宽、变模糊,培养基变混浊为动力试验阳性;加入吲哚试剂后,试剂与培养基的接触界面形成玫瑰红色为吲哚试验阳性;培养基全部变为桃红色为脲酶试验阳性。大肠埃希菌动力阳性、吲哚阳性、脲酶阴性,普通变形杆菌动力阳性、吲哚阳性、脲酶阳性。

【注意事项】

1. 滴加吲哚试剂需沿管壁徐徐滴入,稍待片刻即观察液面上是否出现红色化合物,随着时间的推移,红色化合物会扩散以致不清晰。

2. 滴加 V-P 试剂甲液和乙液后需混匀,静置 10min 后方可观察到是否有红色的化合物出现。

3. 配制糖发酵管时内装的小导管在接种细菌前应确保无气泡存在,否则不宜接种细菌。

4. 氧化酶试验,应避免接触含铁物质,否则易出现假阳性;不要使用含葡萄糖培养基上生长的菌落,因为它的发酵作用会抑制氧化酶的活性,可能会造成假阴性结果;氧化酶试剂在空气中易氧化,应经常更换配制的试剂,配制时加入 0.1% 维生素 C 以减少自身氧化,并用大肠埃希菌和铜绿假单胞菌的标准菌株作为阴阳对照。

5. 触酶试验应避免挑取血琼脂上的菌落,因红细胞含有触酶,可导致假阳性反应;3%过氧化氢溶液要新鲜配制;取 18~24h 生长的细菌,同时用已知阳性和阴性菌作为对照。

【课后思考】

什么是细菌的生化反应?细菌生化鉴定的方法有哪些?原理是什么?

(丁淑琴)

实验十八　体外药物敏感试验

细菌对抗菌药物的敏感试验(简称药敏)是体外测定细菌对临床常用抗菌药物的敏感性。临床微生物实验室进行药敏试验主要有两个目的:一是帮助临床医师选用效果最佳的药物进行抗感染治疗;二是在特定区域内积累对公共卫生有关的重要微生物药物敏感性的流行病学资料。现将药敏试验中所用的名词解释如下:

敏感(susceptialbe,S):当对感染部位使用推荐剂量的抗菌药物时,最低抑菌浓度(minimal inhibitory concentration,MIC)小于等于敏感折点或抑菌圈直径大于等于敏感折点的菌株,通常可被抗菌药物所达到的浓度水平所抑制,产生可能的临床疗效。

中介(intermediate,I):抗菌药物的 MICs 或抑菌圈直径在中介范围内的菌株,其抗菌药物 MIC 接近血液和组织通常可达到的浓度,和/或疗效低于敏感菌株,可通过提高抗菌药物的剂量或在该药物浓度浓集部分,被检菌株生长可被抑制。以防止微小的、未受控制的、技术因素导致解释的重大差异,特别是对于那些毒性范围较窄的药物。所以这一范围只是抑菌圈的直径介于敏感和耐药之间的“缓冲域”。抑菌圈落入中介范围,其意义不明确,如果没有其他可以替代的药物,应重复或再以稀释法测定 MIC。

耐药(resistant,R):抗菌药物的 MIC 大于或等于、或抑菌圈直径小于或等于耐药折点的菌株不能被常规剂量抗菌药物达到的浓度所抑制,和/或证明 MICs 或抑菌圈直径落在某些特殊微生物耐药机制范围内,并且在治疗研究中表现为抗菌药物对该菌株的疗效不可靠。

剂量依赖敏感(susceptible-dose dependent,SDD):指菌株的敏感性依赖于患者的用药方案。对于药敏试验结果(MICs或抑菌圈直径)在SDD范围内的菌株,为使血药浓度达到临床疗效,采用的给药方案(即较高剂量、增加用药频次,或两者,或延长输液时间)的药物暴露应高于建立敏感折点的剂量,因为较高的药物暴露对SDD分离株可达到最高的覆盖率。

非敏感(nonsusceptible,NS):由于缺乏或罕见出现耐药菌株,此分类特指仅有敏感折点的菌株。分离菌株MICs值高于或抑菌圈直径低于敏感折点时,应报告非敏感。被解释为非敏感的菌株并不意味着一定具有某种耐药机制,在敏感折点建立之后,野生型菌株中可能会遇到MIC值高于敏感折点但缺乏耐药机制的情况。描述具有中介和耐药解释分类的细菌/药物类别时,不能使用"非敏感"一词。"中介"或"耐药"类别的菌株可以称为"不敏感",而不是"非敏感"。

最低抑菌浓度(MIC):抗菌药物能够抑制细菌生长所需要的最低浓度。单位:μg/mL或mg/mL。

最低杀菌浓度(minimal bacterieide concentration,MBC):抗菌药物杀灭细菌所需要的最低浓度。单位:μg/mL或mg/mL。

MIC_{90}:能抑制90%试验菌株的最低药物浓度,即为该药对被测菌的MIC_{90}。

MIC_{50}:能抑制50%试验菌的最低药物浓度,即为该药对被测菌的MIC_{50}。

药敏试验有纸片扩散法、稀释法、E-test法等多种方法。纸片扩散法只能定性,稀释法和E-test法可定量测定药物的MIC或MBC。

一、纸片扩散法

【实验目的】

掌握纸片扩散法(K-B法)的原理、操作方法、结果判读、临床意义和质量控制。

【实验原理】

将含有定量抗菌药物的纸片贴在已接种测试菌的琼脂平板上,纸片周围抑菌浓度范围内测试菌的生长被抑制,从而形成无菌生长的透明圈即为抑菌圈。抑菌圈的大小反映测试菌对测试药物的敏感程度,并与该药物对测试菌的MIC呈负相关。

【实验材料】

1. **菌种** 金黄色葡萄球菌测试菌株,金黄色葡萄球菌AT25923质控菌株。

2. **培养基** 水解酪蛋白(M-H)琼脂平板。

3. **药敏纸片** 青霉素、庆大霉素、头孢西丁、红霉素、克林霉素。

4. **其他材料** 无菌生理盐水、无菌棉签、0.5麦氏比浊管(McFarland standard,相当于$1.5 \times 10^8 CFU/mL$)、镊子、游标卡尺、接种环、酒精灯或红外线灭菌器。

【实验方法】

1. **平板制备** 将放在56℃左右保温的无菌M-H琼脂倾注于直径90mm的平板中(每个平板倾注约25mL),使培养基的厚度为4mm。

2. **调配菌悬液** 用无菌棉签分别挑选过夜培养的测试菌株和质控菌株的菌落1~2个于无菌生理盐水中,调整浊度为0.5麦氏比浊管标准(图6-12 A~C)。

3. **接种菌悬液** 用无菌棉签蘸取菌悬液,在管内壁将多余的菌液挤去,在琼脂平皿上均匀涂抹接种3次,每次旋转平板60°,最后沿平板内缘涂抹一周(图6-12D)。

4. **贴药敏纸片** 平板室温干燥10~15min,根据选择的菌株挑选相应的药敏纸片,药敏纸片的选择见表6-1。用无菌镊子将抗菌药物紧贴于琼脂表面,各纸片中心距离大于24mm,纸片距离平板内缘大于15mm,纸片贴上后不可再移动(图6-12E)。

5. **孵育** 35℃培养16~18h后,用游标卡尺量取抑菌圈的直径(图6-12F)。

6. **药敏纸片的选择** 对于金黄色葡萄球菌选择青霉素、庆大霉素、头孢西丁、红霉素、克林霉素进行试验。

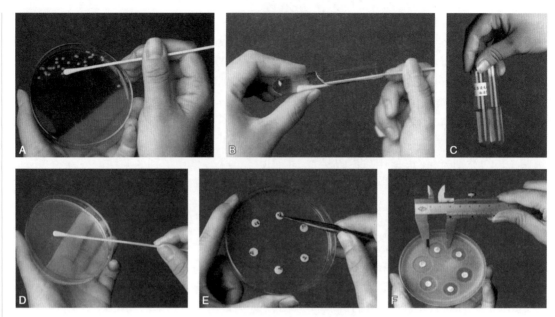

图 6-12 纸片扩散法操作示意图

【实验结果】

1. 用游标卡尺测量抑菌圈直径,取 mm 整数,根据 CLSI(Clinical and Laboratory Standards Institite)标准报告测试细菌金黄色葡萄球菌对以下 5 种抗菌药物是敏感(S)、耐药(R)还是中介(I)。

2. 根据测量结果对照表 6-1 中的 ATCC25923 质控范围,抑菌圈直径应落在质控范围内才能说明质控合格,如果直径落在质控范围之外时,应寻找失控的原因,不能发出报告,应待复查结果处于质控范围内再出报告。

表 6-1 抗菌药物对金黄色葡萄球菌的抑菌圈直径解释标准和金黄色葡萄球菌
ATCC25923 抑菌圈直径的质控范围

抗菌药物	纸片含量	抑菌圈直径(mm)			
		R	I	S	ATCC25923 质控范围
青霉素	10U	≤28	—	≥29	26~37
红霉素	15μg	≤13	14~22	≥23	22~30
克林霉素	2μg	≤14	15~20	≥21	24~30
庆大霉素	10μg	≤12	13~14	≥15	19~27
头孢西丁	30μg	≤21	—	≥22	23~29

【注意事项】

1. 用无菌棉签蘸取菌悬液时,不能整根棉签浸泡太久,防止棉花胀开,菌液蘸取过量,造成抑菌圈直径变小。正确做法应该是棉签的棉花头部分蘸取进入菌液后,停留 1~2s 即取出并在管内壁将多余的菌液挤去,再涂布接种于 M-H 琼脂平板。

2. 菌液涂抹平板后,应在室温干燥 10~15min,放置时间不够可能因为平板上湿度太大,放置时间太久可能细菌已经开始生长,都会影响纸片的抑菌圈直径,造成误差。

3. 实验过程要遵守无菌操作和《实验室生物安全通用要求》,废弃的接触过菌种的材料(如接触细菌的玻片、平板、试管、吸管、一次性接种环等)均需灭菌后再清洗或处理。

【课后思考】

金黄色葡萄球菌用头孢西丁纸片扩散法检测后,如何向临床发布报告结果? 当头孢西丁抑菌圈直径是 20mm 时，根据表 6-1 中 CLSI 标准，报告头孢西丁耐药（R）是否正确？应进一步向临床做什么建议和解释？

二、肉汤稀释法

【实验目的】

掌握肉汤稀释法的原理、操作方法、结果判读、临床意义和质量控制。

【实验原理】

以水解酪蛋白（M-H）肉汤将抗菌药物稀释成不同浓度，然后种入待测菌株，定量测定抗菌药物对待测菌株的 MIC 或 MBC。

【实验材料】

1. **菌种** 大肠埃希菌测试菌株，大肠埃希菌（ATCC25922）质控菌株。

2. **培养基** M-H 琼脂平板和 M-H 肉汤。

3. **抗菌药物** 头孢噻肟、亚胺培南、庆大霉素和环丙沙星等。

4. **其他材料** 无菌生理盐水、蒸馏水、无菌棉签、0.1mmol/L 磷酸盐缓冲液（pH=6.0）、0.5 麦氏比浊管、无菌试管、无菌吸头、无菌 96 孔聚乙烯 U 形微量板、接种环、酒精灯或红外线灭菌器。

【实验方法】

1. **抗菌药物原液的配制** 各种抗菌药物原液的溶剂和稀释剂分别为蒸馏水、0.1mol/L 磷酸盐缓冲液（pH=6.0）（表 6-2）。原液浓度常为测定最高浓度的 10 倍以上。肉汤和琼脂稀释法常用抗菌药物容积稀释法（表 6-3）。

2. **宏量肉汤稀释法**

（1）抗菌药物稀释：取 26 支试管排成两排，每排 13 支。另取 2 支试管，分别标记上"肉汤对照""测试菌生长对照"和"质控菌生长对照"等。用 M-H 肉汤稀释抗菌药物原液到待测最高浓度，如 128μg/mL。除每排的第一支试管外，每支试管内加 M-H 肉汤 2mL。每排的第一、二管分别加入 2mL 抗菌药物稀释液，依次对倍稀释到第 13 管，各管中抗菌药物的终浓度依次为 128、64、32、16、8、4、2、1、0.5、0.25、0.12、0.06 和 0.03μg/mL。

表 6-2 配制抗菌药物原液的溶剂和稀释液

抗菌药物	溶剂	稀释液
羟氨苄西林、克拉维酸、青霉烷砜、替卡西林、头孢西丁	磷酸盐缓冲液，pH=6.0，0.1mol/L	磷酸盐缓冲液，pH=6.0，0.1mol/L
阿奇霉素、氯霉素、红霉素	95% 乙醇	水
氨曲南	饱和碳酸钠溶液	水
头孢替坦	二甲基亚砜（DMSO）	水
头孢泊肟	0.1% 碳酸钠水溶液	水
头孢噻甲羧肟	碳酸钠	水
头孢噻吩	磷酸盐缓冲液，pH=6.0，0.1mol/L	水
伊诺沙星、诺氟沙星、氧氟沙星、西诺沙星、萘啶酸	1/2 体积的水再加 1mol/L NaOH 滴至溶解	水
亚胺培南	磷酸盐缓冲液，pH=7.2，0.1mol/L	磷酸盐缓冲液，pH=7.2，0.1mol/L
利福平	甲醇	水
磺胺类	1/2 体积的热水再加 2.5mol/L NaOH 滴至溶解	水（可加热）

表 6-3 肉汤和琼脂稀释法常用抗菌药物容积稀释法

药物浓度 （μg/mL）	取药液量 （mL）	加稀释液 （mL）	药物稀释浓度 （μg/mL）	琼脂或肉汤中最终含药浓度（μg/mL） 药物∶琼脂（或肉汤）=1∶9
5 120（原液）	1	0	5 120	512
5 120	1	1	2 560	256
5 120	1	3	1 280	128
1 280	1	1	640	64
1 280	1	3	320	32
1 280	1	7	160	16
160	1	1	80	8
160	1	3	40	4
160	1	7	20	2
20	1	1	10	1
20	1	3	5	0.5
20	1	7	2.5	0.25
2.5	1	1	1.25	0.125
2.5	1	3	0.625	0.062 5
2.5	1	7	0.312	0.031 2

（2）测试菌和质控菌的准备：调制菌液至 0.5 麦氏比浊管，标准同纸片扩散法。再用 M-H 肉汤 1∶10 稀释，使含菌量达到 10^7 CFU/mL。

（3）用微量加样器取 0.1mL 稀释菌液，由低药物浓度向高药物浓度加于各排试管中，其最终细菌接种量为 $5×10^5$ CFU/mL。最后加生长对照管。加样时加样器吸头必须插到管内液面下加菌并注意避免与管内壁接触。加菌液后的试管应避免晃动。

（4）孵育：35℃培养 16～20h 后，当测试嗜血杆菌和链球菌时，应在普通空气中孵育 20～24h，对可能的耐甲氧西林葡萄球菌和耐万古霉素的肠球菌孵育应持续 24h 再观察结果。

（5）读取结果：MIC 即为肉眼观察在微量稀释管中的细菌生长完全被抑制时的最低抑菌药物浓度。记录相对应的 MIC 值。

3. 微量肉汤稀释法

（1）标记：在无菌 96 孔聚苯乙烯 U 形微量板的每排标记上"测试菌、质控菌和待测药物"等的编号和顺序。

（2）抗菌药物稀释：用 M-H 肉汤稀释抗菌药物原液到待测最高浓度，如 128μg/mL。用微量加样器在每排第 12 孔同加 50μL M-H 肉汤，然后按照从低药物浓度到高药物浓度的顺序从第 11 孔到第 1 孔依次加入 50μL 稀释的药液。

（3）菌株准备和接种：调制菌液至 0.5 麦氏比浊管，标准同纸片扩散法。再用 M-H 肉汤 1∶100 稀释，使含菌量达到 10^6 CFU/mL，然后每孔接种 50μL。每排抗菌药物的最终稀释浓度分别为 128、64、32、16、8、4、2、1、0.5、0.25 和 0.12μg/mL，其最终接种量为 $5×10^5$ CFU/mL。

（4）孵育：将微孔板震荡 1min，使各孔内溶液混匀，加盖并用胶纸密封以减少孵育过程中的蒸发，置温盒于 35℃培养 16～20h，为使所有的培养物都具有相同的孵育温度，微量稀释盘的叠放不应超过 4 层。

（5）结果读取：MIC即为肉眼观察在微量稀释孔中的细菌生长完全被抑制时的最低抑菌药物浓度。其他注意事项参照"宏量肉汤稀释法"的判读。

【实验结果】

1. 肉眼读取相对应的MIC值，单位为μg/mL。根据CLSI标准（表6-4）报告测试细菌大肠埃希菌对以下1种抗菌药物是敏感（S）、耐药（R）还是中介（I）。

2. 根据实验结果对照表6-4中的ATCC25922质控范围，MIC应落在质控范围内才能说明质控合格，如果直径落在范围之外，应寻找失控的原因，不能发出报告，应待复查结果处于质控范围内再出报告。

表6-4　抗菌药物对大肠埃希菌ATCC25922的抑菌圈直径解释标准及质控范围

抗菌药物	MIC（μg/mL）			
	R	I	S	ATCC25922质控范围
头孢噻肟	≥4	2	≤1	0.03～0.12
亚胺培南	≥4	2	≤1	0.06～0.25
庆大霉素	≥8	4	≤2	0.25～1
环丙沙星	≥1	0.5	≤0.25	0.004～0.016

【注意事项】

1. 当测试嗜血杆菌和链球菌时，应在空气中孵育20～24h，对可能的耐甲氧西林葡萄球菌和耐万古霉素的肠球菌孵育应持续整24h再观察结果。

2. 在读取和报告所测菌株的MIC前，应检测生长质控管（不含抗菌药物）的细菌生长情况，同时还应确定待测菌株的传代培养情况，是否被污染及接种量是否合适，质控菌株的MIC值应处于合适的质控范围。生长终点的判读可通过含有抗菌药物的管与生长质控管的比较来进行，通常细菌的生长通过可见的浊度、一个直径≥2mm的沉淀菌斑或多个小菌斑来显示。检测甲氧苄啶和磺胺的MIC时可能见到终点"拖尾"现象，与生长质控对照相比，若细菌的生长量有80%以上的减少可作为其MIC值。

3. 实验结果可能出现"跳管"现象，即在某一浓度的抗菌药物中无细菌生长，在比其高和低的浓度中却可见到生长，出现此类现象，结果不能报告，需要重复实验。

4. 实验过程要遵守无菌操作和《实验室生物安全通用要求》，废弃的接触过菌种的材料（如接触细菌的玻片、平板、试管、吸管、一次性接种环等）均需灭菌后再清洗或处理。

【课后思考】

实验结果出现"跳管"现象，即在某一浓度的抗菌药物中无细菌生长，但在比其高和低的浓度中却可见到生长，如何解释及处理？

三、琼脂稀释法

【实验目的】

掌握琼脂稀释法的原理、操作方法、结果判读、临床意义和质量控制。

【实验原理】

待测菌株接种到含不同药物浓度的M-H琼脂平板上，经一定温度和时间孵育后观察，凡平板上无细菌生长的最低抗菌药物浓度即为待测菌株的MIC。

【实验材料】

1. **菌种**　大肠埃希菌测试菌株，大肠埃希菌（ATCC25922）质控菌株。

2. **培养基**　M-H琼脂平板和M-H肉汤。

3. 抗菌药物 头孢噻肟、亚胺培南、庆大霉素和环丙沙星等。

4. 其他材料 无菌生理盐水、蒸馏水、无菌棉签、0.1mmol/L 磷酸盐缓冲液(pH=6.0)、0.5 麦氏比浊管、无菌试管、无菌吸头、直径为 90mm 的平板、接种环、酒精灯或红外线灭菌器。

【实验方法】

1. 含抗菌药物琼脂平板的制备 ①按表 6-4 所示稀释待测抗菌药物;②分别取 2mL 加入一系列已做好标记、内径为 90mm 的平板内;③再取融化后已在 50℃水浴中平衡半小时的 M-H 琼脂 18mL 加入无菌空平皿内,边加边轻轻摇晃,使药物和培养基充分混匀。

2. 接种 用 Sterrs 多头接种器在水平台上对平板逐个接种,每点的接种菌量为 1~2μL (含菌量约 10^7 CFU/mL),故最终接种菌量约每个接种点含 10^4 个菌。也可在平板上划定区域用 1~2μL 定量接种环进行接种,接种后所形成的菌液圈直径 5~8mm。接种时应先接种含抗菌药物浓度低的平板,然后接种浓度高的平板,最后接种不含抗菌药物的生长对照平板,以检查整个实验过程中测试菌的存活状态。

3. 孵育 待接种点菌液干后,平板置于 35℃孵育 16~20h。

4. 结果读取 完全抑制菌落生长的最低药物浓度为该药对检测菌的 MIC。单一菌落生长可忽略不计。每个平板应同时接种标准菌株,根据测试菌种类分别选用金黄色葡萄球菌 ATCC29213、大肠埃希菌 ATCC25922、粪肠球菌 ATCC29212 和铜绿假单胞菌 ATCC 27853 等标准菌株在同一试验条件下进行测定。常用抗菌药物对这些标准菌株的 MIC 的预期值范围已定出,如测试结果超过或低于预期值范围一个稀释度时,不应发出报告,检查导致差错的可能原因及标准菌株是否被污染或已变异等,并重复测定。

【实验结果】

1. 记录相对应的 MIC 值,单位为 μg/mL,取整数。根据 CLSI 标准(表 6-4),报告测试细菌大肠埃希菌对以上几种抗菌药物是敏感(S)、耐药(R)还是中介(I)。

2. 根据实验结果对照表 6-4 中的 ATCC25922 质控范围,MIC 应落在质控范围内才能说明质控合格,如果直径落在范围之外,应寻找失控的原因,不能发出报告,应待复查结果处于质控范围内再出报告。

【注意事项】

1. 含抗菌药物琼脂平板的制备过程中混匀务必充分,动作轻巧。

2. 实验过程中严格无菌操作,每次接种完毕后于接种器各孔内取一接种环的含菌肉汤划线接种于血平板上,置于 35℃孵育 16~20h,检查有无污染或混合生长。

【课后思考】

测定 MIC 值的临床意义是什么?

(黄连江)

实验十九 耐药机制试验

一、葡萄球菌克林霉素诱导耐药的检测(D 试验)

【实验目的】

掌握纸片扩散法检测葡萄球菌诱导克林霉素耐药的试验方法。

【实验原理】

对大环内酯类耐药的葡萄球菌有天然或诱导性的耐药,通过 *erm* 基因编码 23SrRNA 甲基化,形成 MLSB(大环内酯、林可霉素和 B 型链阳霉素)耐药,或只对大环内酯类耐药(由 *msrA* 基因编码的外排机制),D 试验可以测定诱导性的克林霉素耐药。

【实验材料】

1. **菌株** 金黄色葡萄球菌测试菌株、D 试验阳性对照菌株（ATCC BAA-977）、D 试验阴性对照株（大肠埃希菌 ATCC BAA-976）。

2. **培养基** M-H 琼脂平板。

3. **药敏纸片** 红霉素（15μg）纸片、克林霉素（2μg）纸片。

4. **其他材料** 无菌生理盐水、无菌棉签、0.5 麦氏比浊管、镊子、接种环、酒精灯或红外线灭菌器。

【实验方法】

1. **平板准备** 90mm M-H 琼脂平板平衡至室温 20～30min，平板琼脂表面和平皿盖无冷凝水。

2. **调配菌悬液** 用无菌棉签挑选新鲜过夜培养的金黄色葡萄球菌（测试株和对照株）1～2 个于无菌生理盐水中，调整浊度为 0.5 麦氏比浊管标准。

3. **接种菌悬液** 用无菌棉签蘸取菌悬液，在管内壁将多余的菌液挤去，在琼脂平皿上均匀涂抹接种 3 次，每次旋转平板 60°，最后沿平板内缘涂抹一周。

4. **贴药敏纸片** 平板室温干燥 10～15min，粘贴红霉素纸片和克林霉素纸片，两纸片的中心距离为 15～26mm（图 6-13）。

5. **孵育** 35℃空气环境，培养 16～18h 后，用游标卡尺量取抑菌圈的直径。

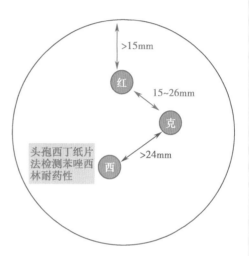

图 6-13 D 试验纸片粘贴示意图

【实验结果】

1. **结果观察** 邻近红霉素纸片侧的克林霉素抑菌环未出现"截平"，称为"D"试验阴性（图 6-14A）；邻近红霉素纸片侧的克林霉素抑菌环出现"截平"，称为"D"试验阳性（图 6-14B）。

2. **结果报告** 提示存在可诱导的克林霉素耐药，应报告分离的金黄色葡萄球菌对克林霉素耐药，在报告单中应注明：通过诱导克林霉素耐药试验，推测此菌株对克林霉素耐药，克林霉素对某些患者可能仍有效；若克林霉素抑菌环不出现"截平"现象，则应报告金黄色

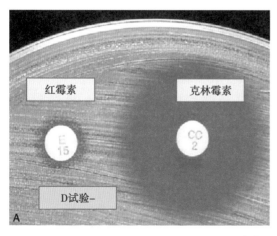
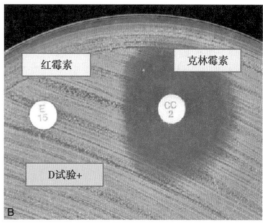

A. D 试验阴性；B. D 试验阳性。

图 6-14 D 试验纸片结果判读

葡萄球菌对克林霉素敏感。

【注意事项】

1. 红霉素和克林霉素两纸片的中心距离为 15～26mm，距离太大或太小都可能引起"截平"现象不典型或无法显示。

2. 该试验的前提条件是红霉素耐药，只有当红霉素出现耐药时才有可能出现诱导克林霉素耐药，红霉素敏感时无需进行"D 试验"。

【课后思考】

1. 除了葡萄球菌需要检测诱导克林霉素耐药试验外，还有哪些菌需要检测该试验？

2. 除了纸片法可以检测葡萄球菌诱导克林霉素耐药试验，还有哪些方法？

3. 请说出葡萄球菌和肺炎链球菌在做 D 试验操作上的差异点。

二、耐甲氧西林金黄色葡萄球菌筛选试验（头孢西丁纸片法）

【实验目的】

1. 掌握头孢西丁纸片扩散法检测耐甲氧西林金黄色葡萄球菌的原理和结果判读。

2. 熟悉头孢西丁纸片扩散法检测耐甲氧西林金黄色葡萄球菌的操作方法。

【实验原理】

将含有定量头孢西丁的纸片贴在已接种测试菌的琼脂平板上，纸片周围测试菌的生长被抑制，从而形成无菌生长的透明圈即为抑菌圈。mecA 介导甲氧西林耐药的试验阳性的葡萄抑菌圈直径将小于 21mm。

【实验材料】

1. **菌株** 金黄色葡萄球菌测试菌株、阳性对照菌株（金黄色葡萄球菌 ATCC43300）、阴性对照菌株（金黄色葡萄球菌 ATCC25923）。

2. **培养基** 90mm M-H 琼脂平板。

3. **药敏纸片** 头孢西丁（30μg）纸片。

4. **其他材料** 无菌生理盐水、无菌棉签、比浊仪、镊子、游标卡尺、接种环、酒精灯或红外线灭菌器。

【实验方法】

1. **平板准备** 90mm M-H 琼脂平板平衡至室温 20～30min，平板琼脂表面和平皿盖无冷凝水。

2. **调配菌悬液** 用无菌棉签分别挑选新鲜过夜培养的金黄色葡萄球菌测试菌株、阳性对照菌株（金黄色葡萄球菌 ATCC43300）、阴性对照菌株（金黄色葡萄球菌 ATCC25923）菌落 2～3 个于无菌生理盐水中，用比浊仪调整菌悬液浊度为 0.5 麦氏比浊管标准。

3. **接种菌悬液** 用无菌棉签蘸取菌悬液，在管内壁将多余的菌液挤去，在水解酪蛋白琼脂平板上均匀涂抹接种 3 次，每次旋转平板 60°，最后沿平板内缘涂抹一周。

4. **贴药敏纸片** 平板室温干燥 10～15min，用无菌镊子将头孢西丁（30μg）纸片紧贴于琼脂表面，纸片距离平板内缘大于 15mm，纸片贴上后不可再移动。

5. **孵育** 大气环境下，35℃孵育 16～18h 后，用游标卡尺量取抑菌圈的直径。

该试验可以和"D 试验"同时进行，所选择的测试菌株是同一株临床菌株。

【实验结果】

1. 测量头孢西丁纸片的抑菌圈直径并记录，根据 CLSI 标准（表 6-5），金黄色葡萄球菌和路邓葡萄球菌是同样的标准，当抑菌环直径≤21mm 时，应报告为甲氧西林耐药的金黄色葡萄球菌（MRSA）或路登葡萄球菌，≥22mm 应报告为甲氧西林敏感的金黄色葡萄球菌（MSSA）或路登葡萄球菌。

2. 头孢西丁对临床分离的除路登葡萄球菌外的凝固酶阴性葡萄球菌,当抑菌环直径≤24mm时,应报告甲氧西林耐药的凝固酶阴性葡萄球菌(MRCNS);当≥25mm报告为对甲氧西林敏感的凝固酶阴性葡萄球菌(MSCNS)。

表6-5 耐甲氧西林葡萄球菌筛选试验的判断标准(头孢西丁纸片法)

抗微生物药物	纸片含量	抑菌圈直径(mm)			注释
		敏感(S)	中介(I)	耐药(R)	
头孢西丁 (用于金黄色葡萄球菌和路登葡萄球菌)	30μg	≥22	—	≤21	苯唑西林纸片法不可靠,用头孢西丁替代苯唑西林做试验,基于头孢西丁的结果报告苯唑西林敏感或耐药。
头孢西丁 (用于凝固酶阴性葡萄球菌)	30μg	≥25	—	≤21	适用于凝固酶阴性的葡萄球菌;对于某些凝固酶阴性葡萄球菌,苯唑西林MIC值在0.5~2μg/mL不能准确预测苯唑西林的耐药或是否携带 *mecA* 基因,建议当苯唑西林MICs为0.5~2μg/mL时可检测 *mecA* 或者PBP2a或者头孢西丁纸片扩散法试验来确定对苯唑西林耐药情况。

【注意事项】

1. 35℃孵育16~18h,孵育时间应严格控制,提前或延迟观察测量抑菌圈直径都可能造成误差。

2. 对于所有葡萄球菌,头孢西丁纸片试验结果判读使用反射光,观察抑菌圈内细菌生长情况。当在抑菌圈内有任何可辨别的生长应明确是否污染,或仅个别少量菌选择性生长,建议将抑菌圈内的菌落分纯转种后进一步评估是否污染或进行MIC法复核。如果抑菌圈内的确定也是金黄色葡萄球菌则应该报告苯唑西林耐药。

【课后思考】

1. 除头孢西丁纸片法可以检测甲氧西林(苯唑西林)耐药葡萄球菌外,还有哪些方法可用于甲氧西耐药葡萄球菌检测?其方法的局限性有哪些?

2. 金黄色葡萄球菌用头孢西丁纸片扩散法检测后,如何向临床发布报告结果,当头孢西丁抑菌圈直径是20mm时,根据表6-5中CLSI标准,报告头孢西丁耐药(R)是否正确?应进一步向临床做什么建议和解释?

（徐和平）

三、β-内酰胺酶检测试验

（一）青霉素纸片扩散法

【实验目的】

1. 掌握纸片扩散法(青霉素抑菌圈边缘试验)检测金黄色葡萄球菌β-内酰胺酶的原理和结果判读。

2. 熟悉纸片扩散法(青霉素抑菌圈边缘试验)检测金黄色葡萄球菌β-内酰胺酶的操作方法。

【实验原理】

产诱导青霉素酶的葡萄球菌对青霉素的抑菌圈边缘呈悬崖状;反之,不产酶的菌株抑菌圈边缘呈沙滩状。

【实验材料】

1. **菌株** 金黄色葡萄球菌测试菌株、沙滩边缘对照菌株金黄色葡萄球菌 ATCC25923、悬崖对照菌株金黄色葡萄球菌 ATCC29213。

2. **培养基** 90mm M-H 琼脂平板。

3. **药敏纸片** 青霉素（10μg）纸片。

4. **其他材料** 无菌生理盐水、无菌棉签、比浊仪、0.5 麦氏比浊管、镊子、接种环、酒精灯或红外线灭菌器。

【实验操作】

1. **平板准备** 90mm M-H 琼脂平板平衡至室温 20～30min，平板琼脂表面和平皿盖无冷凝水。

2. **调配菌悬液** 用无菌棉签分别挑选新鲜过夜培养（24h）的金黄色葡萄球菌测试菌株、沙滩边缘对照菌株金黄色葡萄球菌（ATCC25923）、悬崖对照菌株金黄色葡萄球菌（ATCC29213）菌落 2～3 个于无菌生理盐水中，用比浊仪调整菌悬液浊度为 0.5 麦氏比浊管标准。

3. **接种菌悬液** 用无菌棉签蘸取菌悬液，在管内壁将多余的菌液挤去，在琼脂平皿上均匀涂抹接种 3 次，每次旋转平板 60°，最后沿平板内缘涂抹一周。

4. **贴药敏纸片** 平板室温干燥 10～15min，贴上青霉素纸片，纸片距离平板内缘大于 15mm，纸片贴上后不可再移动。

5. **孵育** 大气环境下，35℃培养 16～18h 后，用放大镜观察青霉素抑菌圈的边缘形状。

【实验结果】

青霉素抑菌圈边缘锐利（悬崖状 cliff）为 β- 内酰胺酶阳性；青霉素抑菌圈边缘模糊（沙滩样 beach）为 β- 内酰胺酶阴性（图 6-15）。

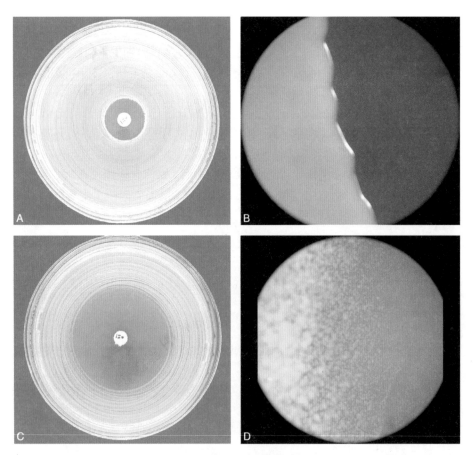

图 6-15 纸片扩散法检测金黄色葡萄球菌 β- 内酰胺酶结果示意图和显微镜下图

注：金黄色葡萄球菌 ATCC29213 为 β- 内酰胺酶阳性，其菌落示意图（A）和显微镜下边缘呈悬崖状（B）；
金黄色葡萄球菌 ATCC25923 为 β- 内酰胺酶阴性，其菌落示意图（C）和显微镜下边缘呈沙滩状（D）。

【注意事项】

1. 当金黄色葡萄球菌药敏试验是青霉素抑菌圈≥29mm，或 MIC 值≤0.12μg/mL 时，需要检测 β-内酰胺酶。

2. 当路登葡萄球菌产 β-内酰胺酶时，会表现出青霉素抑菌圈≤29mm，或 MIC 值≥0.12μg/mL，故路登葡萄球菌无需做 β-内酰胺酶检测。

【课后思考】

1. 若金黄色葡萄球菌 β-内酰胺酶阳性时，会表现出对哪些 β-内酰胺类抗生素耐药？

2. 如何报告葡萄球菌对青霉素的药敏试验结果？

（徐和平）

（二）头孢硝噻吩纸片法 β-内酰胺酶检测

【实验目的】

掌握头孢硝噻吩纸片法检测 β-内酰胺酶的操作方法及结果判读。

【实验原理】

测试菌若产生 β-内酰胺酶，则可水解纸片中的头孢硝噻吩的 β-内酰胺环，产生由黄色向红色转变的颜色反应，即为 β-内酰胺酶阳性。

【实验材料】

1. **菌株**　金黄色葡萄球菌测试菌株、β-内酰胺酶阳性对照菌株金黄色葡萄球菌 ATCC29213、β-内酰胺酶阴性对照菌株金黄色葡萄球菌 ATCC25923。

2. **药敏纸片**　头孢硝噻吩纸片。

3. **其他材料**　无菌蒸馏水、接种环、镊子、酒精灯。

【实验操作】

用接种环挑取新鲜菌落 2～3 个涂布于头孢硝噻吩纸片上，滴加 1 滴无菌蒸馏水，室温放置 10min 开始观察纸片颜色变化，最迟不超过 1h。

【实验结果】

纸片变红色：阳性；纸片不变色：阴性（图 6-16）。

【注意事项】

1. 挑取 M-H 平板或血琼脂平板上青霉素或头孢西丁纸片抑菌圈边缘的细菌检测。

2. 由于部分菌株分泌的 β-内酰胺酶量少，纸片上可以多涂抹菌株，可滴加 1 滴蒸馏水裂解细菌以促进 β-内酰胺酶释放，以 1h 为观察终点。

3. 由于头孢硝噻吩纸片法检测 β-内酰胺酶的灵敏度不如青霉素抑菌圈边缘试验，如头

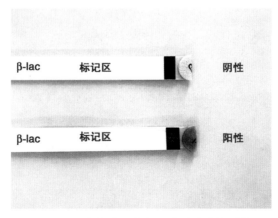

图 6-16　头孢硝噻吩纸片法 β-内酰胺酶检测结果图

孢硝噻吩纸片法检测 β- 内酰胺酶为阴性,需要继续执行青霉素抑菌圈边缘试验。

【课后思考】

临床上除了葡萄球菌属需要检测 β- 内酰胺酶外,还有哪些菌也需要检测?

(徐和平)

四、超广谱 β - 内酰胺酶(ESBLs)筛选试验

【实验目的】

掌握超广谱 β- 内酰胺酶(extended-spectrum β-lactamases,ESBLs)纸片法表型检测的适用范围、原理、操作及结果判读。

【实验原理】

超广谱 β- 内酰胺酶在分类上属于 Ambler Class A 类酶,为丝氨酸蛋白酶,可水解青霉素、头孢菌素等,可被酶抑制剂克拉维酸抑制。

【实验材料】

1. **菌株** 测试菌株、阳性对照菌株肺炎克雷伯菌 ATCC700603、阴性对照菌株大肠埃希菌 ATCC 25922。

2. **培养基** M-H 琼脂平板。

3. **药敏纸片** 头孢他啶(30μg)纸片、头孢噻肟(30μg)纸片、头孢他啶/克拉维酸(30μg/10μg)纸片、头孢噻肟/克拉维酸(30μg/10μg)纸片。

4. **其他材料** 无菌生理盐水、无菌棉签、无菌试管、0.5 麦氏比浊管、镊子、游标卡尺或直尺、酒精灯或红外线灭菌器。

【实验操作】

1. **平板准备** 90mm M-H 平板(厚度 4mm)。

2. **调配菌悬液** 用无菌棉签挑选新鲜过夜培养的菌落 1～2 个于无菌生理盐水中,调整浊度为 0.5 麦氏比浊管标准。

3. **接种菌悬液** 用无菌棉签蘸取菌悬液,在管内壁将多余的菌液挤去,在琼脂平皿上均匀涂抹接种 3 次,每次旋转平板 60°,最后沿平板内缘涂抹一周。

4. **贴药敏纸片** 平板室温干燥 10～15min,用无菌镊子将头孢他啶纸片、头孢噻肟纸片、头孢他啶/克拉维酸纸片、头孢噻肟/克拉维酸纸片紧贴于琼脂表面,各纸片中心距离大于 24mm,纸片距离平板内缘大于 15mm,纸片贴上后不可再移动(图 6-17)。

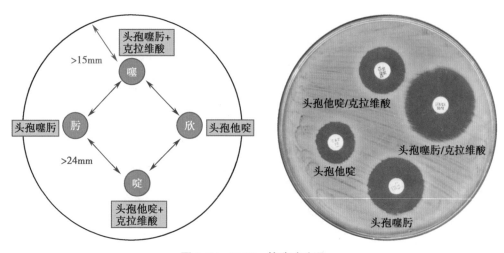

图 6-17 ESBLs 筛选试验图

5. **孵育**　大气环境下,35℃孵育16～18h后,用游标卡尺量取抑菌圈的直径(图6-17)。

【实验结果】

计算头孢他啶/克拉维酸与头孢他啶纸片,以及头孢噻肟/克拉维酸与头孢噻肟纸片抑菌圈的直径的差值,若差值≥5mm,则菌株为ESBLs阳性;若差值≤5mm,则菌株为ESBLs阴性。

【注意事项】

1. 应注意检查接种菌液的纯度。

2. 操作过程中必须做好生物安全防护,对操作产生的生物因子及废弃物按生物安全要求处置。

3. 对于所有经确证为产ESBLs的菌株,如果实验室还没使用现行的头孢菌素和氨曲南的折点(自2010年M100-S20之后),试验结果应该报告青霉素类、头孢菌素类和氨曲南全部耐药。对于执行新折点的实验室,ESBLs试验仍可以用于流行病学调查或感染控制的目的。

【课后思考】

同学小君采用ESBLs确证试验(纸片扩散法)检测血培养分离的某株肺炎克雷伯菌时发现,头孢他啶纸片、头孢噻肟纸片、头孢他啶/克拉维酸纸片、头孢噻肟/克拉维酸纸片的抑菌圈均为6mm,同时该菌株对亚胺培南的MIC≥16μg/mL,根据实验结果,小君报告该菌株的ESBLs结果为阴性,当你接到临床医生电话咨询时,请问如何解释?

(徐和平)

五、碳青霉烯酶检测试验

目前实验室检测碳青霉烯酶的方法众多,不同方法各具特色。主要有表型筛查、基因型检测和免疫层析技术等,包括改良Hodge试验、Carba_NP试验、改良碳青霉烯类灭活试验(modified carbapenem inactivation method,mCIM)、乙二胺四乙酸碳青霉烯灭活试验(EDTA-mCIM,eCIM)试验、酶抑制剂增强试验、免疫金标试验及分子生物学方法等。

本实验主要介绍mCIM与eCIM试验及酶抑制剂增强试验。

(一)mCIM试验及eCIM试验

【实验目的】

熟悉mCIM试验及eCIM试验的原理和结果判读。

【实验原理】

细菌产生碳青霉烯酶,可以水解碳青霉烯类抗菌药物,因此灭活后的美罗培南纸片不能抑制大肠埃希菌ATCC25922的生长。当细菌产B类金属酶时,乙二胺四乙酸(ethylene diamine tetraacetic acid,EDTA)能抑制该碳青霉烯酶的活性。

【实验材料】

1. **菌株**　测试菌株、阳性对照菌株肺炎克雷伯菌ATCC BAA-1705、阴性对照菌株肺炎克雷伯菌ATCC BAA-1706。

2. **培养基**　M-H琼脂平板、胰大豆肉汤(TSB)、0.5mol/L EDTA溶液。

3. **药敏纸片**　美罗培南(10μg)纸片。

4. **其他材料**　无菌棉拭子、无菌盐水、无菌试管、酒精灯、接种环、镊子、比浊仪、记号笔、游标卡尺或直尺。

【实验方法】

1. 血平皿过夜孵育待测菌和对照菌株。

2. 用 1μL 接种环重悬肠杆菌科细菌（铜绿假单胞菌采用 10μL 接种环）于 2mL 胰大豆肉汤（TSB）管中。

当检测肠杆菌科细菌产酶株时，再另取一新的接种环重悬待测菌株于另一支 2mL TSB 管中，并吸取 20μL 0.5mol/L EDTA（终浓度为 5mmol/L）置于该管中。涡旋震荡 10～15s。

3. 分别取美罗培南（10μg）纸片各 1 片置于"步骤 2"配置好的含有和不含 EDTA 的 TSB 菌液管中，确保整个纸片浸没在菌悬液。（35±2）℃空气孵育 4h±15min。

4. 待孵育时间接近 4h 时，采用生理盐水制备大肠埃希菌 ATCC25922 的 0.5 麦氏比浊管的菌悬液，15min 内按照常规纸片扩散法的步骤将其涂布于 M-H 平皿上，干燥 3～10min。

5. 采用 10μL 接种环从 TSB-美罗培南纸片悬液中取出美罗培南纸片，控干过多液体，将其贴在已接种好大肠埃希菌 ATCC25922 的 M-H 平皿上，反转平皿，（35±2）℃空气孵育 18～24h，测量美罗培南的抑菌圈直径。

【实验结果】

1. mCIM 结果判读

（1）阳性：当抑菌圈直径 6～15mm 或在 16～18mm 抑菌圈内存在大肠埃希菌 ATCC25922 菌落时，报告产碳青霉烯酶。

（2）阴性：当抑菌圈边缘清晰可见，且其直径≥19mm 时，报告不产碳青霉烯酶。

（3）不确定：当抑菌圈直径为 16～18mm 或在≥19mm 抑菌圈内存在大肠埃希菌 ATCC25922 菌落时，不能确定待测菌株是否产碳青霉烯酶，宜用分子方法确认。

2. eCIM 结果判读　仅在 mCIM 阳性才解读 eCIM 结果。若抑菌圈内存在菌落，测量 eCIM 抑菌圈时可忽略不计，直接量取抑菌圈边缘。

（1）阳性：eCIM 抑菌圈直径 –mCIM 抑菌圈直径≥5mm，报告产金属酶。

（2）阴性：eCIM 抑菌圈直径 –mCIM 抑菌圈直径≤4mm，报告不产金属酶，产丝氨酸类碳青霉烯酶。

需注意：若菌株共产丝氨酸类碳青霉烯酶和金属酶，eCIM 试验为假阴性，此时不能区分二者 mCIM。

结果见图 6-18～图 6-21。

【注意事项】

在处理细菌样本时应遵循无菌操作的程序和注意事项，避免生物危害。

试剂盒含有潜在污染物组份，处理试剂和样本时需戴一次性手套，操作后应彻底洗手。所有样本及使用后的试剂盒应视为潜在的传染性物质，废弃物处理时，按照当地政府和有关国家规定进行。

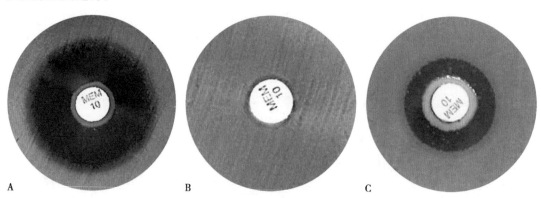

A. 抑菌圈直径≥抑菌圈 19mm，mCIM 试验（－）；B. 抑菌圈直径 6mm，mCIM 试验（＋）；C. 抑菌圈直径 7～15mm 或在 16～18mm 抑菌圈内存在大肠埃希菌 ATCC25922 菌落，mCIM 试验（＋）。

图 6-18　mCIM 结果判读

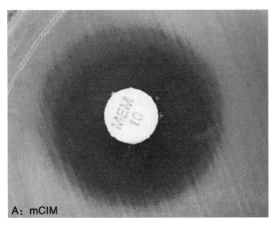
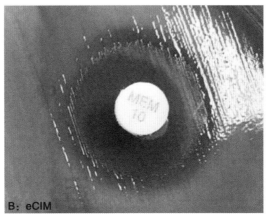

图 6-19　mCIM 试验阴性、eCIM 试验阴性（报告：不产碳青霉烯酶）

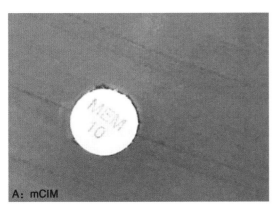
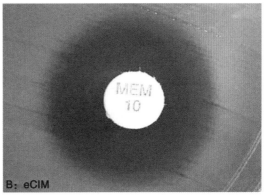

图 6-20　mCIM 试验阳性、eCIM 试验阳性（报告：产金属酶）

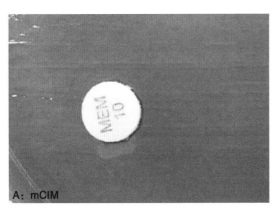
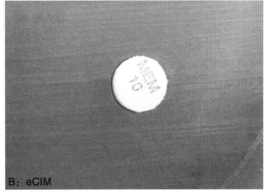

图 6-21　mCIM 试验阳性、eCIM 试验阴性（报告：碳青霉烯酶阳性、丝氨酸酶阴性）

【课后思考】

1. 当检测的菌株同时高产 AmpC 酶和 ESBLs 时，mCIM 和 eCIM 结果会如何？

2. 耐碳青霉烯类鲍曼不动杆菌是否可以采用 mCIM 和 eCIM 方法检测碳青霉烯酶？为什么？

（徐和平）

（二）酶抑制剂增强试验

【实验目的】

熟悉酶抑制剂增强试验的原理和结果判读。

【实验原理】

酶抑制剂增强试验：采用 3- 氨基苯硼酸和 EDTA 联合酶抑制剂增强试验法检测肠杆菌目细菌中的碳青霉烯酶，操作简单，结果容易阅读。

以 3- 氨基苯硼酸（600μg/ 片）和 EDTA（292μg/ 片）分别作为肺炎克雷伯菌碳青霉烯酶（klebsiella pneumoniae carbapenemases, KPC）和金属 β- 内酰胺酶抑制剂，含酶抑制剂合剂的抑菌圈直径与单药的相差≥5mm 以上，即可判断该受试菌株产生 A 类碳青霉烯酶（主要为 KPC 酶）、B 类金属酶或同时产两种类型的碳青霉烯酶。

【实验材料】

1. **菌株** 测试菌株、阳性对照菌株肺炎克雷伯菌 ATCC BAA-1705、阴性对照菌株肺炎克雷伯菌 ATCC BAA-1706。

2. **培养基** M-H 琼脂平板。

3. **药敏纸片** 亚胺培南纸片（10μg）、抑制剂 R1（EDTA）、抑制剂 R2（3- 氨基苯硼酸）。

4. **其他材料** 无菌棉拭子、无菌盐水、无菌试管、酒精灯、接种环、镊子、比浊仪、移液器枪头、移液器、记号笔、游标卡尺或直尺。

【实验方法】

1. **新鲜菌落** 待测菌株及质控菌株，过夜培养。

2. **操作方法** 同 CLSI 推荐的纸片扩散法，分别于 M-H 琼脂平板上均匀涂布待测菌株及质控菌株，涂布好的平板置于室温下 3～5min。

3. 在已涂好菌的 M-H 琼脂平板四周贴上 4 张亚胺培南纸片，注意贴纸片时各纸片间距≥24mm。

4. 分别于 M-H 琼脂平板背面做好标记，并处理如下：①不加任何试剂；②加入 10μL 抑制剂 R1（EDTA）；③加入 10μL 抑制剂 R2（3- 氨基苯硼酸）；④加入 10μL 抑制剂 R1（EDTA）和 10μL 抑制剂 R2（3- 氨基苯硼酸）（图 6-22）。

5. **孵育** 35℃孵育 16～20h（空气环境），用游标卡尺测量抑菌圈直径。

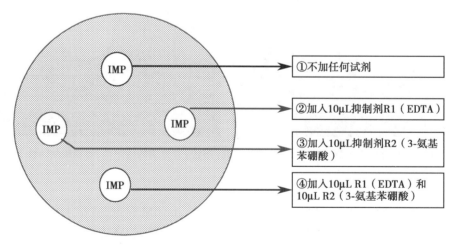

图 6-22　酶抑制剂增强试验药敏纸片放置示意图

【实验结果】

比较加入抑制剂后亚胺培南纸片的抑菌圈增加的差值。计算差值，判读酶型（见表 6-6 和图 6-23）。

表 6-6 酶抑制剂增强试验结果判读

结果	判读
抑菌圈直径增值($\Phi_{亚胺培南/硼酸}-\Phi_{亚胺培南}$)≥5mm 抑菌圈直径增值($\Phi_{亚胺培南/EDTA}-\Phi_{亚胺培南}$)无明显增加 抑菌圈直径增值($\Phi_{亚胺培南/硼酸\&EDTA}-\Phi_{亚胺培南}$)≥5mm	碳青霉烯酶+、丝氨酸蛋白酶（KPC 型）
抑菌圈直径增值($\Phi_{亚胺培南/硼酸}-\Phi_{亚胺培南}$)无明显增加 抑菌圈直径增值($\Phi_{亚胺培南/EDTA}-\Phi_{亚胺培南}$)≥5mm 抑菌圈直径增值($\Phi_{亚胺培南/硼酸\&EDTA}-\Phi_{亚胺培南}$)≥5mm	碳青霉烯酶+、金属 β-内酰胺酶（主要是 NDM 型）
抑菌圈直径增值($\Phi_{亚胺培南/硼酸}-\Phi_{亚胺培南}$)无明显增加 抑菌圈直径增值($\Phi_{亚胺培南/EDTA}-\Phi_{亚胺培南}$)无明显增加 抑菌圈直径增值($\Phi_{亚胺培南/硼酸\&EDTA}-\Phi_{亚胺培南}$)≥5mm	碳青霉烯酶+、同时 KPC 型酶和金属 β-内酰胺酶

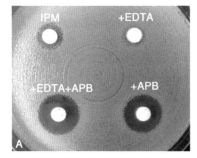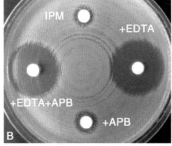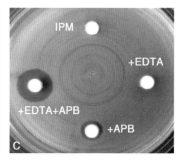

A. 产 A 类碳青霉烯酶；B. 产 B 类金属 β-内酰胺酶；C. 同时产 A 类碳青霉烯酶和 B 类金属酶。

图 6-23 碳青霉烯酶抑制剂增强试验检测 A 类和 B 类碳青霉烯酶

【注意事项】

1. 在处理细菌样本时应遵循无菌操作程序和注意事项，避免生物危害。

2. 试剂盒含有潜在污染物组份，处理试剂和样本时需戴一次性手套，操作后应彻底洗手。所有样本及使用后的试剂盒应视为潜在的传染性物质，废弃物处理时，按照当地政府和有关国家规定进行。

3. 实验室检测碳青霉烯酶的方法众多，不同方法各具特色和适用范围（表 6-7）。

表 6-7 碳青霉烯酶检测方法适用范围

试验方法	改良 Hodge 试验	mCIM 试验	eCIM 试验	酶抑制剂增强试验
适用细菌	肠杆菌目细菌	铜绿假单胞菌； 肠杆菌目细菌	肠杆菌目细菌 mCIM 试验（+）	肠杆菌目细菌
检测性能 （CLSI）	碳青霉烯耐药肺炎克雷伯菌敏感性>90%、特异性>90%*	肠杆菌目细菌敏感性>99%、特异性>99%；铜绿假单胞菌敏感性97%、特异性100%	肠杆菌目细菌之金属酶：敏感性95%、特异性92%	
质控菌株	肺炎克雷伯菌 ATCC BAA-1705：mCIM 试验（+）、eCIM 试验（–） 肺炎克雷伯菌 ATCC BAA-1706：mCIM 试验（–） 肺炎克雷伯菌 ATCC BAA-2146：mCIM 试验（+）、eCIM 试验（+）			

注：* 2018 年 CLSI 文件已取消该方法。

【课后思考】

1. 铜绿假单胞菌产金属 β- 内酰胺酶的几率较高,请问实验室可以采用酶抑制剂增强试验来检测吗?

2. 除了上述两种方法外,还有哪些碳青霉烯酶检测方法? 请说出不同碳青霉烯酶检测方法的原理、适用标本、检测时间、结果报告及其优缺点。

(徐和平)

实验二十　临床标本细菌鉴定技术

一、血液标本检验

【实验目的】

1. 掌握血液标本的鉴定流程。

2. 掌握金黄色葡萄球菌的形态染色、培养特性及鉴定要点和药敏操作。

【实验原理】

血流感染(bloodstream infections, BSI)是一种严重的全身感染性疾病,病原微生物在循环血液中呈一过性、间歇性或持续性存在,对机体所有脏器,特别是心脏瓣膜、关节等造成损害,严重者可导致休克、多脏器衰竭、弥散性血管内凝血(DIC),甚至死亡。血流感染包括菌血症、脓毒症、导管相关性血流感染。引起血流感染的微生物包括细菌、真菌、病毒及寄生虫,血液培养是临床微生物学实验室最重要的检查之一,是诊断血流感染的金标准。通过血培养可向临床提供明确的病原菌和合适药敏结果,对临床诊断和治疗具有重要的指导意义。

【实验材料】

1. **标本**　含有金黄色葡萄球菌的模拟血液标本。

2. **器材**

(1)显微镜、35℃培养箱、自动化血培养仪器、细菌鉴定仪(全自动、半自动,示教用)、比浊管。

(2)接种针、接种环、游标卡尺、玻片、酒精灯、镜油、石蜡油、擦镜纸,记号笔、Ⅱ级生物安全柜。

3. **试剂与耗材**

(1)培养基:血琼脂培养基、巧克力琼脂培养基、沙保罗培养基、M-H 培养基,血培养瓶(需氧瓶或厌氧瓶)。

(2)试剂:无菌生理盐水、革兰氏染色液、氧化酶试剂、触酶试剂、葡萄球菌属鉴定生化管及配套试剂。

(3)药敏纸片:青霉素 G、新生霉素、头孢西丁、左氧氟沙星、利奈唑胺、呋喃妥因、复方新诺明、万古霉素(Etest 纸条)。

【实验方法】

血培养检验流程图见图 6-24。

1. **血培养标本采集指征**　可疑感染患者出现以下任一指征时,可考虑采集血培养:

(1)发热性中性粒细胞减少症(中性粒细胞<$1.0×10^9$/L)。

(2)不明原因的白细胞增多症(白细胞>$10.0×10^9$/L,特别是有"核左移"时)。

(3)不明原因发热。

(4)可疑血管内感染(包括导管相关性血流感染)。

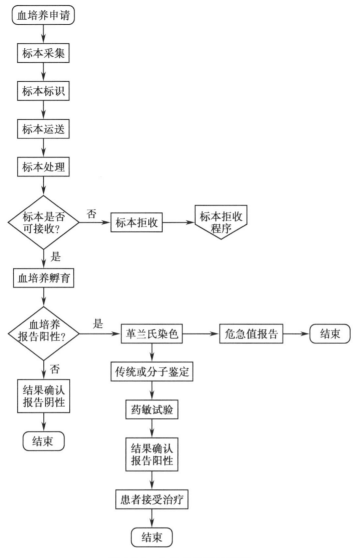

图 6-24　血培养检验流程图

（5）可疑感染性心内膜炎。

（6）出现以下综合征：胆管炎、复杂肺炎、复杂性皮肤和软组织感染（如烧伤、浸泡损伤、动物咬伤、中性粒细胞减少或其他免疫功能不全患者的感染、脓性肌炎、坏疽、坏死性筋膜炎和肌坏死）、脑膜炎、骨髓炎、肾盂肾炎、肝脾肿大、关节疼痛、化脓性关节炎等。

（7）可疑脓毒症或脓毒性休克：体温＞38℃或＜36℃；心率＞90 次 /min；呼吸频率＞20 次 /min 或动脉血二氧化碳分压（$PaCO_2$）小于 32mmHg；外周血白细胞计数增多（计数＞$10.0×10^9$/ L，特别有 "核左移" 时）或减少（计数＜$4.0×10^9$/ L），或未成熟（杆状核）中性粒细胞比例＞10%；皮肤黏膜出血；多器官功能障碍；昏迷；血压降低等。

（8）炎症反应参数：如 C 反应蛋白（CRP）、降钙素原（PCT）、血清淀粉样蛋白 A（SAA）、白介素 6（IL-6）或 1，3-β-D- 葡聚糖（G 试验）等升高。

2. 血标本规范采集

（1）采血时间：抗菌药物治疗前，寒战或者发热初起时抽血。

（2）采血频率：成人每次应采集 2～3 套，每套从不同穿刺点进行采集，2～5d 内无需重复采集。如怀疑感染性心内膜炎，应重复采集多套。儿童通常仅采集需氧瓶。有以下高危因素时应考虑厌氧瓶培养：其母产褥期患有腹膜炎、慢性口腔炎、鼻窦炎、蜂窝组织炎，以及有腹腔感染的症状和体征、咬伤、接受类固醇治疗的粒细胞缺乏患儿。考虑肺炎链球菌菌血症时,宜同时做脑脊液培养。

（3）采血量:成人每瓶采血量8～10mL,或按照不同品牌仪器的说明书采集;婴幼儿及儿童采血量不应超过患者总血量的1%。具体采血量参考说明书。若采血量充足,注射器采集的血液先注入厌氧瓶,后注入需氧瓶。蝶形针采集的血液反之。若采血量不足,优先注入需氧瓶。

3. 增菌培养　无菌操作留取血液标本,应在2h内送至实验室孵育或上机;如不能及时送检,应将血培养瓶置于室温下,切勿冷藏或冷冻。应采用密封的塑料袋和硬质防漏的容器运送标本。血液标本中细菌数量较少,需增菌后才能分离培养。

4. 阳性血培养瓶的处理

（1）单瓶需氧瓶报阳:将阳性血培养瓶中液体抽出1mL,分别滴加在血琼脂平板、巧克力琼脂平板上,分区划线接种,35℃培养18～24h,观察不同平板的菌落特征、色素。取1滴培养液直接涂片进行革兰氏染色,干燥后置于显微镜油镜下观察。

（2）单瓶厌氧瓶报阳:将阳性血培养瓶中液体抽出1mL,分别滴加在血琼脂平板、巧克力琼脂平板、厌氧血琼脂平板上,分区划线,血琼脂平板和巧克力琼脂平板搁置在35℃普通培养环境培养18～24h,厌氧琼脂平板搁置在厌氧环境下培养18～24h,观察不同平板的菌落特征、色素,并判断细菌的耐氧实验结果。取1滴培养液直接涂片进行革兰氏染色,干燥后置于显微镜油镜下观察。

（3）需氧瓶和厌氧瓶同时报阳:将阳性血培养瓶中液体抽出1mL,分别滴加在血琼脂平板、巧克力琼脂平板上,细菌分区划线,35℃培养18～24h,观察不同平板的菌落特征、色素。取1滴培养液直接涂片进行革兰氏染色,干燥后置于显微镜油镜下观察。

5. 鉴定及药敏

（1）葡萄球菌鉴定流程

1）镜下形态:革兰氏阳性球菌,呈葡萄状排列。

2）菌落形态:金黄色葡萄球菌在血琼脂平板培养18～24h可形成直径2mm左右,凸起、表面光滑、湿润、边缘整齐的金黄色或者黄色菌落,周围有明显的透明溶血环。

3）生化反应:金黄色葡萄球菌的触酶试验阳性,血浆凝固酶试验阳性,耐热核酸酶试验阳性,新生霉素耐药试验阴性。

（2）药敏试验:根据CLSI M100规则选择药物进行药敏试验。

【实验结果】

1. 血培养阴性报告程序

（1）报告内容:"血培养经××天培养阴性"。自动化仪器细菌培养一般设定周期为5d,真菌为14d,分枝杆菌为42d;手工法细菌培养一般周期设定为7d,真菌14d,分枝杆菌60d。

（2）可在72h培养阴性后,发布初步报告,但应说明"培养3d阴性,标本将延长培养至××d,如为阴性可不重复报告"。如72h后阳性,应按血培养阳性报告程序处理,与临床沟通并补发阳性报告。

（3）手工法血培养在报告培养阴性前,宜将血培养液盲传至血琼脂平板和巧克力平板,于CO_2培养箱内孵育24h,培养阴性后再报告。

2. 阳性报告　报告通常分为三级。

（1）一级报告:阳性报警的血培养瓶应进行涂片革兰氏染色,发出初级报告,并在危急值登记本上或者实验室信息系统(LIS)上记录报告的日期、时间、内容、报告者和接手报告医务人员的姓名。

报告格式:

1）需氧/厌氧单瓶阳性生长，或需氧厌氧双瓶阳性生长。

2）涂片染色为革兰氏阳性球菌，镜下呈葡萄状排列。

3）结果以最终鉴定结果为准。

（2）二级报告（临床有需要的紧急情况下）：报告直接药敏试验结果。

直接药敏试验，将血培养阳性标本进行革兰氏染色，如涂片找到细菌，根据革兰氏染色结果选择药敏所用培养基（M-H 培养基或 5% 羊血 M-H 琼脂平板），取阳性肉汤标本约 0.2mL，用无菌棉签均匀涂布于琼脂表面，选择葡萄球菌属常用的抗菌药物纸片。然后置于 35℃，孵育 6～7h 读取初步药敏结果。次日纯培养再进行菌株鉴定和药敏试验，发出最终报告。最终结果如果与初步报告不符，应及时与临床沟通，并在书面最终报告注明变更内容。

（3）三级报告：报告细菌种属、药敏试验、结果评价和建议。

血培养阳性报告单格式见表 6-8。

表 6-8　××××××医院检验科微生物培养报告单

姓名：×××	住院号/门诊号：××××××	标本号：20221021005	申请时间：2022-10-21 09：44
性别：男	科别：急诊科	标本类型：血液	采样时间：2022-10-21 09：48
年龄：65 岁	组合项目：血培养（需氧）	诊断：发热待查	申请医生：×××

菌名：金黄色葡萄球菌（*Staphylococcus aureus*）

抗菌药物	英文名	敏感度	MIC（μg/mL）	MIC 折点（μg/mL）
青霉素 G	Benzylpenicillin	敏感（S）	0.06	≤0.12，≥0.25
苯唑西林	Oxacillin	敏感（S）	1	≤2，≥4
庆大霉素	Gentamicin	敏感（S）	≤1	≤4，≥16
红霉素	Erythromycine	敏感（S）	0.125	≤0.5，≥8
克林霉素	Clindamycin	敏感（S）	≤0.25	≤0.5，≥4
复方新诺明	Trimethoprim/sulfamethoxaz	敏感（S）	≤10	≤40，≥80
万古霉素	Vancomycin	敏感（S）	≤1	≤2，≥16
利奈唑胺	Linezolid	敏感（S）	0.25	≤4，≥8
四环素	Tetracyclin	敏感（S）	≤0.25	≤4，≥16
环丙沙星	Ciprofloxacin	敏感（S）	≤1	≤1，≥4
左旋氧氟沙星	Levofloxacin	敏感（S）	≤1	≤1，≥4

【注意事项】

1. 采集血液标本及接种时要严格无菌操作，规范消毒程序，防止皮肤和环境微生物污染。

2. 在培养过程中，如果没有全自动血培养仪器，需每日至少观察一次增菌瓶内液体，如发现颜色改变等有细菌生长现象，应马上处理。对全自动血培养仪报警的标本应及时处理。

3. 为避免漏诊，手工法培养瓶应在培养 5～7d 后做盲目传种培养，全自动血培养仪一般无须盲传。对疑为亚急性心内膜炎、布鲁菌病、厌氧菌血症、真菌血症时，血培养应至少培养 2～3 周，盲目传种仍无细菌生长者，方可报告阴性。

4. 使用全自动血液培养系统，培养瓶瓶盖应用 75% 乙醇消毒，不能使用碘酒消毒。

5. 所有培养瓶在使用前应仔细检查，排除变色、混浊等污染情况，并确定在有效期内使用。

6. 血液细菌培养是诊断血流感染的病原学依据。菌血症一般由一种细菌引起，但也有同时由两种细菌或细菌和真菌混合感染的情况，有时也会出现不常见的细菌，注意不能随意判定为污染菌。

7. 及时报告阳性结果,有助于临床治疗。在发初级报告时应记录报告日期、时间、内容及接收报告人的工号或者姓名。最终结果如果与初步报告不符,应及时与临床沟通,并在书面最终报告注明变更内容。

【课后思考】

1. 血培养采集指征有哪些?

2. 葡萄球菌属细菌体外药敏报告注意事项有哪些?

3. 血培养瓶报阳,但培养液初转种固体培养基却无菌生长,有哪些原因?

（黄连江）

二、尿液标本检验

【实验目的】

1. 掌握尿液标本的鉴定流程。

2. 掌握大肠埃希菌的形态染色、培养特性及鉴定要点和药敏操作。

【实验原理】

泌尿系感染是由各种病原体入侵泌尿系统引起的疾病。根据感染部位可分为上尿路感染(肾盂肾炎、输尿管炎)和下尿路感染(膀胱炎、尿道炎);根据有无尿路异常(如梗阻、结石、畸形、膀胱输尿管反流等)分为复杂性和非复杂性尿路感染。尿路感染患者中段尿含有大量的病原体和炎症细胞。通过多个中段尿的显微镜镜检和细菌定量培养,明确病原菌并为临床提供合适的药敏结果。

【实验材料】

1. 器材

(1) 显微镜、35℃培养箱、细菌鉴定仪(全自动、半自动,示教用)、比浊管。

(2) 一次性定量接种环(10μL)、接种针、接种环、游标卡尺、玻片、酒精灯、镜油、石蜡油、擦镜纸、记号笔。

2. 试剂与耗材

(1) 培养基:血琼脂培养基、中国蓝培养基、水解酪蛋白琼脂(M-H培养基)、克氏双糖铁培养基(KIA培养基)、动力-靛基质-尿素培养基(MIU培养基)。

(2) 试剂:无菌生理盐水、革兰氏染色液、氧化酶试剂、触酶试剂、肠杆菌目鉴定生化管及配套试剂。

(3) 药敏纸片:氨苄西林、头孢唑林、磷霉素、头孢曲松、头孢他啶、亚胺培南、左氧氟沙星、庆大霉素、哌拉西林/他唑巴坦、利奈唑胺、呋喃妥因、复方新诺明、万古霉素纸片。

3. 标本　含有大肠埃希菌的模拟尿液标本。

【实验方法】

尿液标本检验流程图见图6-25。

1. 尿液标本留取　无菌操作留取标本。应注意洁净、无菌、加盖、封闭、防渗漏;不含防腐剂和抑菌剂;留取器皿应广口、具有较宽的底部、容积应>50mL、盒盖易于开启。

2. 标本染色、评估标本质量　革兰氏染色,镜检细菌和白细胞。

3. 标本接种　轻摇混匀尿液,将定量接种环垂直浸入尿液标本表面下3~5mm,将标本吸至环中。在琼脂平板中央画一直线,然后从头部开始,左右划线直到尾部。接种中国蓝琼脂平板可见进行分区划线。

4. 菌落计数公式　细菌数(N)CFU/mL= 平板上细菌(n)/(1μL、2μL、5μL 或 10μL)×(1 000、500、200 或 100倍数)

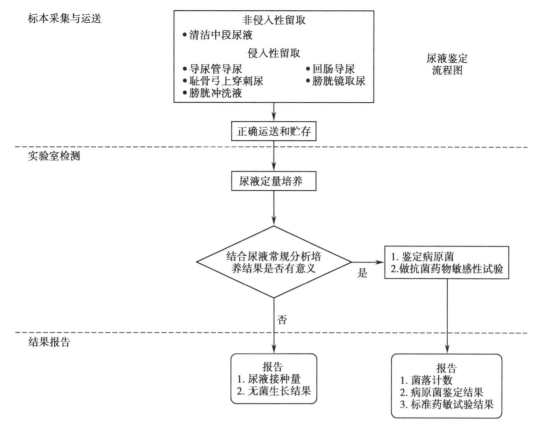

图 6-25　尿液标本检验流程图

5. 鉴定及药敏

（1）大肠埃希菌的鉴定要点

1）镜下形态：革兰氏阴性杆菌。

2）菌落形态：血琼脂平板上形成灰白色、扁平或凸起、光滑、边缘规则的菌落，部分菌株的菌落周围可见透明溶血环，麦康凯琼脂平板上也可形成粉红色或者红色的菌落。

3）生化反应：触酶试验阳性，氧化酶试验阴性，O-F 葡萄糖试验为发酵型，吲哚试验阳性，甲基红试验阳性，尿素试验阴性，赖氨酸脱羧酶试验阳性。

（2）药敏试验：根据 CLSI M100 规则选择药物进行试验。

【实验结果】

1. 阴性结果　培养 48h 无菌生长，应报告"接种 1μL 尿液，培养 48h 无菌生长（$<10^3$CFU/mL，无临床意义）""接种 10μL 尿液，培养 48h 无菌生长（$<10^2$CFU/mL，无临床意义）"。严格无菌操作如耻骨上膀胱穿刺采集的尿液，可直接报告"培养 48h 无菌生长"。

2. 阳性结果　有明确临床意义：报告菌落计数、细菌种名及抗菌药物敏感试验结果。无明确临床意义：报告菌落计数、革兰氏染色形态特征并注明纯菌或混合菌生长。阳性结果报告单格式见表6-9。

【注意事项】

1. 杂菌污染是尿液标本采集和培养中的重要问题，应严格无菌操作。

2. 影响菌落计数结果的影响因素较多，如抗菌药物的使用、输液、使用利尿剂、尿液的 pH 变化和细菌种类等。若怀疑尿路感染患者的中段尿多次培养的菌落计数结果均低于判断标准，应与临床医师沟通。

表6-9　××××××医院检验科微生物培养报告单

姓名：×××　　住院号/门诊号：××××××　　标本号：20232021005　　申请时间：2023-10-21 09：44

性别：女　　科别：全科医学科　　标本类型：尿液　　采样时间：2023-10-21 09：48

年龄：59岁　　组合项目：中段尿培养+菌落计数　　诊断：下尿路结石　　申请医生：×××

菌名：大肠埃希菌（*Escherichia coli*）　　　　　　　　　　　　菌落计数：>10万 CFU/mL

抗菌药物	英文名	敏感度	MIC（μg/mL）	KB值（mm）	MIC折点（μg/mL）	KB法折点（mm）
氨苄西林	Ampicillin	耐药（R）	≥32		≤8，≥32	≤13，≥17
氨苄西林/舒巴坦	Ampicillin/Sulbactam	中介（I）	16		≤8/4，≥32/16	≤11，≥15
哌拉西林	Piperacillin	中介（I）	16		≤8，≥32	暂无
哌拉西林/他唑巴坦	Piperacillin/Tazobactam	敏感（S）	≤4		≤8/4，≥32/4	≤20，≥25
头孢唑啉（其他）	Cefazolin				≤2，≥8	≤19，≥23
头孢唑啉（尿液）	Cefazolin	敏感（S）	≤4	22	≤16，≥32	≤14，≥15
头孢呋辛（注射）	Cefuroxime	敏感（S）	4		≤8，≥32	≤14，≥18
头孢呋辛（口服）	Cefuroxime	敏感（S）	4		≤4，≥32	≤14，≥23
头孢替坦	Cefotetan	敏感（S）	≤4		≤16，≥64	≤12，≥16
头孢噻肟	Cefotaxime	敏感（S）		33	≤1，≥4	≤19，≥23
头孢曲松	Ceftriaxone	敏感（S）	≤1		≤1，≥4	≤22，≥26
头孢哌酮/舒巴坦	Cefoperazone/Sulbactam	敏感（S）		27	≤16，≥64	≤15，≥21
头孢他啶	Ceftazidime	敏感（S）	≤1		≤4，≥16	≤17，≥21
头孢他啶/阿维巴坦	Ceftazidime/Avibactam	敏感（S）		29	≤8/4，≥16/4	≤20，≥21
头孢吡肟	Cefepime	耐药（R）	≤1		≤2，≥16	≤18，≥25
氨曲南	Aztreonam	敏感（S）	≤1		≤4，≥16	≤17，≥21
亚胺培南	Imipenem	敏感（S）	0.25		≤1，≥4	≤19，≥23
美罗培南	Meropenem	敏感（S）	≤0.25		≤1，≥4	≤19，≥23
环丙沙星	Ciprofloxacin	耐药（R）	≥4		≤0.25，≥1	≤21，≥26
左旋氧氟沙星	Levofloxacin	耐药（R）	≥8		≤0.5，≥2	≤16，≥21
呋喃妥因	Nitrofurantoin	敏感（S）	≤16		≤32，≥128	≤14，≥17
米诺环素	Minocycline	敏感（S）		18	≤4，≥16	≤12，≥16
阿米卡星	Amikacin	敏感（S）	≤2		≤4，≥16	≤16，≥20
庆大霉素	Gentamicin	耐药（R）	≥16		≤2，≥8	≤14，≥18
妥布霉素	Tobramycin	耐药（R）	8		≤2，≥8	≤12，≥17
复方新诺明	Trimethoprim/Sulfamethoxazole	耐药（R）	≥320		≤2/38，≥4/76	≤10，≥16

评价：

接收者：×××　　　　　　　　检验者：×××　　　　　　　　审核者：×××

接收时间：2023-10-21 10：15　　仪器编号：VITEK2　　　　　报告时间：2023-11-23 08：47

3. 尿液标本采集后应立即送检。放置时间过长会导致杂菌过度生长,影响结果的准确性。室温下保存时间不得超过 2h,若不能及时检验,可将标本临时存放于 4℃冰箱,但不得超过 8h,但应注意冷藏保存的标本不能用于淋病奈瑟菌培养。

4. 由于中国蓝琼脂上的菌落可使滤纸变成紫红色,故对肠道杆菌进行触酶和氧化酶试验时,宜从普通平板或 KIA 斜面上取菌,方能正确反映试验结果。

5. 判断鸟氨酸脱羧酶、赖氨酸脱羧酶试验结果时,其前提是氨基酸对照管产酸,如果氨基酸对照管不变化,则试验无效。

6. 器材要求均须无菌、干燥,实验过程中要求采用合格的检测试剂。

【课后思考】

1. 尿路感染的常见病原体有哪些?

2. 尿路感染病原体药敏报告注意点有哪些?

(黄连江)

三、脓液标本检验

【实验目的】

1. 掌握脓液标本的细菌学鉴定流程。

2. 掌握铜绿假单胞菌和鲍曼不动杆菌的形态染色、培养特性、鉴定要点和药敏操作。

【实验原理】

脓液是机体组织在炎症过程中形成的浓稠或稀薄的混合物,通常由感染引起。根据病原菌的来源不同,分为内源性感染和外源性感染。病原菌栖息在病灶周围的正常菌群时,称为内源性感染。病原菌来自体外的微生物时,称为外源性感染。脓液的细菌学检验可鉴定病原体的种类、提供药敏试验结果,对临床治疗具有重要的指导意义。脓液细菌学检查应该在患者使用抗菌药物之前采集标本。已经使用抗菌药物的患者,停药 1~2d 后采集标本,才可能避免残余抗菌药物对实验结果的影响。

【实验材料】

1. **标本** 混有铜绿假单胞菌、鲍曼不动杆菌的模拟脓液标本。

2. **器材**

(1)光学显微镜、35℃培养箱、细菌鉴定仪(全自动、半自动,示教用)、比浊管。

(2)接种环、接种针、游标卡尺、玻片、酒精灯、镜油、石蜡油、擦镜纸等。

3. **试剂与耗材**

(1)培养基:血琼脂培养基、中国蓝培养基、水解酪蛋白琼脂(M-H 培养基)、O-F 葡萄糖培养基。

(2)试剂:革兰氏染液、氧化酶试剂、非发酵菌鉴定生化管及配套试剂。

(3)药敏纸片:头孢他啶、庆大霉素、妥布霉素、哌拉西林/他唑巴坦、阿米卡星、氨曲南、头孢吡肟、环丙沙星、左氧氟沙星、亚胺培南、美罗培南纸片。

【实验方法】

脓液标本检验流程图见图 6-26。

1. **标本的采集与运送**

(1)开放性脓肿:用无菌生理盐水或 75% 乙醇擦拭去病灶表面分泌物,尽可能采集脓肿的抽吸物送检,或将采样拭子插入病灶的底部或脓肿壁取其新鲜边缘部分采集脓液和病灶深部的分泌物,置于无菌试管内送检。脓肿与正常组织交界处的脓汁含活菌较多,采取此处标本可提高阳性率。开放病灶仅做需氧培养,不做厌氧培养。

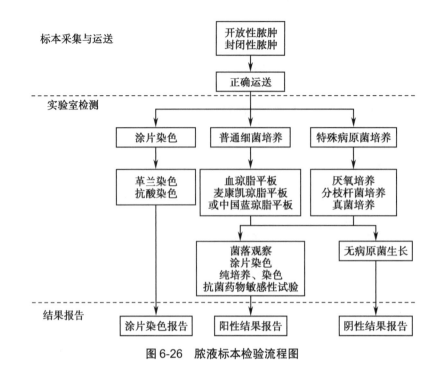

图 6-26　脓液标本检验流程图

（2）封闭性脓肿：采集前用 2.5%～3.0% 碘酊和 75% 乙醇对拟采样的皮肤进行消毒，以无菌注射器穿刺抽取脓液或无菌棉拭子蘸取手术引流液，无菌转移所有抽吸物至厌氧和需氧转运装置中。疑似厌氧菌感染的标本用无菌注射器抽取脓液，随即将针头刺入无菌橡皮塞中（隔绝空气）送检，或直接采集于厌氧培养基中运送。胸腔、腹腔、心包腔和滑液腔等腔隙部位的标本，应严格按专业规范程序采取。

2. **标本观察**　观察标本的形状和颜色，可为后续检验提供参考：如果标本呈黄色，提示可能是金黄色葡萄球菌感染；如果标本呈绿色，提示可能为铜绿假单胞菌感染；如果标本有恶臭，提示可能是厌氧菌或变形杆菌感染；如果标本中有硫磺样颗粒，提示可能为放线菌属或诺卡菌属细菌感染。

3. **标本直接染色镜检**

（1）脓液标本直接涂片染色镜检：脓液直接涂片进行染色镜检，通常采用革兰氏染色和抗酸染色。根据细菌形态和染色特征做出初步涂片报告。

（2）疑为放线菌属或诺卡菌属细菌感染标本的涂片染色镜检：用接种环挑取脓液中含有硫磺样颗粒的标本，置于洁净的玻片上，覆以盖玻片，轻轻挤压，用低倍镜及高倍镜仔细观察有无菌丝，再进行革兰氏染色和弱抗酸染色，观察菌丝形状和染色特性。根据细菌形态和染色特征做出初步涂片报告。

4. **普通细菌培养**　脓液接种血琼脂平板、麦康凯琼脂平板或中国蓝琼脂平板，35℃培养 18～24h，观察生长情况。若有生长且菌落单一、生长较多时，可直接做鉴定；若菌落较少可先挑取菌落做纯培养后鉴定。根据菌落形态、革兰氏染色、氧化酶试验等初步鉴定，再选择相应的生化反应及血清学试验进行菌种鉴定。

5. **特殊微生物培养**

（1）疑为放线菌属或诺卡菌属细菌感染：标本有典型或可疑的硫磺样颗粒，在镜下直接见到革兰氏阳性或多变的丝状分枝形态可怀疑放线菌属或诺卡菌属细菌存在；分离培养后进行后续鉴定。

（2）厌氧培养：采集样本后标本直接接种于厌氧血琼脂平板，或先经庖肉培养基（也可用硫乙醇酸盐培养基）增菌培养 8～10h 后，再转种固体平板。培养基中可加入 100mg/L 的硫酸新霉素抑制需氧菌生长。接种平板后厌氧培养 18h，挑取菌落进行后续鉴定。

（3）分枝杆菌培养：将脓液标本直接接种于改良罗氏培养基斜面进行分枝杆菌培养，组织或脏器先进行乳化后再培养，如果培养阳性，应进行后续鉴定。

（4）真菌培养：接种沙保弱培养基，35℃培养，如未生长则孵育至 5d，记录和报告；如培养阳性，应进行后续鉴定。

6. 微生物鉴定

（1）铜绿假单胞菌鉴定要点

1）镜下形态：革兰氏阴性杆菌，菌体细长且长短不一。

2）菌落形态：血琼脂平板上不同的菌株可形成灰白色至灰绿色、大小不等、扁平或凸起、光滑或粗糙、边缘规则或不规则的多种形态的菌落，菌落周围可见透明溶血环，部分菌株有金属光泽，典型的菌株具有生姜气味。普通琼脂平板上形成圆形、大小不等、扁平、光滑、湿润的菌落，琼脂可被染成黄绿色、绿色、蓝绿色等颜色。麦康凯琼脂平板上也可形成大小不一、扁平、黄绿色或半透明的菌落，48h 后菌落中央常呈棕绿色。

3）生化反应：触酶试验阳性，氧化酶试验阳性，O-F 葡萄糖试验为氧化型，动力试验阳性，可将硝酸盐转化为亚硝酸盐或氮气，精氨酸双水解酶试验阳性，赖氨酸脱羧酶试验阴性，枸橼酸盐利用试验阳性。

（2）鲍曼不动杆菌鉴定要点

1）镜下形态：革兰氏阴性杆菌、球杆菌，常成双排列。

2）菌落形态：血琼脂平板上可观察到灰白色、较大、圆形、光滑、湿润、突起、边缘整齐、不溶血的菌落。麦康凯琼脂平板上可形成圆形、较大、无色或粉红色的菌落。

3）生化反应：触酶试验阳性，氧化酶试验阴性，O-F 葡萄糖试验为氧化型，动力试验阴性，硝酸盐还原试验阴性，精氨酸双水解酶试验阳性，赖氨酸脱羧酶试验阴性，枸橼酸盐利用试验阳性。

7. 药物敏感性试验　培养阳性标本加做药敏试验，根据 CLSI M100 规则选择药物。

8. 出具检验报告单

（1）直接染色镜检

1）革兰氏染色：根据镜下所见细菌的形态及染色特点，初步报告："查见多少数量（多、较多、少或极少）革兰氏 × 性 × 菌，形似 ×× 菌"。镜检时未发现细菌，初步报告"未查见细菌"。

2）疑似分枝杆菌感染的脓液，做抗酸染色检查，如果找到抗酸杆菌，需根据抗酸杆菌的数量进行报告，具体内容参考相关章节。

3）标本中有硫磺样颗粒，镜检发现交织的菌丝，菌丝末端稍膨大似棒状排列并呈放射状，革兰氏染色阳性，改良抗酸染色阴性，报告"查见放线菌属细菌"；如菌丝末端不膨大成棒状，革兰氏染色阳性，改良抗酸染色阳性，报告"查见诺卡菌属细菌"。

（2）培养结果

1）阴性结果：对于普通细菌培养，在培养 48h 后无细菌生长，应报告"培养 48h 无细菌生长"；对于厌氧培养，在培养 48h 后无细菌生长，应报告"厌氧培养 48h 无细菌生长"；对于分枝杆菌培养，在培养 42d 后无细菌生长，应报告"培养 42d 无分枝杆菌生长"；对于真菌培养，在培养 5d 后无真菌生长，应报告"培养 5d 无真菌生长"

2）阳性结果：报告"×× 菌生长"及其抗菌药物敏感试验结果。

9. 脓液标本中常见的病原菌　脓液标本主要来源于组织或器官的化脓性感染与创伤感染。脓液标本中常见的病原菌见表 6-10。

表 6-10　脓液标本中常见的病原菌

病原菌种类	革兰氏阳性菌	革兰氏阴性菌
球菌	金黄色葡萄球菌、化脓性链球菌、肺炎链球菌、肠球菌、消化链球菌、凝固酶阴性葡萄球菌	脑膜炎奈瑟菌、淋病奈瑟菌、卡他莫拉菌
杆菌	结核分枝杆菌、非结核分枝杆菌、炭疽芽胞杆菌、产气荚膜梭菌、破伤风梭菌	大肠埃希菌、铜绿假单胞菌、变形杆菌、肺炎克雷伯菌、流感嗜血杆菌、腐败希瓦菌、拟杆菌、梭杆菌
其他	放线菌、诺卡菌、念珠菌	

【注意事项】

1. 由于中国蓝琼脂上的菌落可使滤纸变成紫红色，故对非发酵菌进行氧化酶试验时，宜从血琼脂平板或普通平板上取菌，方能正确反映试验结果。

2. 判断精氨酸水解酶、鸟氨酸脱羧酶、赖氨酸脱羧酶试验结果时，必须设置氨基酸对照管，并在接种细菌后封石蜡油。

3. 尽量在使用抗菌药物前采取标本。如不能停用抗菌药物，应于下次抗菌药物使用前采集。

4. 严格无菌操作，避免污染。开放性伤口取标本前应用无菌生理盐水冲洗。

5. 做厌氧培养的标本应（宜）在床边采样，直接做厌氧培养，避免标本与氧气接触；运送过程也要严格厌氧环境；采样时应注意避免正常菌群的污染。

6. 查出产气荚膜梭菌，应及时按传染病报告。

【课后思考】

1. 脓液培养的常见病原体有哪些？

2. 脓液标本采集和运送的注意事项有哪些？

3. 非发酵菌药敏报告注意事项有哪些？

4. 为什么脓液的培养和直接镜检结果有时不一致？如何考虑？

（陶传敏）

四、脑脊液标本检验

【实验目的】

1. 掌握脑脊液标本微生物鉴定流程。

2. 掌握新型隐球菌的形态染色、培养特性及鉴定要点和药敏操作。

【实验原理】

中枢神经系统感染（central nervous system infection，CNSI）是一种严重危及生命的感染。引起中枢神经系统感染微生物包括细菌、真菌、病毒及寄生虫等，脑脊液的检查是诊断中枢神经系统感染最重要的实验室检测方法，通过对脑脊液标本的染色镜检、病原体培养与鉴定是诊断细菌性、真菌性中枢神经系统感染的金标准。通过脑脊液培养出新型隐球菌，可向临床提供明确的病原菌和合适药敏结果，对临床诊断和治疗具有重要的指导意义。

【实验材料】

1. **标本**　脑脊液。

2. **培养基**　哥伦比亚血琼脂平板、沙保罗琼脂平板、酚氧化酶平板。

3. **鉴定试剂**　尿素酶试剂、同化管（葡萄糖、乳糖、半乳糖、棉子糖、蜜二糖、肌醇、硝酸盐）、糖发酵管（葡萄糖、乳糖、半乳糖、蔗糖）。

4. **药敏纸片**　fungus-3药敏板条试剂盒或者真菌肉汤稀释法药敏试剂盒。

5. **其他材料**　墨汁、革兰氏染色液、离心机、无菌生理盐水、试管、无菌棉签、载玻片、盖玻片、比浊仪、接种环、酒精灯或红外线灭菌器、显微镜。

【实验方法】

1. **脑脊液外观观察**　观察送检脑脊液的外观、颜色、有无凝固、表面、体积等,并记录结果。

2. **浓缩离心**　脑脊液用离心机以3 000r/min离心10min,留取底部沉渣1mL,混匀。

3. **革兰氏染色**　取离心后脑脊液沉渣50μL于载玻片上,涂抹成2cm×2cm大小,待干,火焰固定,进行革兰氏染色,观察镜下形态,包括细胞、细菌、真菌等。

4. **墨汁染色**　取离心后脑脊液沉渣10μL,加入墨汁10μL,混匀,加盖玻片,静置5min后用显微镜观察。

5. **接种培养**　取离心后脑脊液沉渣100μL,分别接种于哥伦比亚血琼脂平板、沙保罗琼脂平板和酚氧化酶平板上,接种环分区划线,置于37℃培养箱中培养24h或48h。

6. **病原体鉴定**　培养后菌落革兰氏染色后,判断为纯的真菌菌落,分别接种尿素酶试剂、同化管(葡萄糖、乳糖、半乳糖、蔗糖、棉子糖、蜜二糖、肌醇、硝酸盐)、糖发酵管(葡萄糖、乳糖、半乳糖、蔗糖),置于37℃培养箱中培养24h或48h后,观察结果。

7. **真菌药敏**　根据fungus-3药敏板条试剂盒(或真菌肉汤稀释法药敏试剂盒)使用说明书,用比浊仪调整到相应菌悬液浓度,接种真菌药敏平板,置于37℃培养箱中培养48h,观察药敏结果。

【实验结果】

1. **结果观察**　新型隐球菌革兰氏染色可染成紫色或紫红色、大小不一、圆形或卵圆形,有时可见出芽的酵母样细胞,周围红色淡染圈。墨汁染色在黑色的背景下可见透明、宽大的荚膜,菌体圆形,有时可见出芽的孢子。在哥伦比亚血琼脂平板和沙保罗琼脂平板上可见圆形、乳白色、奶油样菌落,酚氧化酶平板上可见棕黑色菌落。能同化葡萄糖、半乳糖、棉子糖、蔗糖、肌醇,不能同化乳糖、蜜二糖、硝酸盐。所有的糖发酵管(葡萄糖、乳糖、半乳糖、蔗糖)均不能发酵。尿素酶试验变粉红色。

2. **结果报告**　根据在哥伦比亚血琼脂平板/沙保罗琼脂平板和酚氧化酶平板上的菌落特点,通过革兰氏染色和墨汁染色结果,以及尿素酶结果、同化管和糖发酵管结果判断病原体,并结合最新版真菌药敏判读标准报告药敏结果,发出报告单。

【注意事项】

1. 脑脊液标本应在室温条件下尽快运送,脑脊液微生物学检查标本不可冷藏,在室温条件下立即送检或在患者床旁接种。

2. 对混浊或脓性脑脊液可直接涂片,染色镜检。对无色透明或无明显混浊的脑脊液,应进行离心浓缩标本。

3. 由于部分隐球菌生长较慢,药敏结果孵育48h观察结果,若对照孔生长不良,可延长至72h后观察。除两性霉素B药敏结果观察为完全抑制外,伏立康唑、伊曲康唑、氟胞嘧啶的药敏终点观察时忽略轻微生长。

4. 所有的试验材料,包括标本和培养后平板、药敏板条等均需按照二级生物安全级别处理。

5. 脑脊液一旦经革兰氏染色和墨汁染色检出细菌或真菌时,应立即向临床报告危急值。

【课后思考】

1. 脑膜炎和脑膜脑炎常见病原体有哪些?

2. 新型隐球菌中枢神经系统感染,除了墨汁染色和真菌培养外,还有哪些实验室方法可用于其诊断?

3. 脑脊液检查在哪种情况下需要报告危急值? 报告的格式和内容有哪些?

（徐和平）

第七章　医学形态学检验分析仪器系统介绍

实验二十一　全自动血细胞分析系统

【实验目的】

1. 掌握全自动血细胞分析系统(血液分析仪)的电阻抗测定原理、测定操作流程。

2. 熟悉五分类血液分析仪原理及相应仪器种类。

3. 了解血液分析仪的部件组成、结构及保养维护。

【实验原理】

血液分析仪是临床最常用的检测仪器之一,主要完成血细胞计数功能和细胞分类功能,按自动化程度可分为半自动血液分析仪、全自动血液分析仪、血液分析流水线。血液分析流水线由一台或多台全自动血液分析仪-机器人(完成条码识别、开盖混匀等)-单台或多台推片染色仪-轨道-计算机组成。国内常用的血液分析仪按照检测原理主要分为两类:电阻抗法和光散射法。

1. **电阻抗法**　仪器的小孔管有内外两个电极,在接通电源的电解质溶液中,内、外电极之间会形成一个稳定的电流。当细胞悬液经负压吸引通过小孔管上的宝石计数小孔时,由于血细胞具有相对非导电的特性,使电路中小孔感应区内的电阻突然增大,引起瞬间电压变化而形成脉冲信号。脉冲信号的强弱反映细胞体积的大小,脉冲信号的多少反映细胞的数量。这些脉冲信号经过放大、阈值调节、甄别、整形、计数及自动控制保护系统,完成对血细胞计数和体积的测定。

2. **光散射法**　不同的仪器组合应用电学、光学、细胞化学等多项检测技术。

(1)激光与细胞化学法:应用激光散射和过氧化物酶染色技术进行细胞计数和白细胞分类计数。

(2)容量、电导、光散射法:即VCS技术,包括应用电阻抗原理测量细胞体积(volume,V)技术、应用电导性(conductivity,C)测量细胞内部结构技术及接收每一个细胞经激光源照射后产生的不同角度的光散射(scatter,S)技术。

(3)电阻抗与射频法:采用电阻抗和射频(测量细胞核的大小及颗粒多少)联合检测。

(4)多角度偏振光法:当单个细胞通过激光束时,可从4个角测定散射光的密度。0°前角度散射可粗略测定细胞大小,10°狭角度散射可测定细胞内部结构相对特征,90°垂直光散射测定细胞核分叶情况,90°消偏振光散射可将嗜酸粒细胞从其他细胞中区分出来。

常见仪器有:SYSMEX XE-2100型和SYSMEX K-4500型血液分析仪,ABBOTT Cell Dyn 3700型和ABBOTT Cell Dyn 1800型血液分析仪,BECKMAN COULTER LH750/LH755型血液分析仪,拜耳ADVIA 60、120、2120血液分析仪,迈瑞BC-5800、BC-3600CT血液分析仪。

【实验材料】

血液分析仪主要包括机械系统、电学系统、血细胞检测系统、血红蛋白测定系统、计算机控制系统。

1. 机械系统包括机械装置(全自动血细胞分析仪置有进样针、分血器、稀释器、混匀器、定量装置等)和真空泵,用于样本的定量吸取、稀释、传送、混匀,以及将样本移入各种参数的检测区。机械系统还兼有清洗管道和排出废液的功能。

2. 电学系统包括主电源、电子元器件、控温装置、自动真空泵电子控制系统,以及仪器的自动监控、故障报警和排除等。

3. 国内常用的血细胞检测系统分为电阻抗检测系统和流式光散射检测系统两大类。

4. 血红蛋白测定系统和分光光度计基本相同,由光源、透镜、滤光片、流动比色池和光电传感器等组成。

5. 计算机控制系统包括仪器主机部分,可以执行所有样本分析和控制功能,电脑信息处理装置(IPU)部分对主机传送的数据进行处理,由外部电脑、键盘、鼠标、打印机等组成。

【实验方法】

操作流程图见图7-1。

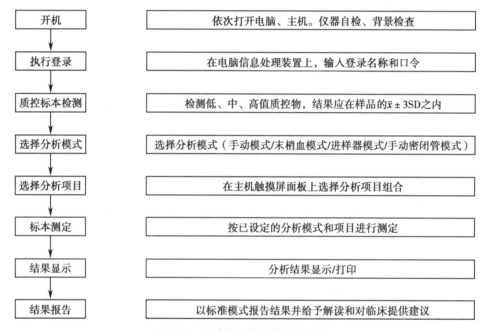

图 7-1　血液分析仪的操作流程图

【保养维护】

血液分析仪的维护包括每日和定期的检查及保养,才能使仪器处在最佳的运行状态,提高其性能,延长仪器的使用寿命,减少故障发生率。现将血液分析仪需进行的常规保养作简单的介绍,具体操作请参照仪器操作说明书。

1. **每日检查和保养**

(1)每日开机必须执行循环冲洗,关机必须执行关机程序。

(2)检查试剂和废液容器。

2. **规定时间的保养**　当仪器连续使用规定的一段时间(或分析一定量样品)后就应执行清洁程序,清洗旋转阀。

3. **需要时进行的维护**　清洗冲洗块、清洗旋转阀托盘、清洗穿刺取样器托盘、取出凝块、清洗检测器孔、去除流动池内的空气泡、清洗流动池等。

【注意事项】

1. **仪器的检测环境要求**　血液分析仪属于精密设备,仪器应有良好的接地装置、稳压装置,防电磁,防尘,室内温度应保持在 18～25℃,相对湿度应该小于 80%。

2. **宜选择配套的检测系统**　血液分析仪的性能验证指标应符合产品声明、预期用途、临床需求、国家/行业标准的要求。

3. **标本要求**　采血应该顺利,使用 EDTA 抗凝剂抗凝,充分抗凝以保证血液标本无小凝块。特殊标本处理:EDTA 依赖性假性血小板减少症的标本可选用枸橼酸盐抗凝剂抗凝;有冷凝集现象的标本,可放置于 37℃水浴 30min,立即混匀后上机检测。标本应于 4h 内在血液分析仪上测试完毕,其间血液标本置于室温,不宜在冰箱保存,因为低温会使血小板计数值降低。

4. **检测要求**　严格按照仪器标准操作程序(SOP)进行标本检测,尤其应该确保标本无小凝块、纤维蛋白丝,并对标本编号并充分混匀(人工混匀方法为颠倒 180° 露底,轻轻混匀 5～8 次)后,才能上机检测。

5. **质量控制要求**　开展室内质控,定期参加室间质评或实验室间能力比对试验。室内质控频度至少每天一次,标本量大的实验室可依一定标本量增加质控次数。否则,一旦血液分析仪出现问题将可能造成整批标本结果错误。

6. **结果报告要求**　建立规范化的危急值报告制度,实验室根据临床情况对“白细胞、血小板和血红蛋白”三个危急值项目设立危急界限。当实验结果达到危急界限时,在确保仪器正常、质控在控、标本合格等前提下,立即向临床报告并做好记录。

7. 血液分析仪的校准应符合 WS/T 347 的要求,包括:

(1) 应对每个检测系统进行校准。

(2) 应对不同吸样模式(静脉血吸样、末梢血吸样、末梢血预稀释后吸样等)进行校准或结果比对。

(3) 可使用制造商提供的配套校准物或校准实验室提供的定值新鲜血进行校准。

(4) 应每 6 个月至少进行 1 次校准。

8. **重视实验室生物安全与环境安全**　将所有标本都视为传染源,对“高危”标本(如 HIV 阳性标本)要注明标识,做好自身安全防护工作;按要求处理检测后的血液标本和废弃物;定期处理废液,防止废液溢出废液瓶外,如果溶血剂中含有氰化物,废液必须使用次氯酸处理后,才能排放。

【课后思考】

1. 何为血液分析仪的 VCS 技术?

2. 血液分析仪的结果分析要点有哪些?

(江　华)

实验二十二　尿液分析系统

一、尿液干化学分析仪检查

【实验目的】

1. 掌握尿液干化学分析仪的测定原理、仪器结构及部件组成。

2. 掌握尿液干化学分析仪常见仪器种类。

3. 熟悉尿液干化学分析仪的操作流程、注意事项及保养维护程序。

【实验原理】

1. **仪器检测原理**　尿液干化学分析仪采用反射光测定原理进行检测。尿液中各种成分与试带上相应试剂模块发生反应,模块颜色发生变化,其颜色深浅与尿中相应成分浓度成比例关系,仪器检测到各模块的反射率即可对各种成分进行半定量测定。

2. 分类　尿液干化学分析仪通常可以根据测试项目的多少及自动化程度进行分类。

3. 仪器结构　尿液干化学分析仪通常由机械系统、光学系统、电路系统三部分组成。机械系统包括传送装置、采样装置、加样装置、测试装置等。光学系统主要包括光源、单色处理器、光-电转换装置三部分。电路系统主要由CPU、模/数转换器等组成。

4. 试带检测项目和反应原理　见表7-1。

表7-1　常用尿液干化学试带检测项目原理

项目	英文缩写	反应原理
酸碱度	pH	酸碱指示剂法
蛋白质	PRO	pH指示剂蛋白误差法
葡萄糖	GLU	葡萄糖氧化酶法
酮体	KET	亚硝基铁氰化钠法
隐血	BLD	过氧化物酶法
胆红素	BIL	偶氮法
尿胆原	URO	醛反应法
亚硝酸盐	NIT	亚硝酸盐还原法
白细胞酯酶	LEU	中性粒细胞酯酶法
比重	SG	多聚电解质离子解离法
维生素C	VitC	吲哚酶法

【实验材料】

1. 仪器　尿液干化学分析仪。

2. 试剂

(1)尿质控(含低浓度和高浓度):可自行配制或购买商品化试剂。

(2)尿液干化学试带。

3. 标本　新鲜尿液10mL。

【实验方法】

1. 开启电源　开启电源后,仪器开始自检,自检无误后则进入测试状态。

2. 质控检测　使用尿液质控品进行室内质控,确保质控是在控范围内方可进行样本检测。

3. 标本检测　将样本放置在尿液检测专用样本架上,仪器通过轨道将样本传输至检测区,针对样本进行搅拌混匀,吸取尿液样本逐个滴加在试带不同检测模块,机械系统将试带传输至光学系统进行试带模块扫描,经计算机转换后自动判断结果,以文字、加号等级或数字等方式呈现。

4. 判断结果　结合临床情况分析测定结果,必要时进行确证试验。

5. 报告结果　综合干化学结果和确证试验结果发出相应检验报告。

【参考区间】

尿液干化学试带法分析结果的参考区间见表7-2。

表 7-2　尿液干化学试带法分析结果的参考区间

项目	参考区间	项目	参考区间
酸碱度	4.5～8.0	尿胆原	阴性或弱阳性
蛋白质	阴性	亚硝酸盐	阴性
葡萄糖	阴性	白细胞酯酶	阴性
酮体	阴性	比重	1.015～1.025
隐血	阴性	维生素 C	阴性
胆红素	阴性		

【注意事项】

1. 仪器使用

（1）环境要求：仪器最佳工作温度为 20～25℃。

（2）仪器保养：保持仪器试带检测槽的清洁和无尿渍等污染残留，保证测试光路无污染物和灰尘阻挡。

2. 试带

（1）熟悉试带特性：必须了解所用试带各模块的检测原理、干扰因素等，知晓试带各检测项目的灵敏度和特异性。各厂家生产的试带反应原理和制作方法存在差异，反应时间、颜色变化、灵敏度也不同，故不可混用。尽量不要在仪器内储存试带。检测完毕，必须将未使用的试带倒回到试带瓶里（一定不要用手接触试带）。此外，很多中间环节和干扰因素均可影响颜色变化，从而导致假阳性或假阴性。尿液干化学检测常见的假阳性、假阴性原因和检测局限见表 7-3。

表 7-3　尿液干化学检测常见的假阳性、假阴性原因和检测局限

项目	假阳性原因	假阴性原因	局限性
酸碱度	增高：久置后细菌繁殖	降低：试带浸尿液时间过长	
蛋白质	pH＞8，奎宁、磺胺嘧啶、聚乙烯吡咯酮等	pH＜3，高浓度青霉素、高盐、球蛋白等，青霉素	仅对白蛋白敏感，对球蛋白的敏感性仅为白蛋白的 1/100～1/50
葡萄糖	过氧化物，强氧化物	维生素 C，乙酰乙酸，L-多巴胺代谢物，阿司匹林，高比重低 pH 值	半定量过筛试验
酮体	苯丙酮和酚酞复合物含 -SH 基物质、头孢类抗生素高度着色尿	陈旧尿、试带受潮	
隐血	肌红蛋白，易热性触媒，氧化剂和菌尿	高浓度维生素 C、高蛋白尿、糖尿，高比重尿，卡托普利，福尔马林	要求标本新鲜
胆红素	吩噻嗪类或吩嗪类药物	阳光照射；尿液中含维生素 C 及亚硝酸盐、陈旧尿	
尿胆原	胆色素原、吲哚、胆红素、吩噻嗪、药物色素等	阳光照射、偶氮基色素药物，亚硝酸盐	
亚硝酸盐	陈旧尿、亚硝酸盐或偶氮试剂污染	尿液在膀胱贮留试剂＜4h，非含硝酸盐还原酶细菌感染	
白细胞酯酶	胆红素，呋喃类药物	淋巴细胞、单核细胞为主，蛋白，头孢霉素，庆大霉素，四环素，硼酸，高浓度草酸	主要检测粒细胞酯酶，不与淋巴细胞起反应
比重	与尿量及尿液含固体物质浓度、食物、药物性质及尿液放置时间有关	同左	

（2）注意保存条件：尿液试带应根据厂家推荐的条件进行存放和保存，并在有效期内使用。不得将试带放置在阳光直射或潮湿的环境中。

3. 室内质控　应每天对仪器进行"高值""低值"两个水平的室内质控，质控物某一模块的测定结果与靶值在 ±1 个等级内为在控，且阴性不可为阳性，阳性不可为阴性，否则为失控。质控在控方可进行样本检测。

4. 标本要求　使用一次性洁净容器留取尿液，防止非尿液成分混入。标本留取后应在 2h 内完成检测。

5. 结果分析　分析检测结果要结合临床，必要时进行确证试验。

6. 确证试验　尿白蛋白的确证试验为磺基水杨酸法，尿葡萄糖的确证试验为葡萄糖氧化酶定量法，尿胆红素的确证试验是哈里森法（Harrison method）。

7. 其他　如实验室内部有两台以上尿液干化学分析仪，应至少 6 个月进行结果的比对。在确认分析系统的有效性及性能指标符合实验室要求后，至少使用 5 份临床样品（至少含 3 份异常水平样品）进行比对。判断标准：定性检测结果偏差不应超过 1 个等级，且阴性不可为阳性，阳性不可为阴性。

【保养维护】

为使尿液干化学分析仪保持最佳状态，应经常性地进行下列保养维护工作。

1. 每日保养

（1）清空废试带盒：完成日常工作后，清空仪器内的废试带盒，并用清水冲洗、擦拭、晾干后重新装在仪器上。

（2）清洁仪器表面：每天用清洁软布擦拭仪器表面。

2. 每周保养　清洁尿液干化学分析仪试带条废液滴盘及机械系统中必要部件，擦拭、晾干后重新装回仪器。最后一定要检查运转是否正常。

【课后思考】

1. 尿液中高浓度维生素 C 会对尿液干化学检测中哪些项目产生什么样的影响？

2. 尿液干化学检测蛋白质、隐血、白细胞酯酶出现假阳性和假阴性的影响因素有哪些？

（孙静芳）

二、全自动尿液有形成分分析仪

【实验目的】

1. 掌握常见尿液有形成分分析仪的测定原理及种类。

2. 熟悉尿液有形成分分析仪的仪器结构及部件组成。

3. 了解尿液有形成分分析仪的操作流程、注意事项及保养维护程序。

【实验原理】

各种尿液有形成分分析仪采用不同测定原理，主要包括以下几类：

1. 流式细胞型尿液有形成分分析仪　主要采用激光散射技术、鞘流技术、荧光核酸染料和电阻抗技术对尿液有形成分进行染色、分析和计数。

荧光核酸染料能对尿液中相应的有形成分进行染色，尿液中的各种有形成分在鞘液的包裹下以单个纵列的形式通过流动池，经激光照射后，有形成分会表现出不同程度的荧光信号、前向散射光信号、侧向散射光信号、电阻抗信号，反映出有形成分颗粒的大小、长度、内部复杂程度、核酸等情况。这些信号经过光电转换综合分析可得出红细胞、白细胞、上皮细胞、管型、结晶、细菌等的定性和定量结果，并形成有形成分的直方图和散射图。

2. 流动型尿液有形成分分析仪　利用层流平板鞘流技术,使尿液中有形成分在鞘液的作用下以单层颗粒的厚度在流动池的薄层结构处流过,高频光源照射有形成分拍摄区域,成像部件进行放大倍率调整,同时相机以相同的频率拍摄,然后将拍摄的有形成分图像数据传输给计算机软件。计算机软件对图像中的有形成分目标进行图像分割,提取目标图像形态、统计、频域和纹理等方面的特征,将这些特征归一化,通过计算机软件中的识别算法进行分类和计算。

3. 静止型尿液有形成分分析仪　此类仪器的测定原理是将尿液标本通过离心沉淀或自然沉淀的方法,使尿液中各种有形成分最终沉淀在专用计数池内,应用数字相机拍摄静止状态下完整视野的图片,然后通过图像处理软件、神经网络系统和其他智能数学模型的识别判定算法对拍摄到的粒子图像进行比对、计算、分类和计数。

4. 仪器结构　流式细胞术全自动尿沉渣分析仪主要由光学检测系统、电阻抗检测系统、鞘流系统、电子电路系统及自动进样装置等组成。流动型尿液有形成分分析仪主要由流动式显微数字成像系统、计算机对有形成分的识别、分析处理系统及自动进样装置等组成。静止型尿液有形成分分析仪由自动进样系统、取样系统、内置自动离心机、显微CCD系统、图像分析管理软件及存储系统等构成。

【实验材料】

1. 仪器　全自动尿液有形成分分析仪。

2. 试剂

(1)仪器配套的稀释液、鞘流液、染液。

(2)质控品。

3. 标本　新鲜尿液10mL。

【实验方法】

各种仪器操作步骤不尽相同,操作前应仔细阅读仪器说明书,并按照实验室操作规程进行。

1. 开启电源　开启电源后,仪器开始自检,自检无误后进行液体本地测试,通过后进入测试状态。

2. 质控检测　使用高、低两个水平尿液质控品进行室内质控,确保质控是在控范围内方可进行样本检测。

3. 标本检测　测试方式可选择自动或手动两种方式,具体操作参照仪器说明书和实验室操作规程。

4. 报告结果　综合有形成分仪器分析结果和干化学结果,筛选异常标本进行人工显微镜复查,给出最终的定量参数、提示参数等报告。

【注意事项】

1. 仪器使用

(1)环境要求:仪器最佳工作温度为20～25℃,相对湿度为30%～85%,远离电磁干扰。

(2)仪器保养:开机前对仪器进行全面检查,包括试剂、各种装置、废液桶及打印纸状态等。每日关机前用5%次氯酸钠清洗剂清洗仪器管道系统,每个月清洗转动阀和漂洗池,每年检查、校正光学系统。

2. 室内质控　应每天对仪器进行"高值""低值"两个水平的室内质控,质控在控方可进行样本检测。

3. 标本要求　尿液样本新鲜,标本留取后应在2h内完成检测。尿液标本中如果血细胞数>2 000μL/mL时,将会影响下一个标本的测定结果,应对仪器进行清洗后进行下一样本测定。尿液标本中若有较大的颗粒外来物,可引起仪器阻塞。对于流式细胞型尿液分析仪,如果尿液中有防腐剂或荧光素,会降低分析结果的可靠性。

4. 结果分析　尿液有形成分分析仪是一种筛查仪器,任何类型的自动尿液有形成分分析仪均不能完全取代人工显微镜镜检,对于有异常成分提示的尿沉渣,一定要进行人工显微镜复核。

5. 其他　如实验室内部有两台以上尿液有形成分分析仪,应至少6个月进行结果的比对。在确认分析系统的有效性及性能指标符合实验室要求后,至少使用5份临床样品(至少含3份异常水平样品,包含高、中、低浓度)进行比对,评价检测结果的符合性。

【课后思考】

1. 为什么说尿液有形成分分析仪只是一种筛选仪器?

2. 对于尿液干化学检测和尿液有形成分检测结果矛盾时(如干化学隐血试验阳性而有形成分红细胞正常),该如何进行分析?

（孙静芳）

实验二十三　粪便分析系统

【实验目的】

1. 掌握常见粪便分析系统的测定原理及种类。

2. 熟悉粪便分析系统的仪器结构及部件组成。

3. 了解粪便分析系统的操作流程、注意事项及保养维护程序。

【实验原理】

粪便分析系统是用于粪便自动化检测的系统。相对于传统手工粪便检测,粪便分析系统具有全程封闭无异味、流水上样效率高、结果准确误差小等特点。粪便分析系统能自动进行样本前处理、颜色性状和有形成分的拍照和图片保存,自动进行粪便常规、隐血和其他扩展项目的检测和判别。

粪便分析系统包括标本前处理模块、形态学检测模块及免疫学检测模块。系统使用专用的标本采集瓶,标本经过加液、浸泡、混匀、过滤后,待检样本溶解于稀释液中,在计算机的控制下自动吸样,在蠕动泵作用下,吸取样本混悬液,一份到流动计数池内计数,另一份到试剂卡区进行检测。系统每次吸入量和吸入时间恒定,观察分析后自动冲洗计数池。系统能自动检测试剂卡的放置、添加及加样检测和判读结果,并自动丢弃检测使用过的试剂卡。常见的试剂卡检测项目有隐血检测、转铁蛋白检测、轮状病毒病抗原检测、腺病毒抗原检测、幽门螺杆菌抗原检测等,可根据不同的临床需要灵活选用。

计算机数据处理模块通过成像系统进行图像传输,可独立打印含患者资料、检查结果(包含图像)的粪便检验报告单,或者也可使用具有LIS通信功能的设备,满足数据双向传输需要。

常见的粪便分析系统在标本处理方法上有所不同:

1. 全过滤分离法　采集瓶正反高速旋转混匀,样本混悬液全部过滤,与原标本分开,独立保存在试管里。

2. 搅拌混匀侧滤法　样本混悬液与原标本不分开,使用机械搅拌混匀,取样勺旋转式带动水流侧向过滤。

3. 仪器涂片法　标本进行机械涂抹混匀,不过滤,并使用玻片制片。

4. 穿刺抽滤法　样本混悬液与原标本不分开,使用穿刺针从采集瓶顶端或底端进行穿刺抽滤。

【实验材料】

1. **器材**　全密闭样本采集管、粪便分析系统。

2. **试剂**　粪便样本稀释液、浓缩清洗液、试剂卡。

3. **标本**　新鲜粪便标本。

【实验方法】

1. **开启电源**　开启电源后仪器开始自检,自检无误后进入测试状态。

2. **质控检测**　使用粪便质控品进行室内质控,确保质控是在控范围内方可进行样本检测。

3. **标本检测**　将样本放置在粪便检测专用样本架上,仪器通过轨道将样本传输至检测区,系统获取样本后对样本颜色性状拍照并保存,自动添加稀释液、气动混匀与沉淀抽样,然后进行镜检图像采集和样本试剂卡读取,结果经计算机转换后自动判断,以文字、加号等级或数字等方式呈现。

4. **判断结果**　结合临床情况分析测定结果,必要时进行人工复核。

5. **报告结果**　综合样本性状、显微镜读取结果和试剂卡结果发出相应检验报告。

【参考区间】

同显微镜检查。

1. **性状**　粪便的性状、硬度与粗细,常可受食物的种类与性质的影响。

正常:成人粪便为成形的软便,黄褐色,特殊臭味;婴儿粪便稀软、糊状,黄色或金黄色,特殊臭味。均无脓血、黏液及寄生虫等病理成分。

2. 粪便中无红细胞,无或偶见中性粒细胞、巨噬细胞和上皮细胞。

3. 极少见真菌,无寄生虫卵、原虫滋养体和包囊。

4. 可见少量食物残渣,如脂肪、肌纤维、植物细胞、植物纤维及食物充分消化后的无定形细小颗粒等,淀粉颗粒为阴性,脂肪小滴很少见。

【注意事项】

1. **仪器使用**

(1)在使用本系统前,请仔细阅读说明书,严格按照仪器的标准操作程序执行。

(2)请遵照"仪器规定标准"进行样本采集,尤其当样本量超过规定时请勿上机,否则会发生机械故障和交叉污染。

(3)仪器运行时请勿触碰管架及仪器部件(尤其是显微镜和计数池)或将手伸入仪器内部,避免造成人身伤害和仪器故障。

2. **室内质控**　粪便分析系统应定期进行室内质控并进行分析。

3. **性能验证**

(1)粪便分析系统应在新系统投入使用前、系统主要部件故障、系统整体更新或升级后进行性能验证,主要评估仪器的检出率、重复性、携带污染和检出符合率。

(2)验证方案和可接受标准应遵循行业标准。

【保养维护】

为使粪便分析系统保持最佳状态,应经常性地进行下列保养维护工作。

1. **每日保养**

(1)每天关机时必须使用配套专用浓缩清洗液浸泡。

(2)清洁仪器表面:每天用清洁软布擦拭仪器表面。

2. **每周保养**

(1)将样本采集管架用脱脂棉签蘸取 75% 乙醇清洗残留条码纸屑等杂物。

（2）在关机状态下用脱脂棉签蘸取 75% 乙醇清洗进出样托盘、仪器外壳及废卡仓。

（3）用脱脂棉签蘸取 75% 乙醇擦拭计数池、检测通道中央区域及镜头。

3. 半年保养 如果仪器长时间不用，则蒸发作用可能会导致仪器管路内的试剂成分黏附在管路内壁或生成结晶堵塞管路，使其无法使用。请定期开启仪器电源，检查其是否可以正常启动并进入就绪状态。

【课后思考】

粪便分析系统的应用有哪些优点？

（杜　明）

实验二十四　精液分析系统

【实验目的】

1. 掌握计算机辅助精子分析（computer-aided sperm analysis, CASA）检测参数及意义。

2. 熟悉精液分析仪的操作流程、注意事项及保养维护程序。

【实验原理】

传统的手工法精液分析有很大的主观性，不同检验人员分析的结果有时相差很大，对精子运动能力的判断缺少严格的量化指标。CASA 系统是 20 世纪 80 年代发展的新技术，是采用计算机分析和图像处理技术相结合，通过摄像机或录像与显微镜连接，确定和跟踪单个精子的活动，根据设定的精子运动的移位、精子大小和灰度及精子运动的有关参数，对采集到的图像进行动态处理分析并打印结果。CASA 既可定量分析精子浓度、精子活动力、精子活动率，又可分析精子运动速度和运动轨迹等特征。

CASA 系统检测参数有曲线速度（curvilinear velocity, VCL）、平均路径速度（average path velocity, VAP）、直线运动速度（straight-line velocity, VSL）、直线性（linearity, LIN）、子头侧摆幅度（amplitude of lateral head displacement, ALH）、前向性（straightness, STR）、摆动性（wobble, WOB）、鞭打频率（beat-cross frequency, BCF）、平均移动角度（mean angle of deviation, MAD）等（表 7-4）。

表 7-4　计算机辅助精子分析的检测参数及意义

参数	意义
VCL	轨迹速度，即精子头部沿其实际行走曲线的运动速度
VAP	精子头部沿其实际空间运动轨迹移动的平均速度，不同型号仪器的结果可不同
VSL	前向运动速度，即精子头部在开始检测的位置与最后所处位置之间的直线运动的平均速度
LIN	线性度，即精子运动曲线轨迹的直线性，即 VSL/VCL
ALH	精子头部沿其空间平均轨迹侧摆的幅度，可用最大值或平均值表示。不同型号仪器的计算方法不同，结果不可直接比较
STR	精子运动空间平均路径的直线性，即 VSL/VAP
WOB	精子头部沿其实际运动轨迹的空间平均路径摆动的尺度，即 VAP/VCL
BCF	摆动频率（鞭打次数/秒），即精子头部曲线轨迹跨越其平均路径轨迹的时间平均速率
MAD	精子头部沿其运动轨迹瞬间转折角度的时间平均绝对值

【实验材料】

1. 器材 精液分析仪、Markler 精子计数板、微量吸管。

2. **标本** 采集一次性排出的全部精液。

【实验方法】

1. **标本预处理** 取部分精液标本，16 000g 离心 6min，去除精浆。用无精子的精浆稀释原精液样本至其密度低于 $50×10^6/mL$。

2. **预温计数板** Markler 精子计数板在 37℃保温 2min。

3. **充液** 微量吸管吸取精液 5μL 充于计数板（双池系统），两个计数池均被充满并检测。

4. **镜检** 在 20× 物镜下分析，每个计数板检测 6 个视野（共 12 个视野），每个视野采集 20 帧图像，计算机分析并打印结果。

【注意事项】

1. CASA 系统必须将样本保持在 37℃，因为精子运动参数具有温度敏感性。

2. 用 CASA 分析精子运动参数时，每个标本中至少追踪 200 个活动精子。检测精子动力，标本密度应控制在$(2～50)×10^6/mL$。

3. 具有高密度（如高于 $50×10^6/mL$）精子的标本，通常会增加精子碰撞的频率，并可能出现错误的结果，建议稀释标本，而采用同源精浆更适合。

4. 每个 CASA 设备的正确安装对于维持设备良好的性能是至关重要的。制造商虽然提供了适宜的参数，但使用者必须检查每个设备的运行是否达到其所要求的重复性和可靠性。

【方法学评价】

1. **优缺点** CASA 具有高效客观、高精度的特点，但价格较昂贵。

2. **影响因素** CASA 系统识别精子的准确性受精液中细胞和非细胞成分的影响。计算精子活动率时，精子只有发生了一定的移位，CASA 系统才认为是活动精子，而对原地摆动的精子则判定为不活动精子，检测出的结果常低于实际结果。另外，CASA 测定的是单个精子的运动参数，缺乏对精子群体的了解。

3. **局限性** CASA 对检测精子浓度有一定局限性，在$(20～50)×10^6/L$的范围内检测结果较理想；精子浓度过高，标本应适当稀释，还应在培养基中加入胎牛血清蛋白（0.3g/L）和葡萄糖（1g/L），以防止因标本稀释而造成精子运动改变；精子浓度过低时应多选几个视野采样。目前，WHO 仍推荐使用显微镜直接检测精子浓度和精子活动率。

【课后思考】

1. CASA 对检测精子浓度有一定局限性，体现在哪些方面？如何解决这些问题？

2. CASA 系统检测参数有哪些？它的临床意义是什么？

（彭春艳）

实验二十五 骨髓细胞分析系统

【实验目的】

1. 掌握骨髓细胞分析系统的实验原理与操作方法。

2. 熟悉骨髓细胞分析系统的工作流程。

3. 了解骨髓细胞分析系统的保养维护程序。

【实验原理】

骨髓细胞分析系统又称骨髓细胞形态图像分析系统、骨髓细胞工作站等，是由高级生物显微镜连接数字摄像头，通过专业图像采集和处理软件，可在电脑屏幕上实时、动态观察显微镜下彩色图像,利用细胞计数器对骨髓细胞进行人工计数或经卷积神经网络系统进行识别和自动计数,并对所得到的图片进行存储和多种专业图像分析处理,工作人员通过骨髓细胞分类计数结果和细胞形态特征形成图文报告并打印。目前骨髓细胞分析系统主要分为人工分类计数和利用图像识别技术自动分类两种。

【实验材料】

1. **器材** 高级生物显微镜、数字摄像头、摄像头专用接口、细胞计数器、电脑、骨髓细胞图像采集和分析软件、彩色打印机。

2. **试剂** 高级镜油。

3. **标本** 制备良好的经瑞氏-吉姆萨染色或其他化学染色的骨髓细胞涂片。

【基本条件】

1. **器材要求** 高级生物显微镜、数字摄像头和骨髓细胞图像采集和分析软件等。

2. **人员要求** 配备2名以上具有相应检验资质的工作人员,需经骨髓细胞形态学诊断培训并考核通过。

【实验方法】

1. **系统开机** 打开计算机和骨髓细胞图像采集分析软件,进入操作主界面。

2. **系统连接** 打开显微镜电源并连接电脑。

3. **样本检测**

(1)人工分类计数的骨髓细胞分析系统,工作流程见图7-2。

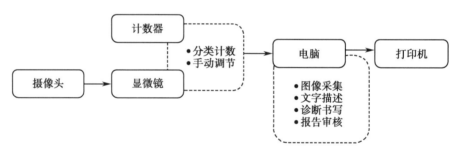

图7-2 人工分类计数的骨髓细胞分析系统流程图

1)新建一份报告并编号,录入患者的基本信息。

2)将骨髓细胞涂片置于显微镜载物台。

3)显微镜低倍镜观察:确定骨髓标本的取材、涂片和染色是否良好,判断骨髓增生程度,观察巨核细胞和形态异常的大细胞。

4)显微镜油镜观察:在油镜下观察细胞形态,利用细胞计数器分类计数200~500个有核细胞,采集细胞典型图像并保存。

(2)自动分类诊断的骨髓细胞分析系统,工作流程见图7-3。

1)新建一份报告并编号,录入病人的基本信息。

2)将骨髓细胞涂片置于骨髓细胞分析诊断系统的采集端指定部位。

3)启动智能化采集端,仪器在低倍镜下进行全片扫描后,自动转换油镜定位框选有核细胞,根据与数据库中细胞图片比对,将各种类型各个发育阶段的细胞进行分类和图像拼接,计数统计200~500个有核细胞,并根据统计结果形成初步诊断报告。

4. **结果处理**

(1)人工分类计数的骨髓细胞分析系统

1)结合患者的临床表现和病史,填写骨髓细胞形态学诊断结果。

2)添加骨髓细胞典型图片,形成骨髓形态学图文报告,审核并打印。

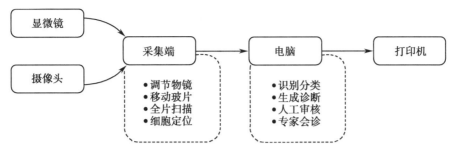

图 7-3　自动分类诊断的骨髓细胞分析系统流程图

（2）自动分类诊断的骨髓细胞分析系统

1）回顾观察仪器扫描形成的数字图片,在细胞分类界面进行审核,调整分类不当的细胞。

2）对自动生成的描述信息和诊断结果进行修改,形成骨髓形态学图文报告,审核并打印。

5. 报告内容

（1）患者信息:包括骨髓片编号,患者姓名、性别、年龄、住院号、科室、床号、穿刺部位和临床诊断等。

（2）骨髓涂片质量:主要包括取材、制片和染色等。

（3）各阶段有核细胞比例和粒红比值。

（4）形态描述:包括骨髓总体和各系细胞如红系、粒系、巨核系的增生程度,以及各系细胞的比例和形态有无异常,若有某系细胞形态异常,应重点描述其特征,并将相关描述置于其他系细胞的前面。另外,选取典型的细胞图片于报告中展示。

（5）诊断意见:根据临床资料和其他辅助检查,提出诊断意见,诊断意见一般分为5种类型（图 7-4）。

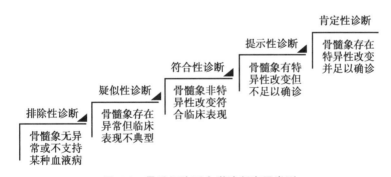

图 7-4　骨髓细胞形态学诊断意见类型

（6）审核打印:骨髓图文报告单见图 7-5,报告由较高年资工作人员进行审核并打印。

6. 关机

（1）关闭显微镜电源,清洁镜头。

（2）退出软件,关闭电脑。

【保养维护】

1. **显微镜的维护保养**　每日清洁显微镜表面,保持镜头干燥洁净,开关电源前确保光源亮度调至最低。每 1~2 年由专业人员进行保养和调试。

2. **电脑的维护保养**　定期备份资料以防丢失,尽量避免连接 U 盘等外部存储设备以防感染病毒。

骨髓细胞形态检查图文报告

片号____23-468____

姓名_____　性别_____　年龄_____　病历号_____　科别___血液科___　病室_____　分类号_____

临床诊断_____三系减少_____　采取部位_____　采取日期_____　送检医生_____

细胞名称		血片	骨髓片	
		%	正常范围（%）	%
粒细胞系统	原始粒细胞		0.03~1.64	0.50
	早幼粒细胞		0.18~0.32	2.00
中性	中幼		2.59~13.95	3.00
	晚幼		5.93~19.99	3.00
	杆状核		10.1~28.34	7.00
	分叶核	30.00	5.69~28.66	2.50
嗜酸性	中幼		0~1.83	
	晚幼		0~3.16	
	杆状核		0~3.69	
	分叶核		0~6.27	0.50
嗜碱性	中幼		0~0.47	
	晚幼		0~0.34	
	杆状核		0~0.71	
	分叶核		0~1.22	
红细胞系统	原始红细胞	个	0.24~4.10	0.50
	早幼红细胞	个	3.81~18.77	5.00
	中幼红细胞	个	3.0~19.01	31.50
	晚幼红细胞	个		35.50
	巨原红细胞	个		
	巨早幼红细胞	个		
	巨中幼红细胞	个		
	巨晚幼红细胞	个		
	分裂细胞	个		
	粒：红系		2~4：1	0.26：1
淋巴系	原始淋巴细胞		0~0.03	
	幼稚淋巴细胞		0~0.73	
	成熟淋巴细胞	64.00	7.59~33.48	8.00
	异型淋巴细胞			
单核系	原始单核细胞		0~0.03	
	幼稚单核细胞		0~0.20	
	成熟单核细胞	6.00	0.06~3.46	
浆系	原始浆细胞		0~0.03	1.00
	幼稚浆细胞		0~0.27	
	成熟浆细胞		0.01~1.50	
巨核细胞系统	原始巨核细胞			
	幼稚巨核细胞			
	颗粒型巨核细胞			
	产板型巨核细胞			
	裸核型巨核细胞			
	小巨核细胞			
其他细胞	原始细胞			
	组织嗜酸细胞			
	组织嗜碱细胞			
	组织细胞			
	脂肪细胞			
	内皮细胞			
	吞噬细胞			
	分类不明细胞			
	血片共数白细胞			100个
	骨髓片共数有核细胞			200个

特征：
（一）骨髓片
1. 取材、涂片、染色良好。
2. 骨髓增生明显活跃，G/E=0.26：1。
3. 粒系增生低下，粒细胞比例减低，易见巨幼变粒细胞。
4. 红系增生明显活跃，幼红细胞比例明显增高，部分呈巨幼变，可见双核及分裂相。成熟红细胞大小不一，大红细胞易见。可见点彩及嗜多色性红细胞。
5. 淋巴细胞比例及形态无明显异常。
6. 全片共见巨核272个，分类50个。其中原、幼巨核细胞3个、颗粒型巨核细胞44个、成熟型巨核细胞1个、裸核2个。血小板少见，数量明显减少。易见胞体增大巨核细胞。
（二）铁染色：外铁：弱阳性，内铁：阴性。
（三）血象：白细胞减少，淋巴比例增高，部分粒细胞分叶过多，6.2号血片未见原幼细胞。大红细胞易见，可见点彩红细胞。

检验诊断：BM结合铁染色提示：
红系增生，巨核成熟障碍血小板减少，细胞内外铁减低，粒系巨幼变较明显，请结合临床及其他相关检测综合分析。

检验医生　　　　审核医生　　　　回报日期

图 7-5　骨髓细胞形态检查图文报告单

【注意事项】

1. **器材要求**　应注意显微镜的防潮防尘和防腐，潮湿、灰尘和腐蚀性试剂会破坏显微镜的镜头和光学元件，影响观察效果。显微镜做好日常保养，并定期由专业人员进行调试。

2. **标本要求**　骨髓涂片应尽量新鲜，选取骨髓小粒较多且染色良好的涂片。阅片后应去除玻片表面镜油并保存，便于后期复片。

3. **操作要求**

（1）涂片观察：观察时由涂片边缘向中央依次上下曲线移动，避免重复计数。分类时，若遇到同一系介于两个发育阶段之间的细胞，应将其归入更成熟的阶段。若遇到介于两个不同系之间难以判断的细胞,应先将其归入细胞比例更高的系列。若遇到无法识别的细胞,应先归入"分类不明",再通过全片观察比较、化学染色和集体读片等方式进一步确认。

（2）结果判断:填写诊断意见时应谨慎,严格执行审核制度,通过图像识别自动分类的数据和生成的诊断意见均需人工复核,必要时实行多人评阅讨论。

（3）质量控制:为确保检验质量,显微镜和其他相关仪器设备均需定期调试和校准,阅片人员需经严格培训且考核合格后方可上岗,同时实验室应参加卫生部、省和市级细胞形态室间质评。

【课后思考】

1. 人工分类计数的骨髓细胞分析系统的工作流程是怎样的?
2. 骨髓细胞形态检查图文报告单的内容包括哪些?

（戴晓莉）

实验二十六 自动化血液培养系统

传统的手工血培养需要每天肉眼观察培养瓶的变化并在到期后进行盲目转种,费时费力且阳性率不高。20世纪70年代以后,出现的半自动和全自动的血液培养系统操作简便,检测快速,缩短了报阳时间、提高了阳性检出率。目前临床使用的是自动化血液培养系统,即连续监测血液培养的系统(continuous-monitoring blood culture systems,CMBCS),于20世纪90年代问世,是能针对败血症、菌血症等患者血液里的病原微生物进行快速培养的监测系统,同时也可用于检测胸腔、腹腔、关节腔、心包腔、脑脊髓腔等部分的病原微生物,为临床迅速有效地进行抗感染治疗提供诊断依据。

【实验目的】

1. 掌握自动化血液培养系统的实验原理和常用自动化血液培养系统。
2. 熟悉自动化血液培养系统的实验方法。

【实验原理】

自动化血液培养系统的基本原理是检测微生物生长时所释放的二氧化碳来作为血液中有无微生物存在的指标,可通过光电检测技术、荧光检测技术和压力监测技术等进行检测。

自动化血液培养系统集培养、震荡和检测为一体,接种血液标本后的血培养瓶在培养和震荡的同时,由检测系统自动地连续监测瓶中二氧化碳的产生情况,所检测到的信号传送至电脑分析,绘制出每个瓶中微生物生长曲线。一旦出现阳性结果,电脑自动发出警报,指示阳性瓶的位置。

电脑主要有3种方式来推断检测微生物的生长:二氧化碳产量的线性持续增长、二氧化碳产生速率的增长,以及二氧化碳阈值水平。前两种方式与生长中微生物的活性有关,但对于接种后延迟放入系统的血培养瓶,如果放入之前已有微生物生长并产生二氧化碳,就会导致瓶内的微生物被延迟检测或不能被检测到,但是能够通过第三种方式检出。

常用自动化血液培养系统:

1. 采用光电检测技术的自动化血液培养系统 培养瓶底部有二氧化碳感受器,感受器与瓶内液体培养基间有一层只允许二氧化碳通过的离子膜,当培养瓶内有微生物生长时,其释放出的二氧化碳可渗透至感受器,并与感受器上的水发生反应产生氢离子使pH降低,采用光电比色技术进行检测。感受器上方的光发射二极管每10min发射光到感受器,由光电探测器测量其产生的反射光。当感受器的颜色由绿色变黄色时,其反射光逐渐增强,在计算机中会自动连续记录并绘制成生长曲线图,再由计算机分析判断阴性或阳性,以此确定是否有微生物生长。此法是目前国内外应用最广泛的自动血液培养系统,如 BacT/Alert 3D 和 VIRTUO 系统,BC 系统,DL-Bt 系统,TDR-X 系统等。

2. 采用荧光检测技术的自动化血液培养系统 利用培养瓶底部二氧化碳感受器含有荧光物质或者培养基结合有荧光分子,利用荧光检测技术进行细菌生长监测。前者当培养瓶中有微生物存在时产生的二氧化碳,可与感受器中的水发生反应产生氢离子使 pH 降低,该酸性环境促使感受器释放出荧光物质,从发光二极管发射的光激发荧光感受器而产生荧光,并且荧光强度随二氧化碳的产生量增多而增强。后者培养基结合有荧光分子,当培养瓶中有微生物存在时,其生长代谢过程中或产生二氧化碳,或发生 pH 改变,或发生氧化还原使电位改变等,均可导致液体培养基内的荧光分子结构发生改变而成为无荧光的化合物,即发生荧光衰减。

3. 采用压力监测技术的自动化血液培养系统 利用微生物生长过程中消耗氧,产生二氧化碳、氮气和氢气,导致培养瓶内压力改变。该系统采用压力传感技术,通过压力传感器监测培养瓶内压力变化,以此判断是否有微生物生长。

【实验材料】

1. 仪器主机 包括恒温孵育系统和检测系统两个部分。

(1)恒温培养系统:设有恒温装置和震荡培养装置,能够在标本进行恒温培养的同时不断地进行检测分析。

(2)检测系统:自动化血液培养系统根据各自的检测原理设有相应的检测系统,检测系统通常设在每个培养瓶支架的底部,对二氧化碳产量的监测极为频繁,通常每 10~15min 检测 1 次。

2. 计算机及其外围设备 对每一个培养瓶判断阴性或阳性结果,通过条形码识别标本编号,记录培养瓶的结果包括阳性出现时间,进行数据储存和分析等。

3. 培养瓶 有需氧培养瓶、厌氧培养瓶、小儿专用培养瓶、中和抗菌药物培养瓶、结核菌培养瓶和高渗培养瓶等,根据不同的临床需要灵活选用。

4. 添加剂 包括抗凝剂和抗菌药物吸附剂。

(1)抗凝剂:常用聚茴香脑磺酸钠(sodium polyarethol sulfonate,SPS),浓度一般为 0.025%~0.05%,其作用有抗凝、抑制溶菌酶、灭活氨基糖苷类或多黏菌素类抗菌药物活性,以及抗补体和抗吞噬等。肝素、柠檬酸盐和 EDTA 不能作为抗凝剂加入血培养瓶中,但是在检测分枝杆菌时,可选用肝素或柠檬酸盐抗凝。

(2)抗菌药物吸附剂:有树脂(可吸附抗菌药物,破坏红细胞)和活性炭(可吸附抗菌药物)。

【实验方法】

1. 标本采集 按照《临床微生物血培养操作规范》规定采用无菌操作从患者处采集血液样本,注入血培养瓶中。样本采集后,培养瓶应立即送到实验室。

2. 标本的签收 实验室收到血培养瓶后,按照标准操作程序进行标本的签收。

3. 培养瓶的装载 将按照仪器标准操作程序装载培养瓶,具体步骤包括:按主屏幕的装载键,进入装瓶界面;按照屏幕提示输入检验号、样本条码和培养条码,保存;打开孵育箱,用条码扫描仪扫描培养瓶条码,将培养瓶放入指示灯亮的瓶位;待加载结束,关闭孵育箱门。

4. 自动培养和监测 仪器将定期连续监测血培养瓶二氧化碳的产生情况,所检测到的信号传送至电脑分析,绘制出每个瓶中微生物生长曲线;仪器对检测信号进行分析,发现阳性瓶及时报警,报警后在主程序界面上的培养瓶位置号上显示为红色;持续培养 5 天后未发现微生物生长的血培养瓶,将报告为阴性瓶,主程序界面上的培养瓶位置号上显示为绿色。

5. 取出培养瓶 将阳性培养瓶和阴性培养瓶按仪器操作步骤从仪器中取出;对于取出的阳性血培养瓶,进行涂片革兰氏染色、转种培养后做鉴定和药敏,并进行分级报告,具体处理参见临床标本鉴定实验——革兰阳性球菌检验流程(血液标本,葡萄球菌);对于取出的阴性血培养瓶,按照标准操作程序进行报告审核和废弃物处理。

【保养维护】

1. 定期检查仪器表面是否清洁。

2. 定期检查仪器内温度计度数与显示屏显示的温度是否一致(误差控制在 ±0.5℃范围内)。

3. 定期检查仪器内部培养瓶位置底部是否清洁,有无污染;检测探测器是否洁净,如需要清洁,可使用无水酒精清洁。

4. 定期检查稳压电源的输出电压是否正常。

5. 定期更换滤网。

6. 每年进行仪器全面保养维护。

【注意事项】

1. 注意自动化血液培养系统正确的操作。

2. 阳性培养瓶涂片和转种培养时,注意生物安全和正确操作。

【性能验证和质量控制】

自动化血液培养系统应在新系统投入使用前、系统主要部件故障、系统整体更新或升级后进行性能验证,主要评估与自动化血液培养系统的自动化监测设备及配套使用的血培养瓶是否能在规定时间内检出临床常见微生物(包括需氧菌、厌氧菌、苛养菌、酵母菌等)。性能验证使用标准菌株、质控菌株及经过明确鉴定(质谱或 DNA 序列分析确定)的临床菌株。验证方案和可接受标准应遵循行业标准。

血培养检验流程的质量控制环节应包括:各类培养基(平板/肉汤)、染色试剂、鉴定和药敏试剂等,有明确的质控要求、频次和记录。自动化血液培养系统配套的血培养瓶无须常规室内质控。非配套培养瓶除符合国家市场管理准入要求外,实验室使用前须完成性能确认;更换试剂批号时使用质控菌株进行血培养瓶质量验收,以符合性能要求。

【课后思考】

1. 自动化血液培养系统阳性报警后,需要如何处理?

2. 自动化血液培养系统阳性报警后,转种培养阴性的原因有哪些?

3. 哪些细菌血流感染需要延长孵育时间?

(陶传敏)

实验二十七 细菌鉴定与药敏系统

【实验目的】

1. 掌握细菌鉴定和药敏感试验的原理、仪器结构及部件组成。

2. 掌握基质辅助激光解吸电离飞行时间质谱的原理及常见仪器种类。

3. 熟悉全自动细菌鉴定及药敏系统和基质辅助激光解吸电离飞行时间质谱仪器的操作流程、注意事项及保养维护程序。

一、细菌鉴定与药敏系统

在细菌检验中以自动化设备代替传统的手工操作是当代临床检验发展的标志之一。全自动微生物鉴定和药敏分析仪器的应用为快速、正确的细菌学报告创造了物质基础,使得细菌检验水平大大提高。细菌鉴定及药敏试验可广泛应用于临床细菌学检验、医院感染监测、细菌耐药性的流行病学调查和新药研究中的实验工作等。使用全自动细菌鉴定和药敏分析仪器,可以实现准确、快速地发现和鉴定病原体并及时做出病原学诊断及药敏试验,有效指导临床用药治疗。

国内常用的全自动细菌鉴定及药敏分析系统分为光电比色法和微型化肉汤稀释法检测分析系统,荧光法的自动化细菌鉴定及药敏分析系统。

1. 采用光电比色法和微型化肉汤稀释法的自动化细菌鉴定及药敏分析系统　该系统对细菌的鉴定是以每种细菌的微量生化反应为基础,不同种类的检测卡含有多种的生化反应孔,可达 30 种。将手工分离的待检菌的纯菌落制成符合一定浊度要求的菌悬液,经充填机将菌悬液注入试卡内,封口后放入读数器/恒温培养箱。根据试卡各生化反应孔中的生长变化情况,由读数器按光学扫描原理,定时测定各生化介质中指示剂的显色(或浊度反应),然后把读出信息输入电脑储存并进行分析,再和预定的阈值进行比较,判定反应,再通过数值编码技术与数据库中反应文件进行比较,最后鉴定报告将在显示器上自动显示)并在打印机上自动打印。此法是目前国内外应用最广泛的全自动细菌鉴定及药敏分析系统。

2. 采用荧光法的自动化细菌鉴定及药敏分析系统　细菌鉴定采用快速荧光法,是在测试卡的小孔中加入酶底物,使其与细菌产生的酶结合生成荧光物质。仪器在较短的时间内能够分析细菌对不同生化底物所产生的发荧光的物质,通过读数器测定荧光强度来判定细菌胞外酶;采用荧光技术鉴定细菌,速度可以提高 4~8 倍。两小时可提供鉴定报告。用荧光技术测定时在肉汤中加入荧光底物,大部分菌种都能在 5h 内判读 MIC 值,并根据相应标准报告其药敏结果(S、I、R)。

【实验原理】

1. 细菌鉴定原理　根据不同类别细菌的理化性质不同,设计不同的测试卡,每一张卡包括约 30 项生化反应,仪器采用光电比色法测定细菌因分解底物导致 pH 值改变或由于细菌生长利用底物而引起的透光度变化,以变化百分率作为判断每项生化反应的变量值;在每一张测试卡中设有终点指示孔,在仪器的存储器中有相应的指示终点的阈值;在 CPU 的控制下,读数器每隔一定的时间对各个反应孔扫描一次,测取各个反应孔的吸光度值,并计算出变化的百分率,一旦终点指示孔的变化百分率达到终点阈值,指示该卡已完成反应。不同种类的鉴定卡上有不同数量和类别的生化反应,仪器在每一次读取数值后,自动将所测取的数据与存储在硬盘中的菌种资料库标准菌生物模型相比较,由电脑分析得出的结果做出鉴定,可通过打印机打印报告。

2. 药敏试验原理　根据药敏试验的判读标准,每一种药物设计了多个稀释梯度,每一种抗生素测定最低抑菌浓度可用 3~6 个测试孔不等,在卡中加入一定浓度的菌悬液;系统配有专用光电比浊仪,以便于测定由不同细菌配置菌悬液的浓度。仪器采用光电比浊法测定各个测试孔的浊度变化,每隔一定时间读取数据一次,获取待检菌在不同浓度药液及不同药物中的生长率;其中卡片中的终点指示孔达到阈值的时间为该卡的孵育时间;仪器的 CPU 自动计算浊度变化的斜率,并与阳性对照孔斜率比较,再分析计算出 MIC。在最后一次判读结果后由打印机打印含有 MIC 值和药物敏感性 R、I、S 结果的报告。

【实验材料】

1. 主机　主要由智能载卡台(包括显示屏幕、电源、底部单元、条码扫描仪、键盘),主机(卡架、卡架装载和卸载站、运送船、条码阅读器、纽扣式记忆片阅读器、分配器/吸样器站、填充仓、密封仓、孵育架、光学读数头、废卡收集仓、用户界面系统)及软件组成。

2. 计算机及其外围设备　在专家系统上可浏览鉴定及药敏结果。鉴定卡的结果:一般仅给出单一结果,无须进行补充试验,电脑主机程序浏览结果时,可给出结果的可信度评估。单一良好结果可直接传输到数据库和中文报告软件中(在保证中文软件通信端口打开情况下),并长期储存。如果同时进行鉴定和药敏试验,细菌鉴定结果会自动加到药敏卡上;否则需手工添加细菌名称到药敏卡信息中。

3. 配套试剂卡片

(1)鉴定卡:包括 GN,即革兰氏阴性杆菌鉴定卡;GP,即革兰氏阳性菌鉴定卡;NH,即苛养菌鉴定卡;YST,即酵母菌鉴定卡;ANC,即厌氧菌鉴定卡。

(2)药敏卡:包括 AST-GN,即革兰氏阴性杆菌药敏卡;AST-GP,即革兰氏阳性球菌药敏卡;AST-YST,即真菌药敏卡。

【实验方法】

1. **开启电源** 开启电源后仪器开始自检,自检无误后进入备用状态。

2. **质控检测** 使用质控菌株进行室内质控,与样本菌株一同进行检测。

3. **标本检测** 将样本制备菌悬液,将卡片按顺序放在载卡架上,吸样管插入到菌液管中。药敏卡应放在与其配对的鉴定卡的后面。将载卡架放入仪器的填充仓,按仪器用户界面的"填充"按钮,等待填充。填充完毕后,仪器的指示灯闪亮。将载卡架取出并放入装载仓。仪器自动扫描条码,审核所有输入的卡片信息是否正确,确认无误后自动进行封口和上卡。

4. **结果鉴定及判读**

(1)一般仅给出单一结果,无须进行补充试验,电脑主机相应程序浏览结果时,可给出结果的可信度评估。

(2)如果给出两个及两个以上结果,仪器会做出提示或要求进行补充试验,请按注释进行补充试验,选择正确的鉴定结果。

(3)不能鉴定或无法确定的结果,须查找原始分离平板,确认所分离细菌是否为纯培养,必要时重新分离并重新进行鉴定试验。

(4)如果同时进行鉴定和药敏试验,细菌鉴定结果会自动加到药敏卡上,结果会传输到数据库和软件中。

【注意事项】

1. **性能验证要求** 全自动细菌鉴定及药敏分析仪应在新系统投入使用前、系统主要部件故障、系统整体更新或升级后,对仪器的结果进行验证,包括故障前标本的留样再测和故障修复后的结果验证。仪器修复后用标准菌株对所用鉴定卡或药敏卡进行结果验证,验证结果应均在允许范围才能通过。验证方案和可接受标准应遵循行业标准。

2. **质量控制要求** 细菌鉴定检验流程的质量控制环节应包括:质控标准菌株、菌株/盐水(0.45% 盐水)无污染、盐水的 pH 及浓度、比浊仪功能正常、比浊仪标准未过有效期、所有试剂未过有效期并妥善保存、菌悬液浓度符合实验要求、妥善接种,传代标准菌株于建议的平板上等,并有明确的质控要求、频次和记录。

【保养维护】

1. **清洁废卡槽** 打开废卡收集器舱口,取出废卡收集器,将所有卡片倒入废物处理桶内,再将废卡收集器放回舱内;每周用 10% 漂白液清洁废卡收集器一次。

2. **清洁填充仓** 打开舱门,用 10% 漂白液清洁舱门,每周一次。

3. **清洁光学读头** 打开孵育器,拔出读数头,用擦镜纸清洁,每半年一次或仪器报警提示时及时进行清洁。

4. **清洁孵育箱内的试卡架** 消毒清洁并干燥孵育架(10% 漂白液清洗并浸泡 5min,勿高温)。

5. 清洁载卡架　用10%漂白液清洗擦拭载卡架表面,然后用干净的湿纸巾擦拭,并使其干燥。每月一次,或有明显污染时随时清洁。

【课后思考】

质控结果出现失控,如何分析失控原因并进行失控结果分析和处理?

二、质谱

基质辅助激光解吸电离飞行时间质谱(MALDI-TOF MS)是近年来发展的一种软电离新型有机质谱,用于分析非挥发性生物大分子,作为一种新型的微生物鉴定方法,依据特征性蛋白图谱进行分类和鉴定,已在微生物领域尤其是细菌鉴定中得到广泛运用。MALDI-TOF MS具有灵敏度高、准确度高、分辨率高、图谱简明、质量范围广及速度快等特点,在测定生物大分子等应用方面有特殊的优越性。

【实验原理】

常用MALDI-TOF MS是通过测定细菌自身独特的蛋白质组成,应用质谱技术将测得的蛋白质和多肽按分子量大小排列,形成独特的蛋白质组指纹图,通过特征性的模式峰进行菌株的鉴定。具体原理为:将微生物与等量的基质分别点在加样板上,溶剂挥发后形成样品和基质的共晶体,基质从激光中吸收能量使样品解吸,基质与样品之间发生电荷转移使得样品分子电离,经过飞行时间检测器,根据到达检测器的飞行时间不同而被检测,即测定离子的质荷比(M/Z)与离子的飞行时间成正比来检测离子的分子量,通过专用软件分析比较,确定出特异性的指纹图谱。该技术不是基于微生物的生理生化指标和基因,而是根据各种微生物的蛋白质组表达谱的比较来进行的。每种微生物都有其区别于其他种类的独特的蛋白质组成,因而拥有独特的蛋白质指纹图谱,这是由物种的遗传特性所决定的,受外界环境条件等影响较小,因此,更为准确和直接。

先从过夜培养的琼脂平板上获取单个菌落,将其转移到MALDI靶板上。待晾干后,再添加少量的基质溶液。基质溶液中的有机物从微生物中萃取出蛋白(以高浓度存在的核糖体蛋白为主)。基质在进一步晾干过程中发生结晶。然后使用MALDI-TOF质谱仪进行分析。MALDI-TOF质谱仪中的激光照射基质样本复合物,导致基质迅速蒸发,并释放出带正电的蛋白质离子("软"电离技术)。这些离子在短距离内经电场加速,以质量相关的速度穿过无场飞行管。由于不同的蛋白具有不同的质量,因此穿过飞行管到达检测器的时间不同。只需测试从脉冲加速与检测到相应信号之间的时间(纳秒级),即可非常准确地测试出速度,并将其转换成精确的分子质量。此方法主要检测微生物中的高丰度蛋白(主要为核糖体蛋白)。整个蛋白质量将产生核糖体蛋白的质量和峰高分布。不同的微生物,检测到的蛋白分子量和信号强度都不一样,从而构成了微生物的指纹图谱,可用于微生物物种的鉴定。最后将采集到的未知微生物图谱与参考数据库中的数千条参考条目进行自动比较,对每次比对进行生物统计评分,然后生成表示未知与相关参考图谱之间关系的相关自然对数。分值≥2.0可被视为可能的鉴定结果。

【实验材料】

1. 主机　主要由基质辅助激光解吸电离离子源(MALDI)和飞行时间质量分析器(TOF)组成。

2. 计算机及其外围设备　专家系统通过与数据库比对得出鉴定结果。查看每个样本的分类结果报告分值。

【实验方法】

1. 开启电源　开启电源后仪器开始自检,自检无误后进入备用状态。

2. α-氰基-4-羟基肉桂酸(HCCA)基质溶液制备　将18.2兆欧的超纯水、三氟乙酸和乙腈以 47.5%：2.5%：50% 的比例配制。

3. **质控检测**　使用质控菌株进行室内质控,与样本菌株一同进行检测。

4. **标本检测**　使用移液枪枪头或接种环将生物材料(单个菌落)以薄膜形式直接涂到清洗后的 MALDI 靶板上;将 1μL HCCA 基质溶液仔细涂敷在每个样本上,让涂敷了基质的样本在室温下晾干;将 MALDI 靶板装入 MALDI-TOF 质谱仪;按质谱仪控制面板上绿色"IN/OUT"键,待"ACCESS"绿灯亮后打开靶板舱盖子,将靶板放入靶板舱,放平,轻轻盖上盖子,按绿色"IN/OUT"键将靶板送入;运行相应程序进行扫描测定。

5. **结果鉴定及判读**

(1)一致性分类为 A 的结果可视为高可能性种鉴定。对于分类 B 和 C,鉴定结果仅可视为可能。然而,无论一致性分类如何,都必须由具有临床微生物学经验的专业人员对所有结果进行彻底审查。

(2)如果分值大于或等于 2.0(绿色),则此结果将被解读为可能的种鉴定,必须通过具有临床微生物学经验的专业人员对结果进行彻底检查;如果分值小于 2.0(非绿色),则必须使用甲酸萃取法对此特定的样本进行重新分析。

【注意事项】

1. **准确性验证**　正确鉴定或可接受的鉴定结果数量占总共测试的菌株数量的 95%以上。

2. **重复性验证**　选择至少 5 个菌株分别测试 3 次,每组数据鉴定结果的一致性达 100%。

【课后思考】

如何进行质谱仪的周保养?

(崔瑞芳)

第八章　临床形态学检验设计综合性实验

实验二十八　红细胞假性异常

一、红细胞假性异常

【实验目的】

1. 掌握 3 个红细胞平均指数，包括红细胞平均体积（MCV）、红细胞平均血红蛋白量（MCH）和红细胞平均血红蛋白浓度（MCHC）的正常参考值范围和临床意义。

2. 熟悉五分类型血液分析仪关于红细胞计数和血红蛋白测定的基本原理及影响因素。

3. 了解红细胞冷凝集现象及影响因素。

【患者病历】

患者，男，59 岁。

主诉：发热咳嗽 4 天。

现病史：患者因"发热咳嗽 4 天"入院。该患者于 4 天前无明显诱因出现发热，体温最高达 39.6℃，发热无明显规律，伴畏寒，有咳嗽，咳白色黏痰，无胸痛、气促，否认呼吸困难，无盗汗。自行服药（阿莫西林克拉维酸钾、阿奇霉素）治疗 3 天，用药后症状无明显缓解。自发病以来饮食减少，夜寐不安，体重无明显变化，大便正常，小便正常。

查体：体温：39.3℃，呼吸：28 次/min，脉搏：110 次/min，血压：160/100mmHg。患者老年男性，发育正常，面容安静，意识清楚，皮肤黏膜无黄染、无出血点，浅表淋巴结未肿大，咽红，胸廓未见异常，胸骨无压痛，乳房正常对称。呼吸运动未见异常，心率 110 次/min，律齐，各瓣膜听诊区未闻及病理性杂音，无心包摩擦音。腹平坦，无腹壁静脉曲张，腹部无包块。肝脾肋下未触及，Murphy 氏征阴性，肝区无叩击痛，肾区无叩击痛，无移动性浊音。

既往史：否认肝炎、结核等传染病史，无外伤手术史，无药物过敏史，无家族遗传。

辅助检查：①生化检测结果见表 8-1；②血常规检测结果见表 8-2，血涂片结果见图 8-1；③胸部 CT：右肺及左下叶多发实变及斑片状磨玻璃密度影，考虑感染性病变，右侧胸腔积液；④病毒检测结果见表 8-3。

表 8-1　患者生化检测结果

检测项目	检测结果	参考范围	单位
总蛋白	60.70	66～87	g/L
白蛋白	36.10	35～52	g/L
球蛋白	24.60	20～32	g/L
白球比	1.47	1.4～2.5	—
总胆红素	12.90	0～21	μmol/L
直接胆红素	5.30	0～6.8	μmol/L
间接胆红素	7.60	0～19	μmol/L
丙氨酸氨基转移酶	12.50	0～41	U/L
天门冬氨酸氨基转移酶	18.60	0～40	U/L

表 8-2 患者血常规检测结果

检测项目	检测结果	参考范围	单位
白细胞	4.93	3.50～9.50	10^9/L
中性粒细胞总数	2.69	1.80～6.30	10^9/L
中性粒细胞百分比	54.60	40.00～75.00	%
嗜酸性粒细胞总数	0.11	0.02～0.52	10^9/L
嗜酸性粒细胞百分比	2.20	0.40～8.00	%
嗜碱性粒细胞总数	0.01	0～0.06	10^9/L
嗜碱性粒细胞百分比	0.20	0～1.00	%
单核细胞总数	0.22	0.10～0.60	10^9/L
单核细胞百分比	4.50	3.00～10.00	%
淋巴细胞总数	1.90	1.10～3.20	10^9/L
淋巴细胞百分比	38.50	20.00～50.00	%
红细胞	0.87	4.30～5.80	10^{12}/L
血红蛋白	96.00	130.00～175.00	g/L
红细胞比容	6.60	40.00～50.00	%
平均红细胞体积	75.90	82.00～100.00	fL
平均血红蛋白量	110.30	27.00～34.00	pg
平均血红蛋白浓度	1 455.00	316.00～354.00	g/L
红细胞分布宽度 SD	16.40	11.60～14.60	%
红细胞分布宽度 CV	39.40	39.00～53.90	fL
血小板	148.00	125.00～350.00	10^9/L
血小板分布宽度	13.40	9.80～16.20	fL
血小板容积比	0.17	0.16～0.38	%
平均血小板体积	11.30	9.40～12.60	fL
大血小板比率	35.90	19.10～47.00	%

图 8-1 患者血涂片（100×）

表 8-3　患者病毒核酸检测结果

检测项目	检测结果	参考范围
流感病毒 A	阴性	阴性
流感病毒 B	阴性	阴性
呼吸道合胞病毒	阴性	阴性
腺病毒	阴性	阴性
肺炎支原体	阳性	阴性
鼻病毒	阴性	阴性
甲型流感病毒	阴性	阴性
乙型流感病毒	阴性	阴性
新型冠状病毒 2019-nCoV	阳性	阴性

【实验设计要求】

1. 针对该患者的临床表现及实验室检查,请初步分析患者可能的诊断。

2. 针对该患者的血常规检测结果,"自身凝集"如何解读? 红细胞和血红蛋白结果可信程度如何? 在临床工作中,审核报告时遇到此类不可信结果,我们该怎么办? 如何才能得到相对可信的结果?

3. 针对该患者的冷凝集情况,请分析导致该患者出现冷凝集的可能原因。还有哪些因素可引起冷凝集?

【考核内容】

1. **血常规检查**　细胞计数、白细胞分类、血细胞形态等。

2. **血细胞染色检查**　瑞氏染色。

3. **病毒检测**　聚合酶链反应、血清学检测。

4. **结果报告**　假性结果的识别、假性结果的处理、假性结果的原因分析。

5. **血液分析仪**　红细胞的检测、血红蛋白的检测、平均红细胞体积的计算、平均血红蛋白量的计算、平均血红蛋白浓度的计算。

(李海英)

二、血红蛋白假性异常

【实验目的】

1. 掌握 3 个红细胞平均指数,包括 MCV、MCH 和 MCHC 的正常参考值范围和临床意义。

2. 熟悉五分类型血液分析仪关于红细胞计数和血红蛋白测定的基本原理及影响因素。

3. 了解急性胰腺炎的临床表现及实验室检查。

【患者病历】

患者,男,45 岁。

主诉:上腹部胀痛 12 小时。

现病史:患者因"上腹部胀痛 12 小时"入院。该患者于 12 小时前无明显诱因出现上腹部胀痛,呈阵发性,平躺时缓解,活动时发作。有恶心,无呕吐、口干口苦,无畏寒发热,饮食减少,夜寐不安,体重无明显变化,大便正常,小便正常。

查体:体温 36.8℃,呼吸 20 次/min,脉搏 110 次/min,血压 150/100mmHg。急性痛苦面容,胸廓未见异常,胸骨无压痛,乳房正常对称。呼吸运动未见异常,心率 110 次/min,律齐,各瓣膜听诊区未闻及病理性杂音,无心包摩擦音。腹膨隆,无腹壁静脉曲张,腹部腹壁紧张,右腹无压痛,有反跳痛,腹部无包块。肝脾肋下未触及,Murphy 氏征阴性,肝区无叩击痛,肾区无叩击痛,无移动性浊音。肠鸣音未闻及异常,4次/min。

既往史:否认肝炎、结核等传染病史,无外伤手术史,无药物过敏史,无家族遗传史。

辅助检查:①生化检测结果见表8-4;②血常规检测结果见表8-5;③全腹部CT:胰头钩突部、十二指肠周围渗出灶,急性胰腺炎、十二指肠受累? 十二指肠炎性病变?

表 8-4 患者生化检测结果

检测项目	检测结果	参考范围	单位
尿淀粉酶	507	21～447	U/L
血清淀粉酶	799	28～100	U/L
血清脂肪酶	653.3	13～60	U/L
甘油三酯	27.6	0～5.20	mmol/L
总胆固醇	9.21	0～2.26	mmol/L
高密度脂蛋白	1.02	＞0.90	mmol/L
低密度脂蛋白	2.56	0～3.37	mmol/L
超敏C反应蛋白	237.51	0～5	mg/L

表 8-5 患者血常规检测结果

检测项目	检测结果	参考范围	单位
白细胞	12.87	3.50～9.50	10^9/L
中性粒细胞总数	10.80	1.80～6.30	10^9/L
中性粒细胞百分比	83.90	40.00～75.00	%
嗜酸性粒细胞总数	0.09	0.02～0.52	10^9/L
嗜酸性粒细胞百分比	0.70	0.40～8.00	%
嗜碱性粒细胞总数	0.01	0～0.06	10^9/L
嗜碱性粒细胞百分比	0.10	0～1.00	%
单核细胞总数	1.77	0.10～0.60	10^9/L
单核细胞百分比	13.70	3.00～10.00	%
淋巴细胞总数	0.20	1.10～3.20	10^9/L
淋巴细胞百分比	1.60	20.00～50.00	%
红细胞	3.42	4.30～5.80	10^{12}/L
血红蛋白	136.00	130.00～175.00	g/L
红细胞比容	29.30	40.00～50.00	%
平均红细胞体积	85.70	82.00～100.00	fL
平均血红蛋白量	39.80	27.00～34.00	pg
平均血红蛋白浓度	464.00	316.00～354.00	g/L
红细胞分布宽度 SD	14.20	11.60～14.60	%
红细胞分布宽度 CV	43.10	39.00～53.90	fL
血小板	260.00	125.00～350.00	10^9/L
血小板分布宽度	16.80	9.80～16.20	fL
血小板容积比	0.27	0.16～0.38	%
平均血小板体积	10.40	9.40～12.60	fL
大血小板数目	81.00	30.00～90.000	10^9/L
大血小板比率	31.10	19.10～47.00	%

【实验设计要求】

1. 针对该患者的临床表现及实验室检查,请初步分析患者可能的诊断。

2. 针对该患者的血常规检测结果,请指出明显不可信的结果主要有哪些? 在临床工作中,审核报告时遇到此类不可信结果,我们该怎么办? 如何才能得到相对可信的结果?

【考核内容】

1. **血常规检查** 细胞计数、白细胞分类、血细胞形态等。

2. **血细胞染色检查** 瑞氏染色。

3. **结果报告** 包括假性结果的识别、假性结果的处理、假性结果的原因分析。

4. **血液分析仪** 红细胞的检测、血红蛋白的检测、平均红细胞体积的计算、平均血红蛋白量的计算、平均血红蛋白浓度的计算。

5. **急性胰腺炎** 急性胰腺炎的临床表现、急性胰腺炎的实验室检查。

(李海英)

三、红细胞参数异常

【实验目的】

1. 熟悉和掌握溶血性贫血的基本定义、正常与异常红细胞直方图的判读。

2. 掌握血液分析仪红细胞相关参数检测的原理、仪器报警信息、红细胞直方图的判读及异常结果的解决方法等。

3. 了解贫血的常见临床表现、病因分类和相关检测指标。

【患者病历】

患者,男性,47 岁。

主诉:反复乏力、身黄 5 年余,再发加重 10 天。

现病史:患者因“无明显诱因出现反复乏力、身黄 5 年余,再发加重 10 天”入院。此次发病来求医治疗,到我院门诊就诊后,以“再发溶血性贫血查因”收住我院。查体:全身皮肤巩膜黄染,黏膜苍白、无瘀点瘀斑,浅表淋巴结未触及。胸骨无压痛,两肺呼吸音清,未闻及干湿性啰音,心率 72 次 /min,律齐,各瓣膜区未闻及病理性杂音,腹软,无压痛,肝脾肋下未及,双下肢无水肿。发病以来患者腰背和四肢酸痛、头晕、乏力伴有低热,食欲减退,睡眠精神一般,大便可,小便呈茶色,体重减轻 2kg。

既往史:2022 年 11 月以“溶血性贫血”入院 1 次,予以激素治疗。无类似家族史、无输血史、无食物和药物过敏史。否认肝炎、结核等传染病史,否认高血压、糖尿病等慢性病史,预防接种史不详。

辅助检查:①血常规标本状态见图 8-2;②血常规检测结果见表 8-6、图 8-3。

【实验设计要求】

1. 针对该患者的血常规结果,该如何解读?

2. 确保为临床医师和患者提供准确的诊治方向,遇到此类结果需进行哪些操作使发布的检测结果更符合患者实际病情?

【考核内容】

1. 血常规中红细胞相关参数的检测原理和计算公式。

2. 正常与异常红细胞直方图的判读,以及血液分析仪报警信息。

3. 采用血液分析仪检测时,红细胞检测结果异常的原因分析及相应的纠正方法。

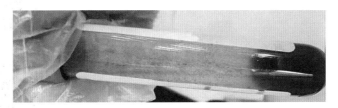

图 8-2　患者血常规标本状态

表 8-6　患者血常规仪器检测结果

检验项目	缩写	结果	参考范围	单位
白细胞计数	WBC	4.95	3.5～9.5	10^9/L
中性粒细胞百分比	NE%	79.6	40.0～75.0	%
淋巴细胞百分比	LY%	14.9	20.0～50.0	%
单核细胞百分比	MO%	5.2	3.0～10.0	%
嗜酸粒细胞百分比	EO%	0.2	0.4～8.0	%
嗜碱粒细胞百分比	BA%	0.1	0.0～1.0	%
中性粒细胞计数	NE#	3.94	1.80～6.30	10^9/L
淋巴细胞计数	LY#	0.74	1.1～3.2	10^9/L
单核细胞计数	MO#	0.26	0.10～0.60	10^9/L
嗜酸细胞计数	EO#	0.01	0.02～0.52	10^9/L
嗜碱粒细胞计数	BA#	0.00	0.00～0.06	10^9/L
红细胞计数	RBC	0.53	4.30～5.80	10^{12}/L
血红蛋白	HGB	31	130～175	g/L
红细胞比容	HCT	8.7	40.0～50.0	%
平均红细胞体积	MCV	163.8	82.0～100.0	fL
平均血红蛋白含量	MCH	58.8	27.0～34.0	pg
平均血红蛋白浓度	MCHC	359	316～354	g/L
红细胞分布宽度 SD	RDW-SD	99.7	37.0～54.0	fL
红细胞分布宽度 CV	RDW-CV	19.4	10.6～15.0	%
血小板分布宽度	PDW	16.4	9.0～17.0	%
血小板计数	PLT	125	125～350	10^9/L
血小板压积	PCT	0.125	0.07～0.33	%
平均血小板体积	MPV	9.7	6.0～14.0	fL
大血小板比率	P-LCR	23.0	13.0～43.0	%

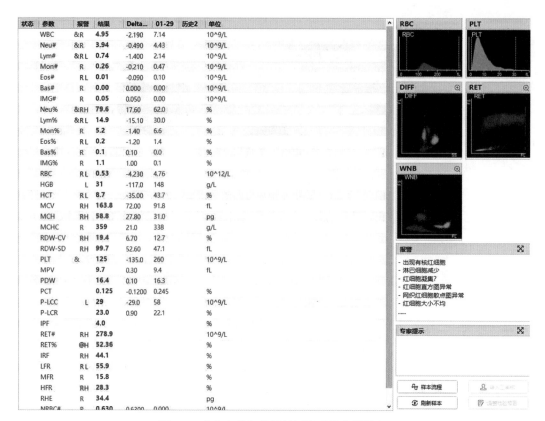

状态	参数	报警	结果	Delta...	01-29	历史2	单位
	WBC	&R	4.95	-2.190	7.14		10^9/L
	Neu#	&R	3.94	-0.490	4.43		10^9/L
	Lym#	&R L	0.74	-1.400	2.14		10^9/L
	Mon#	R	0.26	-0.210	0.47		10^9/L
	Eos#	R L	0.01	-0.090	0.10		10^9/L
	Bas#	R	0.00	0.000	0.00		10^9/L
	IMG#	R	0.05	0.050	0.00		10^9/L
	Neu%	&RH	79.6	17.60	62.0		%
	Lym%	&R L	14.9	-15.10	30.0		%
	Mon%	R	5.2	-1.40	6.6		%
	Eos%	R	0.2	-1.20	1.4		%
	Bas%	R	0.1	0.10	0.0		%
	IMG%	R	1.1	1.00	0.1		%
	RBC	R L	0.53	-4.230	4.76		10^12/L
	HGB	L	31	-117.0	148		g/L
	HCT	R L	8.7	-35.00	43.7		%
	MCV	RH	163.8	72.00	91.8		fL
	MCH	RH	58.8	27.80	31.0		pg
	MCHC	R	359	21.0	338		g/L
	RDW-CV	RH	19.4	6.70	12.7		%
	RDW-SD	RH	99.7	52.60	47.1		fL
	PLT	&	125	-135.0	260		10^9/L
	MPV		9.7	0.30	9.4		fL
	PDW		16.4	0.10	16.3		
	PCT		0.125	-0.1200	0.245		%
	P-LCC	L	29	-29.0	58		10^9/L
	P-LCR		23.0	0.90	22.1		%
	IPF		4.0				%
	RET#	RH	278.9				10^9/L
	RET%	@H	52.36				%
	IRF	RH	44.1				%
	LFR	R L	55.9				%
	MFR	R	15.8				%
	HFR	RH	28.3				%
	RHE	R	34.4				pg
	NRBC#	R	0.630	0.6200	0.000		10^9/L

报警
- 出现有核红细胞
- 淋巴细胞减少
- 红细胞凝集?
- 红细胞直方图异常
- 网织红细胞散点图异常
- 红细胞大小不均
- ......

专家提示

图 8-3　患者血常规仪器检测结果及报警信息

（郭爱云）

实验二十九　白细胞假性异常

【实验目的】

1. 熟悉和掌握显微镜下有核红细胞的形态辨认。

2. 了解不同仪器型号白细胞检测的原理。

【患者病历】

患儿,男,出生 10min。

主诉:胎龄 35^{+3} 周,生后呼吸促伴呻吟 10min。

现病史:患儿 10min 前因其母 "①妊娠合并糖尿病;②双胎输血综合征;③妊娠合并子宫瘢痕;④胎儿宫内窘迫;⑤胎儿心脏畸形" 于我院剖宫产娩出,胎龄 35^{+3} 周,出生体重 1 610g,新生儿 Apgar 评分出生后 1min 评分为 5 分,出生后 5min 评分为 6 分,生后患儿全身苍白,大量胎脂覆盖,呼吸急促伴呻吟,拟诊断 "①早产儿(孕期等于或大于 32 整周,但小于 37 整周);②双胎儿,偏小;③新生儿呼吸窘迫综合征;④低出生体重儿(1 500～2 499g);⑤新生儿胎粪吸入综合征;⑥双胎输血综合征;⑦新生儿贫血;⑧新生儿轻度窒息;⑨先天性心脏畸形?"收入新生儿 ICU。病程中患儿呻吟,无紫绀,无脑性尖叫、肢体抖动等,胎便未排,小便未解。

查体:体温 34.5℃,呼吸 60 次 /min,脉搏 136 次 /min,血压 53/22mmHg,体重 1.61kg,神清,精神反应一般,全身皮肤苍白,前囟平软,0.5cm×0.5cm,呼吸急促,约 60 次 /min,两肺呼吸音粗,未闻及明显干湿性啰音,心率 136 次 /min,心律齐,心音有力,各瓣膜区未闻及病理性杂音,腹软,肝脾未触及,脐部已结扎,脐轮无红肿,四肢僵硬,肌张力增强,原始反射部分引出,双下肢无水肿。

既往史:患儿系第 4 胎第 3 产,胎龄 35^{+3} 周,出生体重 1 610g,Apgar 评分 1min 为 5 分,5min 为 6 分,生时羊水混浊Ⅲ度,量正常,其母孕期正规产前检查,行 NT 彩超、无创 DNA 筛查均未示明显异常。四维结构筛查提示胎儿心脏三血管异常,右位主动脉弓,迷走左锁骨下动脉声囊。口服葡萄糖耐量试验(OGTT)检查结果不佳(未见详细报告)。自诉饮食控制。其母 2023—03—09 因"肝内胆汁淤积症"于我院就诊,出院后服用雄去氧胆酸一个月,每日两次,一次两粒。否认妊娠期高血压等,否认肝炎结核病史及宠物接触史。

辅助检查:①血常规仪器检测结果见表 8-7;②血涂片镜下结果见图 8-4。

表 8-7 患者血常规仪器检测结果

检验项目	结果	参考范围	单位
白细胞计数	14.6	3.5~9.5	10^9/L
中性粒细胞百分比	53.9	40.0~75.0	%
淋巴细胞百分比	33.9	20.0~50.0	%
单核细胞百分比	11.2	3.0~10.0	%
嗜酸粒细胞百分比	0.7	0.4~8.0	%
嗜碱粒细胞百分比	0.3	0.0~1.0	%
中性粒细胞计数	7.88	1.80~6.30	10^9/L
淋巴细胞计数	5.0	1.1~3.2	10^9/L
单核细胞计数	1.64	0.10~0.60	10^9/L
嗜酸细胞计数	0.1	0.02~0.52	10^9/L
嗜碱粒细胞计数	0.04	0.00~0.06	10^9/L
红细胞计数	2.39	4.30~5.80	10^{12}/L
血红蛋白	90	130~175	g/L
红细胞比容	31.7	40.0~50.0	%
平均红细胞体积	132.5	82.0~100.0	fL
平均血红蛋白含量	37.5	27.0~34.0	pg
平均血红蛋白浓度	283	316~354	g/L
红细胞分布宽度 SD	95.2	37.0~54.0	fL
红细胞分布宽度 CV	19.9	10.6~15.0	%
血小板分布宽度	17.7	9.0~17.0	%
血小板计数	164	125~350	10^9/L
血小板压积	0.20	0.07~0.33	%
平均血小板体积	12.0	6.0~14.0	fL
大血小板比率	42.1	13.0~43.0	%

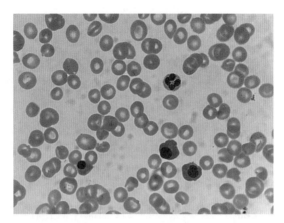

图 8-4　患儿外周血涂片镜下结果（10×100）

【实验设计要求】

1. 针对该患者的血常规检测结果进行分析时，参考区间的应用是否合适？
2. 针对该患者检验人员需要进行什么操作？遇到此类结果如何解决？

【考核内容】

1. 新生儿的血常规参考区间。
2. 血常规复检规则。
3. 外周血有核红细胞对白细胞计数的影响及校正方法。
4. 不同仪器型号白细胞分类的工作原理。

（孙静芳）

实验三十　血小板假性异常

一、血小板减少分析

【实验目的】

1. 熟悉和掌握血小板仪器检测的原理。
2. 了解血液仪器检测复检规则的制订及应用。

【患者病历】

患者，男，76岁。

主诉：摔倒致行动障碍1日。

现病史：患者一天前在家中不慎摔倒，左侧髋部着地，致双下肢活动障碍，无恶心呕吐，无大小便失禁，无意识障碍，至医院检查示左侧股骨骨折。病程中，患者一般情况可，精神可，饮食睡眠可，大小便正常。

查体：脊柱无畸形，无压痛叩击痛，活动度可。右髋部腹股沟处压痛，右下肢外旋45度畸形，轴向叩击痛，因疼痛右髋关节拒动，右下肢肌张力感觉正常，踝关节活动度好。末梢血运好。双上肢、左下肢无畸形，运动肌力感觉良好，末梢血运好。左膝反射、踝反射正常。

既往史：既往小脑萎缩病史，老年痴呆3年，30多年前行阑尾切除术，40年前因腰椎间盘突出行手术治疗。否认肝炎、结核等传染病史，否认高血压、糖尿病、癫痫等慢性病史，否认手术、输血史，否认食物、药物过敏史，预防接种史不详。

辅助检查：血常规检测结果见表8-8。

表 8-8　患者血常规仪器检测结果

检验项目	结果	参考范围	单位
白细胞计数	11.1	3.5～9.5	10^9/L
中性粒细胞百分比	81.3	40.0～75.0	%
淋巴细胞百分比	10.1	20.0～50.0	%
单核细胞百分比	6.8	3.0～10.0	%
嗜酸粒细胞百分比	1.5	0.4～8.0	%
嗜碱粒细胞百分比	0.3	0.0～1.0	%
中性粒细胞计数	9.05	1.80～6.30	10^9/L
淋巴细胞计数	1.1	1.1～3.2	10^9/L
单核细胞计数	0.76	0.10～0.60	10^9/L
嗜酸细胞计数	0.17	0.02～0.52	10^9/L
嗜碱粒细胞计数	0.03	0.00～0.06	10^9/L
红细胞计数	2.88	4.30～5.80	10^{12}/L
血红蛋白	90	130～175	g/L
红细胞比容	28.1	40.0～50.0	%
平均红细胞体积	97.6	82.0～100.0	fL
平均血红蛋白含量	31.3	27.0～34.0	pg
平均血红蛋白浓度	320	316～354	g/L
红细胞分布宽度 SD	47.5	37.0～54.0	fL
红细胞分布宽度 CV	13.2	10.6～15.0	%
血小板分布宽度	13.4	9.0～17.0	%
血小板计数	18	125～350	10^9/L
血小板压积	0.02	0.07～0.33	%
平均血小板体积	12.1	6.0～14.0	fL
大血小板比率	37.8	13.0～43.0	%

【实验设计要求】

1. 针对该患者的血常规检测结果,可否直接发放检验结果?

2. 针对该患者检验人员需要进行什么操作? 遇到此类结果如何解决? 请分析血常规检测中血小板减少的检验处置流程。

【考核内容】

1. 血小板计数仪器检测的原理。

2. 血常规复检规则。

3. 血常规检验报告的审核。

4. 血小板减少的原因分析,注意真性减少与假性减少。

5. 危急值报告的处理流程。

(孙静芳)

二、血小板假性增多分析

【实验目的】

1. 熟悉和掌握血小板仪器检测的原理,辨识正常与异常的血小板直方图。

2. 结合图形、报警信息分析检测结果。

【患者病历】

患者，男，55 岁。

主诉：双下肢无力 7 天。

现病史：患者 7 天前无明显诱因感到双下肢无力，持续存在，不能自行缓解，昨日于当地县人民医院就诊，血常规示：白细胞 6.48×10⁹/L、红细胞 5.70×10¹²/L、血红蛋白 149g/L、血小板 4×10⁹/L，口服 4 粒海曲泊帕乙醇胺片治疗，门诊以"血小板减少"收入我院。病程中患者无发热、神志清，精神可，食欲睡眠可，大小便尚可，体重无明显增减。

查体：神志清楚，精神良好，无贫血貌，双下肢可见针尖状出血点，其余皮肤黏膜无瘀点、瘀斑等，浅表淋巴结未触及。胸骨无压痛，两肺呼吸音清，未闻及干湿性啰音，心率 78 次/min，心界向左下扩大，心律齐，各瓣膜区未闻及病理性杂音，腹软，无压痛，肝脾肋下未及，双下肢无水肿。

既往史：平素健康状况一般，自诉 3 个月前持续存在血小板减少病史，自服马来酸阿氏曲波帕片 2 个月，于 1 个月前停用，否认肝炎、结核等传染病史，高血压病史 20 年，每晚服用倍他乐克 3/4 片降压，血压控制水平满意，否认糖尿病、癫痫等慢性病史，4 个月前因感染性心内膜炎行心脏瓣膜置换术，术后服用托拉塞米每日 1 粒、氯化钾每日 4 片、华法林每日 1/2 片，输血史 4 次，否认外伤史，否认食物、药物过敏史，预防接种史不详。

辅助检查：入院后完善相关检查，血常规仪器检测结果见表 8-9，仪器显示界面见图 8-5。

表 8-9　患者血常规仪器检测结果

检验项目	结果	参考范围	单位
白细胞计数	10.7	3.5～9.5	10⁹/L
中性粒细胞百分比	82.2	40.0～75.0	%
淋巴细胞百分比	11.0	20.0～50.0	%
单核细胞百分比	5.6	3.0～10.0	%
嗜酸粒细胞百分比	0.7	0.4～8.0	%
嗜碱粒细胞百分比	0.5	0.0～1.0	%
中性粒细胞计数	8.77	1.80～6.30	10⁹/L
淋巴细胞计数	1.2	1.1～3.2	10⁹/L
单核细胞计数	0.60	0.10～0.60	10⁹/L
嗜酸细胞计数	0.08	0.02～0.52	10⁹/L
嗜碱粒细胞计数	0.05	0.00～0.06	10⁹/L
红细胞计数	4.77	4.30～5.80	10¹²/L
血红蛋白	124	130～175	g/L
红细胞比容	40.8	40.0～50.0	%
平均红细胞体积	85.5	82.0～100.0	fL
平均血红蛋白含量	26.0	27.0～34.0	pg
平均血红蛋白浓度	304	316～354	g/L
红细胞分布宽度 SD	52.6	37.0～54.0	fL
红细胞分布宽度 CV	18.0	10.6～15.0	%
血小板分布宽度	—	9.0～17.0	%
血小板计数	136	125～350	10⁹/L
血小板压积	—	0.07～0.33	%
平均血小板体积	—	6.0～14.0	fL
大血小板比率	—	13.0～43.0	%

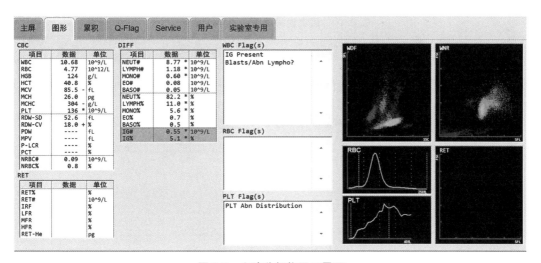

图 8-5 血液分析仪显示界面

【实验设计要求】

1. 针对该患者的血常规检测结果,如何解读?

2. 针对该患者需进行哪些操作保证检验结果的准确性?

【考核内容】

1. 血液分析仪血小板计数检测的原理。

2. 血液分析仪检测报警信息。

3. 血小板直方图异常与正常的判读。

4. 血液分析仪血小板检测结果异常的原因分析及相应的纠正方法。

(孙静芳)

实验三十一 贫血原因待查

【实验目的】

掌握缺铁性贫血(IDA)的外周血及骨髓细胞识别、染色技术、血清学检查及相关辅助诊断试验,熟悉 IDA 病因诊断及鉴别诊断的技术及临床运用。

【患者病历】

患者,女性,63 岁。

主诉:面色苍白 3 年余,便血 3 天。

现病史:患者 3 年前无明显诱因发现面色苍白,感到胸闷气促、头晕乏力,解成形黑便,就诊外院,予纠正贫血等对症治疗后症状改善出院。3 天前出现便血 2 次,鲜红色,量中,伴头晕乏力,胸闷气促,活动后加重,遂就诊我院。

查体:体温 36.8℃,呼吸 19 次/min,心率齐,脉搏 90 次/min,血压 137/61mmHg;发育正常,神清,慢性病容,贫血貌,巩膜无黄染、紫癜;肝脾未见肿大,甲状腺略肿大,未闻及血管杂音;余未见明显异常。

既往史:高血压 30 余年,不规律服用"珍菊降压片",血压控制可;冠心病史 10 余年,未规律用药(具体不详);脑梗病史 7 年,遗留左下肢肢体无力;甲状腺囊肿 3 年,未诊治。慢性浅表糜烂性胃炎 8 年,未诊治。有输血史(具体不详),无输血反应。否认糖尿病史;否认乙肝、结核等传染病史;预防接种史不详;否认药物过敏史。

辅助检查:①血型 O 型/Rh 阳性;②粪便隐血试验阳性;③尿含铁血黄素试验阴性;④血常规及血清学检测结果见表 8-10。

表 8-10 患者血常规及血清学检测结果

检测项目	检测值/检测结果	参考范围	单位
WBC	3.31	3.50~9.50	10^9/L
RBC	2.12	3.80~5.10	10^{12}/L
Hb	31	115~150	g/L
MCV	63.4	82.0~100.0	fL
MCH	14.6	27.0~34.0	pg
MCHC	230	316~354	g/L
RDW	22.4	0.0~15.0	%
PLT	228	125~350	10^9/L
Ret	1.77	0.50~1.50	%
叶酸	22.60	>12.19	nmol/L
维生素B$_{12}$	281	156~672	pmol/L
血清铁	<2.0	7.8~32.2	μmol/L
总铁结合力	89.7	54.0~77.0	μmol/L
铁蛋白	3.8	13.0~150.0	ng/mL

【实验设计要求】

1. 针对该患者的病例资料,根据外周血红细胞形态学分类,明确患者属于哪种类型贫血?贫血严重程度分级如何?

2. 针对该患者的病例资料,若患者外周血涂片检查(图 8-6)、骨髓细胞形态学检查(图 8-7)及骨髓铁染色(图 8-8)如下所示,可能的诊断是什么?

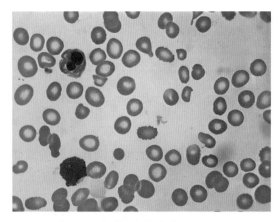

图 8-6 外周血细胞涂片(1 000×)

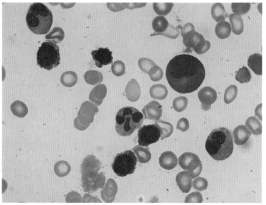

图 8-7 骨髓细胞涂片(1 000×)

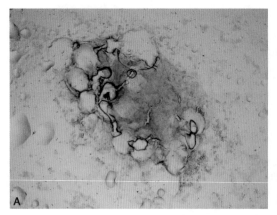

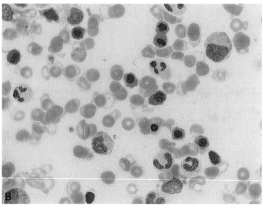

A. 细胞外铁(100×);B. 细胞内铁(1 000×)。

图 8-8 骨髓细胞铁染色

3. 针对该患者的病例资料,根据细胞形态学检查结果,还需要补充哪些实验室检查以明确疾病诊断?

【考核内容】

1. 针对该患者的疾病诊断,请描述此类患者的外周血及骨髓细胞形态学特点。

2. 针对该患者的疾病诊断操作,请简述贫血患者的诊断思路(可采用思维导图的形式)。

【知识链接】

1. 以外周血细胞形态学分类为基础的贫血诊断思维导图 见图8-9。

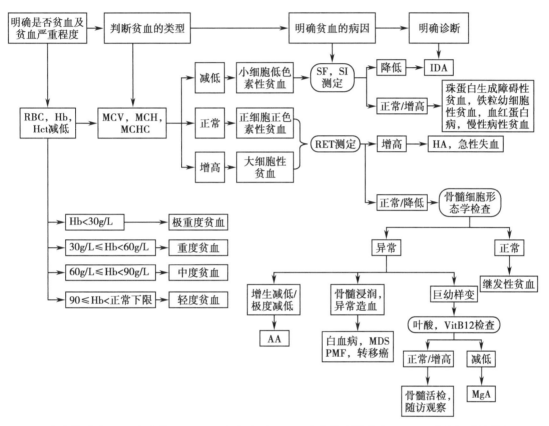

SF:血清铁蛋白;SI:血清铁;RET:网织红细胞;AA:再生障碍性贫血;MgA:巨幼细胞性贫血;MDS:骨髓增生异常综合征;PMF:骨髓纤维化。

图8-9 以外周血细胞形态学为基础的贫血诊断思维导图

2. 缺铁性贫血的外周血细胞形态学特征 临床上缺铁性贫血是机体缺铁慢性进展的结果。在贮存铁缺乏(ID)和缺铁性红细胞生成(IDE)阶段,红系细胞形态可以没有明显变化,随着铁缺乏进展,可呈轻度正细胞性贫血,若缺铁没有及时纠正,血红蛋白合成继续减少,即可出现缺铁性贫血的特征性形态学改变:成熟红细胞呈小细胞低色素性贫血,镜下红细胞大小不等,以小红细胞为主,中心浅染区扩大,出现少数椭圆形、靶形及形态不完整的红细胞,甚至呈环形。白细胞和血小板计数一般正常,偶见血小板增多或减少的病例。

3. 缺铁性贫血的骨髓细胞形态学及铁染色特征 缺铁性贫血呈增生性贫血的骨髓象特点,有核细胞增生活跃或明显活跃,以红系增生为主,粒红比值减低。红系以中、晚幼红为主,呈特征性"核老质幼"的形态学改变:胞体较正常幼红细胞小,胞核小而深染,核染色质致密,胞质少而着色偏蓝,边缘不整,呈锯齿状或如破布,部分可见边缘不清。因血红蛋白合成减低,胞质发育落后于胞核,表现为"核老质幼"的核质发育不平衡现象。粒系比例相对减低,各阶段细胞形态基本正常;巨核细胞系正常;淋巴细胞和单核细胞正常或比例相对减低。

骨髓铁染色显示细胞外铁明显减少或消失、铁粒幼红细胞<15%。

4. 血清铁代谢检查在缺铁性贫血的应用　血清铁代谢检查包括血清铁蛋白、血清铁、总铁结合率、血清转铁蛋白及血清可溶性转铁蛋白受体等,在缺铁性贫血的诊断和鉴别诊断中起重要作用。

(林晓燕)

实验三十二　白细胞异常原因待查

一、AML 伴 *RUNX1::RUNX1T1* 融合实验室检查

【实验目的】

掌握 AML 伴 *RUNX1::RUNX1T1* 融合实验室检查的特点。

【患者病历】

患者,女,45 岁。

主诉:全身乏力 1 个月。

现病史:1 个月前患者无明显诱因下出现全身乏力,均无畏寒发热、瘀点瘀斑、胸闷胸痛、呼吸费力、腹痛黑便、头晕头痛,未予以重视。1 个月来症状未见好转,遂至我院急诊就诊,查血常规提示:白细胞升高伴二系减低。急诊予以输注悬浮红细胞 2U。现患者自诉乏力较之前稍好转,无发热不适,现为求进一步诊治,拟"血两系下降待查"收住入院。

查体:体温 36.5℃,心率 91 次/min,血压 107/66mmHg,两肺呼吸音清,未闻及啰音,腹软,无压痛,肝脾肋下未触及。皮肤颜色苍白,全身浅表淋巴结未触及。

既往史:3 年前右侧乳腺导管瘤手术史,无糖尿病、高血压病史,否认结核病、肝炎等传染病病史。有阿奇霉素过敏史,有输血史。已按免疫计划接种。

辅助检查:血常规仪器检测结果见表 8-11。

表 8-11　患者血常规主要参数检测结果

检测项目	检测值/检测结果	参考范围	单位
白细胞	19.03	3.5~9.5	$10^9/L$
血红蛋白	56	115~150	g/L
血小板	34	125~350	$10^9/L$

【实验设计要求】

1. 病例讨论 PPT

(1)实验流程:介绍病例临床资料→小组讨论汇报→教师讲解→学生再看。

(2)学生讨论、汇报:简单介绍病例临床资料(包括简要病史、血常规结果、出凝血结果、肝肾功能、少量血片和骨髓片图片等),小组讨论,根据组内讨论情况向老师索要其他检查结果;汇报。汇报内容:诊断意见,诊断理由(包括分析获得的检查结果)。

(3)教师讲解:教师分析血涂片、骨髓涂片特点,得出疾病初步印象,进一步对检查结果分析,包括流式细胞学、分子生物学及细胞遗传学等。

(4)学生再观察(不需要完成骨髓检查报告单):教师答疑。

2. 病例其他检查资料　见图 8-10~图 8-15。

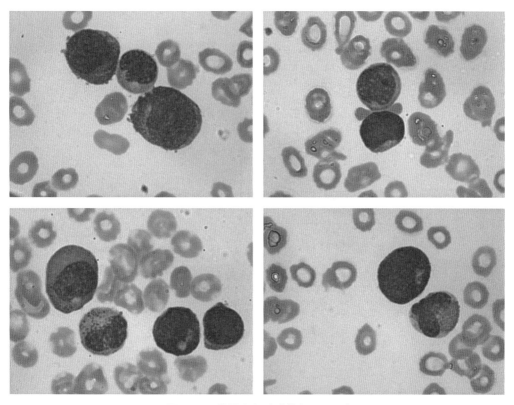

图 8-10　外周血细胞涂片（1 000×）

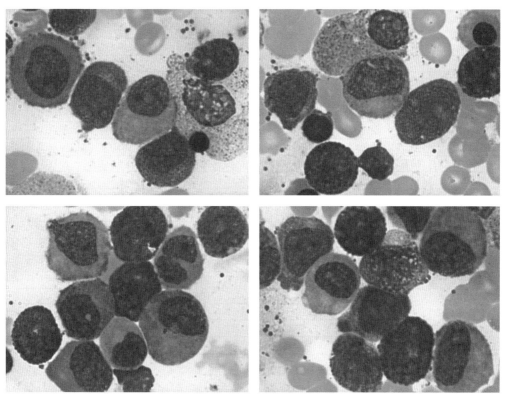

图 8-11　骨髓细胞涂片（1 000×）

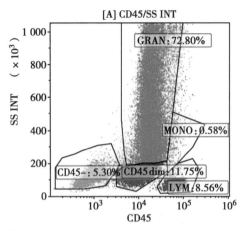

分析结论:
流式细胞术检测结果显示原始/幼稚细胞占有核细胞总数的11.75%,请结合其他检查考虑

解释与意见
流式细胞术检测结果显示原始/幼稚细胞占有核细胞总数的11.75%,其免疫表型为 CD7−、CD117+、CD13+、CD33+、CD99+、CD34+、CD10−、CD19−、HLA-DR+、cMPOdim、nTDT−、cCD79a−、cCD3−、CD56−、CD38+、CD64−、CD11c−、CD123−、CD9−、CD4−、CD14−、CD16−、CD65−、CD2−、CD11b−、CD36−;请结合临床考虑

图 8-12 流式细胞学结果

检测项目	检测数据（CT）	检测结果	检测项目	检测数据（CT）	检测结果	检测项目	检测数据（CT）	检测结果
SIL-TAL1	NO CT	阴性	AML1-MDS/EV11	NO CT	阴性	FIPIL1-RARa	NO CT	阴性
E2A-HLF	NO CT	阴性	AML1-MTG16	NO CT	阴性	PRKAR1A-RARa	NO CT	阴性
BCR-ABL（210）	NO CT	阴性	CBF β-MYH11	NO CT	阴性	NUMA1-RARa	NO CT	阴性
BCR-ABL（230）	NO CT	阴性	DEX-CAN	NO CT	阴性	TLS-ERG	NO CT	阴性
E2A-PBX1	NO CT	阴性	ETV6-PDGFRA	NO CT	阴性	CALM-AF10	NO CT	阴性
MLL-AF4	NO CT	阴性	TEL-ABL	NO CT	阴性	SET-CAN	NO CT	阴性
TEL-AML1	NO CT	阴性	NUP98-HoxA13	NO CT	阴性	PML-RARa（S）	NO CT	阴性
MLL-AF9	NO CT	阴性	NUP98-HoxC11	NO CT	阴性	BCR-ABL（190）	NO CT	阴性
AML1-ETO	23.17	阳性	NUP98-HoxD13	NO CT	阴性	MLL-AF5	NO CT	阴性
PML-RARa（V）	NO CT	阴性	NUP98-HoxA9	NO CT	阴性	BCR-PDGFRA	NO CT	阴性
NPM-MLF1	NO CT	阴性	NUP98-HoxA11	NO CT	阴性	KIF5B-PDGFRA	NO CT	阴性
MLL-AF6	NO CT	阴性	NUP98-PMX1	NO CT	阴性	STRN-PDGFRA	NO CT	阴性
MLL-AF10	NO CT	阴性	TEL-JAK2	NO CT	阴性	CDK5RAP2-PDGFRA	NO CT	阴性
MLL-ENL	NO CT	阴性	MLL-AF17	NO CT	阴性	HLXB9-ETV6	NO CT	阴性
MLL-ELL	NO CT	阴性	MLL-AF1q	NO CT	阴性	HOX11L2	NO CT	阴性
PLZF-RARa、STAT5B-RARa	NO CT	阴性	MLL-AF1p	NO CT	阴性	PML-RARa（L）	NO CT	阴性
			MLL-AFX	NO CT	阴性	WT1	28.66	阳性
FIPIL1-PDGFRA	NO CT	阴性	MLL-SEPT6	NO CT	阴性	HOX11	NO CT	阴性
TEL-PDGFRB	NO CT	阴性	NPM-RARa	NO CT	阴性	ABL 内参-张小旦	25.20	

图 8-13 基因检测结果

核型分析图像：

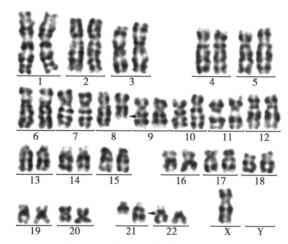

核型分析结果：　　核型：45，X，–X，t（8；21）（q22；q22）［20］

图 8-14　染色体分析结果

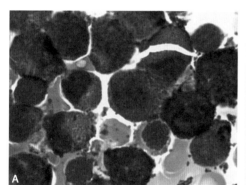

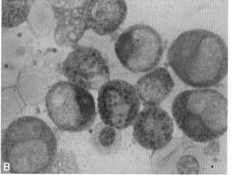

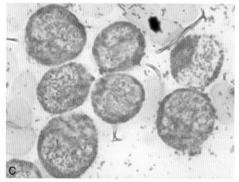

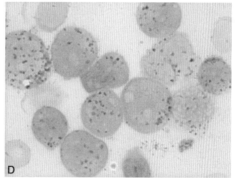

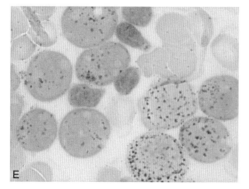

A. POX 染色结果；B. PAS 染色结果；
C. NAS-DCE 染色结果；D. NAS-DAE
染色结果；E. NAS-DAE+NaF 染色结果。

图 8-15　细胞化学染色结果

【考核内容】

1. 各期粒细胞形态学特点　包括原始粒细胞、早幼粒细胞、中性中幼粒细胞、异常中性中幼粒细胞、中性晚幼粒细胞、成熟中性粒细胞及 Auer 小体。

2. AML 伴 *RUNX1::RUNX1T1* 融合的实验室检查特点　包括血象、骨髓象、细胞化学染色、流式细胞学、基因检测及染色体检查等。

（胡王强）

二、APL 伴 *PML::RARA* 融合实验室检查

【实验目的】

掌握 APL 伴 *PML::RARA* 融合实验室检查特点。

【患者病历】

患者，女，37 岁。

主诉：发热 4 天，上腹痛 3 天。

现病史：患者 4 天前出现发热，为低热，体温波动于 37～38℃，伴咽痛，无畏寒、头晕头痛、恶心呕吐、胸闷心悸、乏力盗汗、咳嗽咳痰、呼吸困难。未重视，未处理。3 天前出现上腹部胀痛，休息后无明显好转，至当地医院就诊，服药 3 天（具体不详）后腹痛无明显好转，遂来我院急诊，查血常规和出凝血等项目。给予泰能抗感染治疗后体温仍高，现患者仍有发热不适，为求进一步治疗，门诊拟"发热，凝血异常待查"收住入院。

查体：体温 37.5℃，心率 84 次/min，血压 135/86mmHg，皮肤、黏膜无黄染，两肺呼吸音清，未闻及啰音，腹软，无压痛，肝脾肋下未触及。

既往史：5 个月前行根管治疗术，无糖尿病、高血压病史，否认结核病、肝炎等传染病病史。无输血史，无过敏史。已按免疫计划接种。

辅助检查：血常规及出凝血的仪器检测结果见表 8-12。

表 8-12　患者血常规及出凝血主要参数检测结果

检测项目	检测值/检测结果	参考范围	单位
白细胞	41.07	3.5～9.5	10^9/L
血红蛋白	74	115～150	g/L
血小板	32	125～350	10^9/L
凝血酶原时间	18.8	11.5～14.6	s
纤维蛋白原	1.13	2.0～4.0	g/L
活化部分凝血活酶	42.4	29.0～43.0	s
D 二聚体	>20	0.0～0.5	mg/L

【实验设计要求】

1. 病例讨论 PPT

（1）实验流程：介绍病例临床资料→小组讨论汇报→教师讲解→学生再看。

（2）学生讨论、汇报：简单介绍病例临床资料（包括简要病史、血常规结果、出凝血结果、肝肾功能、少量血片和骨髓片图片等），小组讨论，根据组内讨论情况向老师索要其他检查结果；汇报。汇报内容：诊断意见、诊断理由（包括分析获得的检查结果）。

（3）教师讲解：教师分析血涂片、骨髓涂片特点，得出疾病初步印象，进一步对检查结果分析，包括流式细胞学、分子生物学及细胞遗传学等。

（4）学生再观察：教师答疑。

2. 病例其他检查资料　见图 8-16～图 8-21。

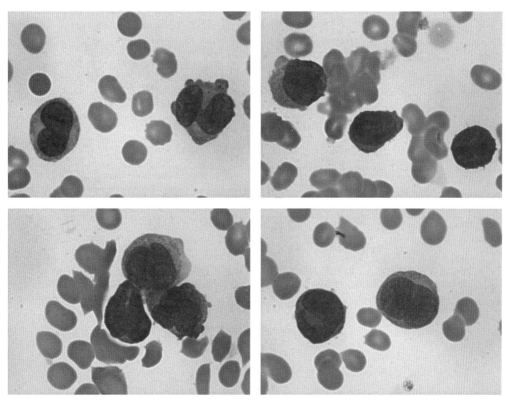

图 8-16　外周血细胞涂片（1 000×）

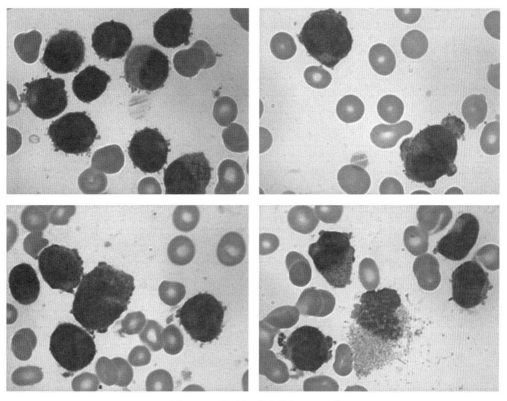

图 8-17　骨髓细胞涂片（1 000×）

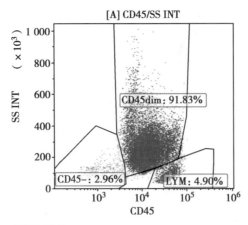

分析结论:
流式细胞术检测结果符合急性髓系白
血病免疫表型,显示原始/幼稚髓系细
胞占有核细胞总数的91.83%,请结合
基因及其他检查考虑

解释与意见
流式细胞术检测结果显示原始/幼稚髓系细胞占有核细胞总数的91.83%,其免疫表型为CD7-、CD117+、CD13+、CD33+、CD99+、CD34部分+、CD10-、CD19dim、HLA-DRdim、cMPO+、nTDT-、cCD79a-、cCD3-、CD56-、CD38+、CD64+、CD11c-、CD123+、CD9+、CD14-、CD4dim、CD16-、CD2dim、CD11b-、CD36dim、CD65-;请结合临床考虑

图 8-18　流式细胞学结果

检测项目	检测数据 (CT)	检测结果	检测项目	检测数据 (CT)	检测结果	检测项目	检测数据 (CT)	检测结果
SIL-TAL1	NO CT	阴性	AML1-MDS/EV11	NO CT	阴性	FIPIL1-RARa	NO CT	阴性
E2A-HLF	NO CT	阴性	AML1-MTG16	NO CT	阴性	PRKAR1A-RARa	NO CT	阴性
BCR-ABL(210)	NO CT	阴性	CBF β-MYH11	NO CT	阴性	NUMA1-RARa	NO CT	阴性
BCR-ABL(230)	NO CT	阴性	DEX-CAN	NO CT	阴性	TLS-ERG	NO CT	阴性
E2A-PBX1	NO CT	阴性	ETV6-PDGFRA	NO CT	阴性	CALM-AF10	NO CT	阴性
MLL-AF4	NO CT	阴性	TEL-ABL	NO CT	阴性	SET-CAN	NO CT	阴性
TEL-AML1	NO CT	阴性	NUP98-HoxA13	NO CT	阴性	PML-RARa(S)	27.34	阳性
MLL-AF9	NO CT	阴性	NUP98-HoxC11	NO CT	阴性	BCR-ABL(190)	NO CT	阴性
AML1-ETO	NO CT	阴性	NUP98-HoxD13	NO CT	阴性	MLL-AF5	NO CT	阴性
PML-RARa(V)	NO CT	阴性	NUP98-HoxA9	NO CT	阴性	BCR-PDGFRA	NO CT	阴性
NPM-MLF1	NO CT	阴性	NUP98-HoxA11	NO CT	阴性	KIF5B-PDGFRA	NO CT	阴性
MLL-AF6	NO CT	阴性	NUP98-PMX1	NO CT	阴性	STRN-PDGFRA	NO CT	阴性
MLL-AF10	NO CT	阴性	TEL-JAK2	NO CT	阴性	CDK5RAP2-PDGFRA	NO CT	阴性
MLL-ENL	NO CT	阴性	MLL-AF17	NO CT	阴性	HLXB9-ETV6	NO CT	阴性
MLL-ELL	NO CT	阴性	MLL-AF1q	NO CT	阴性	HOX11L2	NO CT	阴性
PLZF-RARa、STAT5B-RARa	NO CT	阴性	MLL-AF1p	NO CT	阴性	PML-RARa(L)	NO CT	阴性
			MLL-AFX	NO CT	阴性	WT1	23.67	阳性
FIPIL1-PDGFRA	NO CT	阴性	MLL-SEPT6	NO CT	阴性	HOX11	NO CT	阴性
TEL-PDGFRB	NO CT	阴性	NPM-RARa	NO CT	阴性	ABL 内参-郑静洁	21.98	

图 8-19　基因检测结果

核型分析图像：

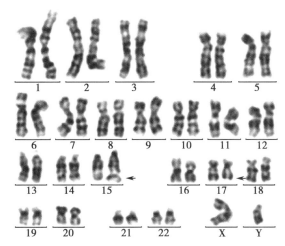

核型分析结果：　　核型：46，XY，t（15；17）（q24；q21）［17］

图 8-20　染色体分析结果

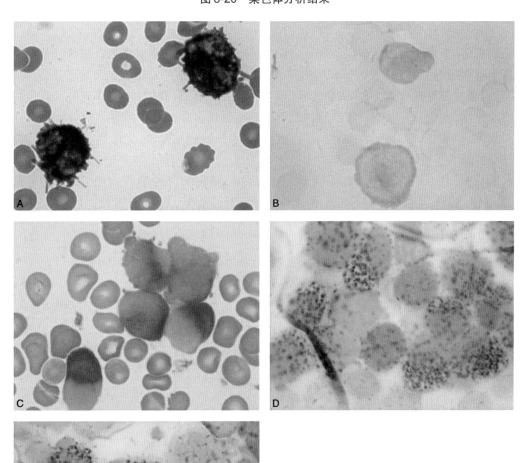

A. POX 染色结果；B. PAS 染色结果；C. NAS-DCE 染色结果；D. NAS-DAE 染色结果；E. NAS-DAE+NaF 染色结果。

图 8-21　细胞化学染色结果（1 000×）

【考核内容】

1. 外周血异常早幼粒细胞(包括颗粒少或无异常早幼粒细胞)、Auer 小体及柴捆细胞的形态学特点。

2. 颗粒少或无异常早幼粒细胞与幼稚单核细胞的鉴别要点。

3. APL 伴 *PML::RARA* 融合实验室检查特点：血象、出凝血、骨髓象、细胞化学染色、流式细胞学、基因检测及染色体检查等。

4. 异常早幼粒细胞报告方式，强调危急值报告意识。

（胡王强）

三、慢性髓细胞白血病的实验室检查

【实验目的】

掌握慢性髓细胞白血病的实验室检查特点。

【患者病历】

患者，女，49 岁。

主诉：发现脾大 3 天。

现病史：患者 3 天前因车祸外伤至当地医院查腹部 CT 示：脾脏巨大。建议完善相关检查后患者查腹部 B 超示：脾脏体积明显增大，大小约 198mm×74mm。2 天前患者至我院门诊就诊，查腹部增强 CT 示：脾明显肿大，腹主动脉旁结节，肝囊肿，右肾小囊肿。查血常规示血象异常，现患者为求进一步诊治，门诊拟"血小板增多症，脾大"收住入院。

查体：体温 36.6℃，心率 86 次/min，血压 112/62mmHg，腹软，无压痛，肝肋下未触及，脾肋下可及。

既往史：否认糖尿病、高血压病史，否认肝炎、结核病等传染病病史。3 天前车祸致左足扭伤，否认其他手术外伤史，否认食物、药物过敏史，否认输血史。已按免疫计划接种。

辅助检查：血常规仪器检测结果见表 8-13。

表 8-13　患者血常规主要参数检测结果

检测项目	检测值/检测结果	参考范围	单位
白细胞	213.44	3.5～9.5	10^9/L
血红蛋白	96	115～150	g/L
血小板	1 191	125～350	10^9/L

【实验设计要求】

1. **病例讨论 PPT**

（1）实验流程：介绍病例临床资料→小组讨论汇报→教师讲解→学生再看。

（2）学生讨论、汇报：简单介绍病例临床资料（包括简要病史、血常规结果、出凝血结果、肝肾功能、少量血片和骨髓片图片等），小组讨论，根据组内讨论情况向老师要其他检查结果；汇报。汇报内容：诊断意见、诊断理由（包括分析获得的检查结果）。

（3）教师讲解：教师分析血涂片、骨髓涂片特点，得出疾病的初步印象，进一步对检查结果分析，包括流式细胞学、分子生物学、细胞遗传学等。

（4）学生再观察：教师答疑。

2. **病例其他检查资料**　见图 8-22～图 8-27。

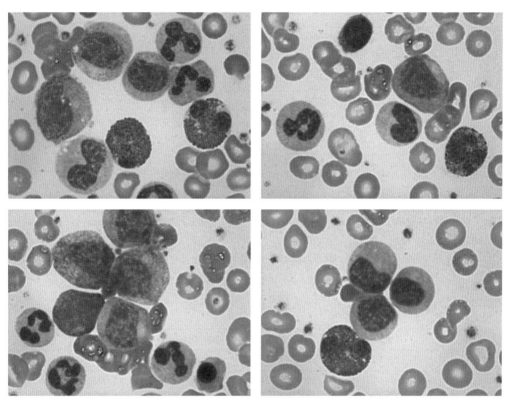

图 8-22 外周血细胞涂片(1 000×)

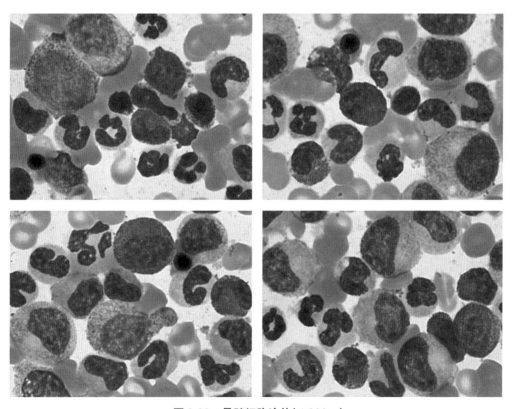

图 8-23 骨髓细胞涂片(1 000×)

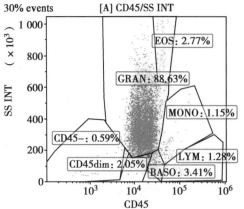

分析结论:
流式细胞术检测结果显示粒细胞占有核细胞总数的88.63%,显示原始/幼稚细胞占有核细胞总数的2.05%;请结合基因检测排除慢性粒细胞白血病慢性期

解释与意见
流式细胞术检测结果显示粒细胞占有核细胞总数的88.63%,其免疫表型为CD7-、CD117-、CD13+、CD33+、CD99-、CD34-、CD10dim、CD19-、HLA-DR-、cMPO+、nTDT-、cCD79a-、cCD3-、CD56部分+、CD38dim、CD64+、CD11c+、CD123-、CD9-、CD14-、CD4-、CD16+、CD2-、CD11b+、CD36-、CD65+;显示原始/幼稚细胞占有核细胞总数的2.05%;请结合临床考虑

图8-24　流式细胞学结果

检测结果:

Sample	CT	拷贝数	Sample	CT	拷贝数	MRD
BCR::ABL P210-E3	29.96	1.00E+03	ABL-E3	29.18	1.00E+03	/
BCR::ABL P210-E4	25.87	1.00E+04	ABL-E4	25.07	1.00E+04	/
BCR::ABL P210-E5	22.67	1.00E+05	ABL-E5	21.79	1.00E+05	/
BCR::ABL P210-E6	19.31	1.00E+06	ABL-E6	18.54	1.00E+06	/
BCR::ABL P210	23.86	4.69E+04	ABL	23.43	3.64E+04	128.59%
CF	0.48		IS转化后比值*			/

*IS转化后比值=MRD×CF,仅当转化前比值MRD<1%时,具有参考意义。
结论:经检测该患者BCR::ABL P210融合基因为128.59%

图8-25　基因检测结果

【核型分析图像】

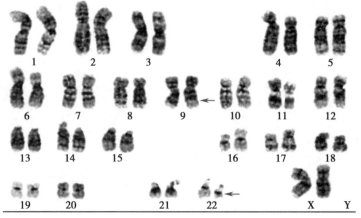

【检验结果】
46, XX, t（9;22）（q34;q11.2）［20］

图8-26　染色体分析结果

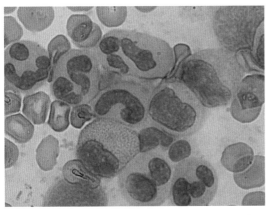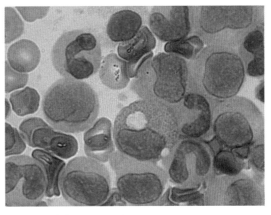

图 8-27　细胞化学染色结果(NAP 染色,1 000×)

【考核内容】

1. 外周血各期粒细胞(包括中性、嗜酸性及嗜碱性粒细胞)的形态学特点。

2. 慢性髓细胞白血病实验室检查特点:血象、骨髓象、细胞化学染色、流式细胞学、基因检测及染色体检查等。

3. 慢性髓细胞白血病外周血报告方式,强调各阶段粒细胞分开报告。

(胡王强)

实验三十三　血栓性血小板减少性紫癜

【实验目的】

1. 掌握血小板仪器检测的原理,影响血小板计数的干扰因素及纠正措施。

2. 了解血小板复检规则的制订及应用。

【患者病历】

患者,男,67 岁。

主诉:因发现血小板减少 2 天入院。

现病史:2 天前因胸部疼痛至医院就诊。

查体:全身皮肤黏膜无黄染,无皮疹、皮下出血、皮下结节、瘢痕,未触及肿大淋巴结。双下肢无水肿。心率 97 次 /min,律齐,心脉率一致,各瓣膜听诊区未闻及杂音。呼吸运动正常,肋间隙正常,语颤正常,无胸膜摩擦感,无皮下捻发感,叩诊清音,双肺呼吸音清,无干、湿啰音,无胸膜摩擦音,语音共振正常。

辅助检查:血常规仪器检测结果见表 8-14。

表 8-14　患者血常规仪器检测结果

检验项目	结果	参考范围	单位
白细胞计数	6.62	3.5～9.5	10^9/L
中性粒细胞百分比	78.2	40.0～75.0	%
淋巴细胞百分比	14.7	20.0～50.0	%
单核细胞百分比	6.8	3.0～10.0	%
嗜酸粒细胞百分比	1.5	0.4～8.0	%

检验项目	结果	参考范围	单位
嗜碱粒细胞百分比	0.3	0.0～1.0	%
中性粒细胞计数	9.05	1.80～6.30	10^9/L
淋巴细胞计数	0.97	1.1～3.2	10^9/L
单核细胞计数	0.76	0.10～0.60	10^9/L
嗜酸细胞计数	0.17	0.02～0.52	10^9/L
嗜碱粒细胞计数	0.03	0.00～0.06	10^9/L
红细胞计数	2.45	4.30～5.80	10^{12}/L
血红蛋白	80	130～175	g/L
红细胞比容	24.8	40.0～50.0	%
平均红细胞体积	101.3	82.0～100.0	fL
平均血红蛋白含量	31.3	27.0～34.0	pg
平均血红蛋白浓度	320	316～354	g/L
红细胞分布宽度	47.5	37.0～54.0	fL
红细胞分布宽度	14.6	10.6～15.0	%
血小板分布宽度	13.4	9.0～17.0	%
血小板计数	6	125～350	10^9/L
血小板压积	0.02	0.07～0.33	%
平均血小板体积	12.1	6.0～14.0	fL
大血小板比率	37.8	13.0～43.0	%

【实验设计要求】

1. 患者血常规结果是否触发复检规则？患者血小板减少是真性减少还是假性减少？应该怎样进行鉴别和验证？若患者外周血涂片镜检结果如图 8-28（左）所示，该如何纠正？

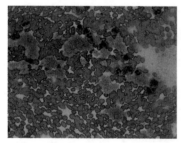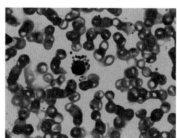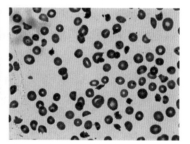

图 8-28　患者外周血细胞涂片显微镜检查结果
注：左图瑞姬氏染色（400×），中图瑞姬氏染色（1 000×），右图瑞姬氏染色（1 000×）。

2. 若外周血涂片镜检可见图 8-28（中）所示，该如何纠正？

3. 外周血细胞形态学分析结果：白细胞分类中性分叶核粒细胞占 75%，中性杆状核粒细胞占 3%，淋巴细胞占 15%，单核细胞占 6%，嗜酸性粒细胞占 1%，晚幼红细胞占 1%，血小板罕见，成熟红细胞形态如图 8-28（右）所示，提示患者需考虑哪些疾病？如何进行鉴别诊断及确诊？

【实验室检查】

入院完善相关检查：钾 5.34mmol/L，二氧化碳结合力 18.5mmol/L，尿素 14.20mmol/L，肌酐 128μmol/L，谷草转氨酶 95U/L，球蛋白 41.6g/L，总胆红素 56.90μmol/L，直接胆红素 19.50μmol/L，间接胆红素 37.4μmol/L，肌酸激酶 504U/L，肌酸酶同工酶 36.5U/L，乳酸脱氢酶 1 029U/L，B 型钠尿肽前体 2 923.00pg/mL，总胆固醇 3.00mmol/L；降钙素原 0.169ng/mL，C 反应蛋白 6.48mg/L，白细胞介素 621.23pg/mL；凝血酶原时间 13.90s，D-二聚体 0.64mg/L，纤维蛋白原降解产物 11.90mg/L；尿常规自动分析：隐血 3+，蛋白弱阳性，维生素 C 3+，比重 1.015；抗核抗体（IgG 型）1∶1 000（++），抗 SSB 抗体强阳性（+++），抗 Ro52 抗体强阳性（+++），抗 SSA 抗体强阳性（+++），抗 SSA 抗体＞400.00RU/mL，抗 SSB 抗体＞400.00RU/mL，抗 Ro52 抗体＞400.00RU/mL；ADAMTS13 活性 16%，目前患者诊断为血小板减少，患者突发意识障碍，不能言语，监测血压（140～150）/（75～90）mmHg，氧饱和度 95%～99%，请神经内科急会诊，建议完善头颅 CT。急诊检查头颅 CT，阅片未见明显出血灶。

【考核内容】

根据现有的检查结果，患者最有可能诊断哪种疾病？诊断依据是什么？

（张慧慧）

实验三十四　尿液标本异常原因待查（肾病综合征方向）

【实验目的】

1. 掌握尿液有形成分的形态及尿液干化学结果的解读，并能运用于肾病综合征的实验室诊断和鉴别诊断。

2. 熟悉尿液干化学检查、尿沉渣定量分析和尿沉渣显微镜镜检的联合检查，完成对患者从尿液常规检测到尿红细胞形态，再到相关生化检测等技术的综合运用。

【患者病历】

患者，女，69 岁。

主诉：因反复双下肢水肿 5 个月，再发加重 1 周入院。

现病史：患者自诉 5 个月前无明显诱因出现双下肢水肿，水肿呈对称凹陷性，无低热、皮疹、口腔溃疡、脱发、关节疼痛、腰痛等，患者先后就诊于某医院，完善相关检查后诊断为肾病综合征，予醋酸泼尼松治疗，患者仍有反复水肿，1 周前水肿再发加重，自服“呋塞米”治疗，水肿有消退，现患者为求进一步诊治来院，门诊以“肾病综合征”收入院。病程中，患者精神、饮食、睡眠稍差，大便通，尿中泡沫增多，尿量不详，近 1 周体重下降了 2kg。

查体：体温 36.3℃，呼吸 20 次/min，脉搏 84 次/min，血压 130/76mmHg；发育正常，营养良好，体型正常，自主体位，表情自如，慢性病容，神志清楚，步态正常，语言清晰。颜面、眼睑水肿，双肺呼吸音清，未闻及干湿性啰音，心率 84 次/min，律齐，各瓣膜听诊区未闻及杂音，腹软，无压痛、反跳痛，双肾区无叩痛，双下肢对称性凹陷性水肿。

既往史：平素体质一般，否认冠心病，无传染病病史；否认药物、食物过敏史。无手术史，无输血史，否认冶游史及精神创伤史。

初步诊断：肾病综合征。

辅助检查：①尿常规检查结果见表 8-15；②尿红细胞形态检查结果见表 8-16；③生化检查结果见表 8-17。

表 8-15　患者尿常规结果

项目名称	结果	单位	参考区间
[外观]			
颜色	淡黄色	—	淡黄色
透明度	微混	—	清晰透明
[尿液干化学分析]			
比重	1.015	—	1.003～1.030
酸碱度	5.5	—	4.5～8.0
尿蛋白定性	3+	—	阴性
隐血或红细胞	2+	—	阴性
白细胞酯酶	阴性	—	阴性
亚硝酸盐	阴性	—	阴性
尿葡萄糖	阴性	—	阴性
酮体定性	阴性	—	阴性
尿胆红素定性	阴性	—	阴性
尿胆原定性	阴性	—	阴性
[尿沉渣定量分析]			
红细胞	50.5	/μL	0～33
白细胞	4.4	/μL	0～34
上皮细胞	4.7	/μL	0～51
管型	5.8	/μL	0～1
细菌	19.1	/μL	0～836
电导率	28	mS/cm	3.1～39
[尿沉渣手工镜检]			
透明管型	0～2	/HP	
颗粒管型	2～4	/HP	

表 8-16　患者尿红细胞形态

项目名称	结果	单位	参考区间
正常红细胞	18	%	—
皱缩红细胞	15	%	—
影形红细胞	14	%	—
棘形红细胞	6	%	—
大红细胞	4	%	—
小红细胞	19	%	—
环形红细胞	24	%	—
口型红细胞	0	%	—
泪滴形红细胞	0	%	—
红细胞(高倍视野)	6～9	/HP	0～3

注:实验室提示异形红细胞占82%,棘形红细胞占6%,提示肾小球源性血尿可能性大。

表 8-17　患者生化检验结果

项目名称	结果	单位	参考区间
尿素	11	mmol/L	2.6～7.5
肌酐	113	μmol/L	53～97
估算肾小球滤过率	43	mL/min	56～122
尿酸	590	μmol/L	155～357
总胆固醇	11.53	mmol/L	3.49～5.18
三酰甘油	3.17	mmol/L	0.25～1.71

【实验设计要求】

1. 针对该患者的尿液标本,检验科要进行哪些实验操作?

2. 针对该患者上述检查将会使用到哪些试剂和耗材?

3. 针对该患者标本所完成的实验,请按照规范报告检验结果。

【考核内容】

1. 针对该患者的尿液有形成分检查操作流程。

(1)标本的正确留取。

(2)使用自动尿液分析仪进行尿液检测。

(3)对尿液标本进行离心、涂片、镜检。

2. 针对该患者的尿液有形成分检查内容　包括红细胞、白细胞、上皮细胞、管型、结晶、细菌、真菌等。

(1)正确辨别各类有形成分的形态。

(2)正确计算显微镜下有形成分的数量。

3. 针对该患者的尿液红细胞形态检查内容　包括正常红细胞、棘形红细胞、小红细胞、环形红细胞等。

4. 针对该患者的血液相关生化检测　包括尿素、肌酐、尿酸、总胆固醇、三酰甘油等。

5. 针对该患者的全部检验结果是否符合肾病综合征的判断标准。

6. 结果报告。

(杜　明)

实验三十五　尿频、尿急、尿痛原因待查（尿路感染方向）

【实验目的】

1. 掌握细菌性、结核性和真菌性泌尿系统感染的实验室诊断和鉴别诊断。

2. 熟悉尿液细胞与细菌的识别及多种染色技术的内容和方法;完成对尿液标本从常规检测到培养和药敏试验等技术的综合运用。

【患者病历】

患者,女,31 岁。

主诉:尿频、尿急、尿痛伴下腹部酸胀痛 1 天。

现病史:患者自诉于 1 天前无明显诱因出现尿频、尿急、尿痛、排尿不适,伴下腹部酸胀痛,无腰痛,无畏寒、发热,无其他不适。每次尿量不多,尿时无烧灼感。

查体:体温 36.5℃,呼吸 18 次/min,脉搏 72 次/min,血压 110/75mmHg。发育正常,营

养正常,神志清楚,对答切题,急性面容,查体合作。皮肤黏膜无黄染,无瘀斑、瘀点,全身浅表淋巴结未扪及肿大。颈无抵抗,颈静脉无怒张。双肺呼吸音清,未闻及干湿啰音,无胸膜摩擦音。心律齐,各瓣膜听诊区未闻及杂音。腹平软,无明显压痛、反跳痛及肌紧张,无肾区叩痛,肝脾肋下未扪及。

既往史:平素体质一般,否认冠心病、结核病、肝炎、艾滋病、伤寒、痢疾等病史;否认药物、食物过敏史。无手术史,无输血史。预防接种史不详,否认冶游史及精神创伤史。

初步诊断:尿路感染。

辅助检查:①尿常规检查结果见表8-18;②尿培养结果:大肠埃希菌(超广谱β-内酰胺酶,阴性),菌量>10万CFU/mL;③尿药敏培养结果见表8-19。

表 8-18 患者尿常规结果

项目名称	结果	单位	参考区间
[外观]			
颜色	淡黄色	—	淡黄色
透明度	微混	—	清晰透明
[尿液干化学分析]			
比重	1.020	—	1.003~1.030
酸碱度	6.00	—	4.5~8.0
尿蛋白定性	阴性	—	阴性
隐血或红细胞	阴性	—	阴性
白细胞酯酶	3+	—	阴性
亚硝酸盐	+	—	阴性
尿葡萄糖	阴性	—	阴性
酮体定性	阴性	—	阴性
尿胆红素定性	阴性	—	阴性
尿胆原定性	阴性	—	阴性
[尿沉渣定量分析]			
红细胞	11	/μL	0~33
白细胞	1 431	/μL	0~34
上皮细胞	39	/μL	0~51
管型	0	/μL	0~1
细菌	>10 000	/μL	0~836
电导率	21	ms/cm	3.1~39

表 8-19 患者尿药敏结果

抗生素	结果	敏感性	方法	折点 敏感	折点 耐药
氨苄西林	≤2	敏感	MIC	≤8	≥32
氨苄西林/舒巴坦	≤2	敏感	MIC	≤8	≥32
哌拉西拉	≤4	敏感	MIC	≤8	≥32
哌拉西拉/他唑巴坦	≤4	敏感	MIC	≤8	≥32
替卡西林/克拉维酸	≤8	敏感	MIC	≤16	≥128

续表

抗生素	结果	敏感性	方法	折点	
				敏感	耐药
头孢呋辛	≤1	敏感	MIC	≤8	≥32
氨曲南	≤1	敏感	MIC	≤4	≥16
头孢噻肟	≤1	敏感	MIC	≤1	≥4
头孢曲松	≤1	敏感	MIC	≤1	≥4
头孢他啶	≤1	敏感	MIC	≤4	≥16
头孢吡肟	≤1	敏感	MIC	≤2	≥16
头孢泊肟	≤0.25	敏感	MIC	≤2	≥8
环丙沙星	≥4	耐药	MIC	≤0.25	≥1
左氧氟沙星	4	耐药	MIC	≤0.5	≥2
莫西沙星	≥8	耐药	MIC	≤2	≥8
亚胺培南	≤0.25	敏感	MIC	≤8	≥32
美罗培南	≤0.25	敏感	MIC	≤1	≥4
厄他培南	≤0.5	敏感	MIC	≤0.5	≥2
多尼培南	≤0.12	敏感	MIC	≤1	≥4
四环素	≤1	敏感	MIC	≤4	≥16
庆大霉素	≥16	耐药	MIC	≤4	≥16
妥布霉素	8	中敏	MIC	≤4	≥16
阿米卡星	≤2	敏感	MIC	≤16	≥64
替加环素	≤0.5	敏感	MIC	≤2	≥8
头孢唑啉（单纯性尿路感染）	24	敏感	KB法	≥15	≤14
头孢哌酮/舒巴坦	34	敏感	KB法	≥21	≤15
米诺环素	19	敏感	KB法	≥16	≤12
磷霉素	34	敏感	KB法	≥16	≤12

注：报告说明①MIC的结果和折点的单位是µg/mL；②KB法指纸片扩散法，结果和折点的单位是mm。

【实验设计要求】

1. 针对该患者的尿液标本，检验科要进行哪些实验操作？

2. 针对该患者上述检查将会使用到哪些试剂和耗材？

3. 针对该患者标本所完成的实验，请按照规范报告检验结果。

【考核内容】

1. 针对该患者的尿液常规检查　应包括尿液干化学检查、尿液有形成分分析和尿沉渣镜检。

（1）尿液干化学检查：与尿路感染相关指标有白细胞酯酶和亚硝酸盐。

（2）尿液有形成分分析：白细胞升高、细菌计数异常。

（3）尿沉渣镜检：白细胞升高，观察到细菌或真菌、白细胞管型。

2. 针对该患者的尿液染色检查　革兰氏染色镜检、抗酸染色镜检。

3. **针对该患者的尿液培养**　包括定量培养、培养基的选择、培养条件的选择。

4. **针对该患者的培养菌株鉴定**　包括常规细菌、真菌或抗酸杆菌的鉴定与药敏。

5. **针对该患者的结果报告**　包括微生物数量的报告、报告的格式和规范性。

（陶传敏　杜　明）

实验三十六　发热原因待查（细菌感染）

【实验目的】

掌握细菌性、病毒性、非典型病原体和真菌性感染的炎症指标变化特征。能够合理选择感染的血清学标志物，并根据检测数值对结果进行分析思考。知晓细菌感染性的发热患者临床标本的规范采集、送检。

【患者病历】

患者，男性，65岁。

主诉：反复发热10余天。

现病史：患者自诉于10余天前无明显诱因出现发热，自测体温最高达39℃，伴头痛，位于左侧颞部，伴腰痛，无鼻塞、流涕，无咳嗽、咳痰，发热前出现畏冷、寒战，发热，服用退烧药缓解，无尿频、尿急、尿痛，无皮疹、瘀斑，无腹痛、腹泻，无黏液便及黑便，无其他不适。

查体：体温39℃，呼吸32次/min，脉搏105次/min，血压91/67mmHg。发育正常，营养正常，神志清楚，对答切题，急性面容，查体合作。皮肤黏膜无黄染，无瘀斑、瘀点，全身浅表淋巴结未扪及及肿大。颈无抵抗，颈静脉无怒张。双肺呼吸音清，未闻及干湿啰音，无胸膜摩擦音。心率律齐，各瓣膜听诊区未闻及杂音。腹平软，无明显压痛、反跳痛及肌紧张，无肾区叩痛，肝脾肋下未扪及，Murphy征阴性，移动性浊音阴性，双下肢无浮肿。

既往史：平素体质一般，3周前因腰痛就诊于我院完善腰椎CT检查，提示腰椎间盘突出，否认冠心病、高血压、结核病、肝炎、艾滋病、伤寒、痢疾等病史；否认药物、食物过敏史。无手术史，无输血史。预防接种史不详。

辅助检查：血常规、红细胞沉降率、C反应蛋白、白细胞介素6、降钙素原、肝素血浆结合蛋白、1, 3-β-D-葡聚糖（G试验）和血培养的结果见表8-20、表8-21。

表8-20　患者实验室检测结果

检测项目	检测值/检测结果	参考范围	单位
白细胞	11.2	3.5～9.5	10^9/L
中性粒细胞比例	85.2	40～75	%
C反应蛋白	48	0～10	mg/L
红细胞沉降率	39	0～20	mm/h
降钙素原	1.26	<0.5	ng/mL
肝素血浆结合蛋白	51.7	≤15	ng/mL
1, 3-β-D-葡聚糖	35	0～100	pg/mL
白细胞介素6	291.05	0～10.3	pg/mL

表 8-21　患者血培养结果

××××××医院检验科微生物培养报告单

姓名:×××	住院号/门诊号:××××××	标本号:20221021005	申请时间:2022-10-21 09:44
性别:男	科别:急诊科	标本类型:血液	采样时间:2022-10-21 09:48
年龄:65 岁	组合项目:血培养(需氧)	诊断:发热待查	申请医生:×××

菌名:豚鼠气单胞菌(Aeromonas *caviae*)

抗生素	英文名	敏感度	MIC(μg/mL)	MIC 折点(μg/mL)
哌拉西林	Piperacillin	敏感(S)	16	≤16, ≥128
哌拉西林/他唑巴坦	Piperacillin/Tazobactam	敏感(S)	≤20	≤16/4, ≥128/4
头孢噻肟	Cefotaxime	敏感(S)	≤1	≤8, ≥64
头孢曲松	Ceftriaxone	敏感(S)	≤1	≤8, ≥64
头孢哌酮	Cefoperazone	敏感(S)	≤1	≤16, ≥64
头孢他啶	Ceftazidime	敏感(S)	≤1	≤8, ≥32
头孢吡肟	Cefepime	敏感(S)	≤1	≤8, ≥32
氨曲南	Aztreonam	敏感(S)	≤1	≤8, ≥32
亚胺培南	Imipenem	敏感(S)	0.25	≤4, ≥16
美罗培南	Meropenem	敏感(S)	≤0.25	≤4, ≥16
环丙沙星	Ciprofloxacin	敏感(S)	≤1	≤1, ≥4
左旋氧氟沙星	Levofloxacin	敏感(S)	≤1	≤2, ≥8
米诺环素	Minocycline	敏感(S)	2	≤4, ≥16
阿米卡星	Amikacin	敏感(S)	≤2	≤16, ≥64
庆大霉素	Gentamicin	敏感(S)	2	≤4, ≥16
妥布霉素	Tobramycin	敏感(S)	1	≤4, ≥16
复方新诺明	Trimethoprim/Sulfamethoxazole	敏感(S)	≤40	≤2/38, ≥4/76

评价:

接收者:×××	检验者:×××	审核者:×××
接收时间:2022-10-21 10:15	仪器编号:VITEK2	报告时间:2022-10-23 08:07

【实验设计要求】

1. 针对该患者的体温,如何判断患者为感染性发热或非感染性发热?选择哪项血清标志物来进行鉴别?

2. 针对该患者的临床症状和实验室检查结果,如果考虑感染性发热,如何确定感染部位、感染源及感染途径?需要进行哪些辅助检查来确认或者排除?比如细菌涂片、真菌涂片、抗酸杆菌涂片、细菌培养、真菌培养、感染宏基因测定等,请先列出检查项目和需要的试剂清单。

3. 针对该患者,血培养阳性,如何正确进行三级报告?

4. 针对该患者的病原菌,如何选择合适的抗菌药物和方法进行药敏试验?规范的药敏报告包括哪些内容?

【考核内容】

1. 血常规结果异常的临床意义　包括白细胞总数,中性粒细胞计数及比例,白细胞形态学改变,如核左移等。

2. 感染血清标志物的选择及结果的正确解读　包括红细胞沉降率、C反应蛋白、白细胞介素6、降钙素原、肝素血浆结合蛋白、内毒素、1,3-β-D-葡聚糖(G试验)。

3. 病原学检验　怀疑感染部位的细菌涂片、真菌涂片、抗酸染色和细菌培养、真菌培养,血培养的选择和结果的判读。

4. 培养菌株的鉴定及其培养结果报告　包括常规细菌、真菌或抗酸杆菌的鉴定与药敏,微生物的报告,报告的格式和规范性。

(黄连江)

实验三十七　头痛发热病因待查(真菌感染)

【实验目的】

1. 掌握细菌性、结核性和真菌性中枢神经系统感染的实验室诊断和鉴别诊断。

2. 熟悉真菌鉴定的染色技术和鉴定及药敏试验方法;完成对脑脊液标本从常规检测到培养和药敏试验等技术的综合运用。

【患者病历】

患者,男,62岁,长期从事林业工作。

主诉:反复咳嗽3个月余,偶有咳血气喘,近3天发热、头痛。

现病史:患者于3个多月前无明显诱因出现咳嗽,痰少色白,就诊于当地卫生院行CT示双肺炎症改变,转结核科门诊,查痰找抗酸杆菌、PPD试验均阴性。半月前咳嗽加重,伴咯血,颜色暗红,约10mL/日。遂就诊于当地医院,予"头孢哌酮舒巴坦1.5g q8h",后多次出现发热,最高39℃,多于午后出现。行支气管刷检查TB、一般细菌涂片、结核T-spot试验均阴性;肺穿刺病理提示:肺泡碳素沉积。期间血常规、CRP、PCT均较前增高,肺CT示炎症较前进展。调整使用"复方新诺明"经验性抗诺卡菌,加用"亚胺培南"抗菌及"利福平、异烟肼、乙胺丁醇"抗结核治疗,同时高浓度吸氧,患者病情逐步加重,血氧维持在80%~90%。2023年2月22日15:00患者因"发热、头痛,伴呕吐"就诊神经内科,头痛以前额部、双侧颞部胀痛为主。

查体:体温39.5℃,心率133次/min,血压154/92mmHg。神志淡漠,嗜睡,答非所问,四肢肌力5级,肌张力正常,四肢肌腱反射正常,双侧病理征阴性,脑膜刺激征阳性:颈项强直、Kernig征、Brudzinski征阳性。双肺听诊呼吸音粗,右肺闻及湿性啰音。

既往史:平素体质一般,否认冠心病、结核病、肝炎、艾滋病、伤寒、痢疾等病史;否认药物、食物过敏史。无手术史,无输血史。预防接种史不详,否认冶游史及精神创伤史。

初步诊断:脑膜炎,肺炎。

入院相关检查:

影像学:肺部CT显示双肺弥漫性渗出实变,以下肺为主,伴右侧气胸。头颅MRI示大脑双侧颞叶环形强化灶,脑干前缘脑膜强化,脑实质水肿。

实验室检查:血气:PaO_2 70mmHg,$PaCO_2$ 47mmHg,pH=7.248,BE 6.6,Lac 1.7mmol/L,氧合指数82。血常规:WBC $16.15×10^9$/L,CRP 103mg/L,PCT 5.1ng/mL,ALB 25g/L,肝肾功正常。凝血:PT 12.4s,APTT 25.3s,FIB 5.6g/L,D-二聚体7.51mg/L,FDP 17.2mg/L,AT-Ⅲ 83.2mg/L。心脏彩超:EF 42%,肺动脉压34.8mmHg。免疫全套阴性。无艾滋病病史。

脑脊液常规和生化检查结果见表 8-22,血清隐球菌荚膜抗原 CrAg 阳性,滴度 1∶2 560。脑脊液压力 150mmH$_2$O。

表 8-22　患者脑脊液检查结果

项目名称	结果	单位	参考区间
［外观］			
颜色	淡黄色	—	无色
透明度	浑浊	—	清晰透明
量	3	mL	
［理化］			
潘迪氏试验	阳性 ↑	—	阴性
细胞计数	40 ↑	10^6/L	0～8
有核细胞计数	22 ↑	10^6/L	0～5
氯	105 ↓	mmol/L	120～130
葡萄糖	1.2 ↓	mmol/L	2.2～4.4
微量总蛋白	0.5 ↑	g/L	0.15～0.45
［其他检查］			
墨汁染色	可见厚荚膜隐球菌孢子	—	阴性
隐球菌荚膜抗原	阳性	—	阴性

【实验设计要求】

1. 针对该患者的脑脊液标本,检验科(临检组和微生物组)要进行哪些实验操作?

2. 针对该患者上述检查将会使用到哪些试剂和耗材?

3. 针对该患者标本所完成的实验,请按照规范报告检验结果。

【考核内容】

针对该患者的脑脊液常规检查,应包括脑脊液理化、革兰氏染色和墨汁染色及镜检,脑脊液标本的培养及药敏试验。重点关注以下几方面的考核:

1. 如何从实验室检查结果上区分细菌性、结核性和真菌性中枢神经系统感染?

2. 如何从标本直接镜检、染色、血清学、分子生物学、真菌培养等多方法诊断隐球菌脑膜炎?

3. 如何鉴别新型隐球菌和格特隐球菌?掌握隐球菌的菌落和镜下特点及重要生化特点。

4. 隐球菌药敏试验方法和药敏报告特点(注意临床折点和流行病学界值区别)。

5. 注意危急值报告。

（徐和平）

实验三十八　腹痛、腹泻病因待查（沙门菌感染）

【实验目的】

1. 掌握细菌性胃肠道感染的实验室诊断和鉴别诊断。

2. 熟悉沙门菌鉴定及药敏试验方法；完成对粪便标本从常规检测到培养和药敏试验等技术的综合运用。

【患者病历】

患者，男，2岁8个月。

主诉：腹痛、腹泻、发热2天。

现病史：家属代述患儿这两个月来多次腹泻，每次腹泻服用头孢菌素抗生素后好转，但好转后半月余又开始腹泻。本次于2天前开始，一天10余次，大便为水样不成型，可见鲜红色黏液，有胶冻状物排出，自昨天晚上开始有低烧，自测体温38.5℃，呕吐2次，于2023年5月8日8:15就诊儿内科。患者自发病以来，食欲减退，睡眠尚差，体重无明显降低。

查体：体温39℃，呼吸30次/min，脉搏120次/min，血压110/72mmHg。患儿发育正常，营养中等，自主体位，查体基本配合，全身皮肤黏膜未见瘀点瘀斑，无黄染，全身浅表淋巴结不增大，头颅无畸形，眼睑无水肿，结膜无充血，巩膜无黄染，双侧瞳孔等大等圆，对光反应灵敏。鼻腔通畅，颊黏膜无溃疡，双侧扁桃体不大，胸廓无畸形，听诊有轻微湿啰音。但精神状态萎靡。血常规：WBC 14.13×10^9/L，N 87%，L 10%，CRP 63mg/L。大便常规：稀、糊状，有胶胨状物；镜检可见白细胞和脓球15~30/HP，红细胞10~20/HP，粪便隐血试验(+)。

既往史：患儿平素体质一般，近两个月来体重增加不明显，否认结核、肝炎、伤寒、痢疾等传染病病史；否认药物、食物过敏史。无手术史，无输血史。预防接种史正常。

初步诊断：细菌性胃肠炎。

入院后立即送检血常规、尿常规及粪便常规检查，以及粪便和血液培养等一系列实验室检查，结果见图8-29。

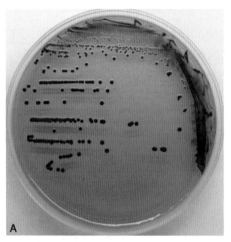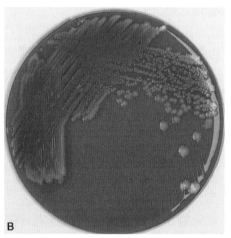

A. 粪便接种SS培养基培养24h后菌落；B. 血培养报阳后转种血琼脂平板培养24h后菌落。

图8-29　培养基上菌落特点

【实验设计要求】

1. 针对该患者的粪便标本，检验科（临检组和微生物组）要进行哪些实验操作？

2. 针对该患者上述检查将会使用到哪些试剂和耗材？

3. 针对该患者标本所完成的实验，请按照规范报告检验结果。

【考核内容】

针对该患者的粪便常规检查，应包括粪便理化、革兰氏染色和墨汁染色及镜检，粪便标本的培养药敏试验。重点关注以下几方面的考核：

1. 如何从实验室检查结果上区分细菌性、病毒性和中毒性腹泻？

2. 掌握粪便常规检验操作，能准确识别脓细胞、红细胞、常见的寄生虫卵形态，熟悉粪便 OB 试验操作。

3. 熟悉血培养和粪便标本培养的流程，能准确地识别培养基上的病原菌和正常菌群。

4. 熟悉肥达反应的操作和报告单解读。

5. 掌握沙门菌血清凝集试验的操作和判断。

6. 掌握药敏 K-B 法试验的操作步骤，熟悉沙门菌药敏的报告特点。

7. 了解传染病报告制度。

（徐和平）

实验三十九　寄生虫疾病原因待查

一、线虫感染

【实验目的】

1. 根据患者临床表现、相关实验室检查、流行病学调查能够判断患者是否感染寄生虫及大概是哪类寄生虫感染。

2. 根据患者临床表现选择适宜的临床标本，并选择合适的实验室检查方法。

3. 能够标准化操作各种寄生虫检查方法，对实验结果进行准确判读，出具正确的实验室诊断报告。

【患者病历】

患者，女，56岁，农民。

因"眩晕乏力、心悸伴全身无力偶有腹痛等症状一年多"入院。患者自述一年前开始出现阵发性眩晕伴心慌气短，全身乏力，有时会出现腹痛、腹胀等症状，喜欢生食黄豆，无明显诱因。

查体：患者神志清，腹软，无恶心、呕吐、耳鸣等症状。无既往病史、药物及食物过敏史。患者皮肤蜡黄，有全身浮肿现象，下肢尤为明显。

患者分别在1年前、半年前各有1次当地医院治疗记录，既往检查嗜酸性粒细胞均有增高。医生未对患者进行流行病学调查，均按缺铁性贫血治疗，给予输血、补血药物治疗后患者好转。出院数周又出现相应症状，且有加重趋势，随后来我院就诊。

入院后完善相关检查，实验室检查结果如下：RBC $2.60×10^{12}$/L，Hb 50g/L，HCT 20.12%，MCV 77.4fL，MCH 19.2pg，MCHC 249g/L，EO 35%，WBC $14.83×10^{9}$/L，PLT $234×10^{9}$/L。尿常规、生化检测项目、肿瘤标志物、甲状腺等实验室检查均无异常。患者粪便性软、黄色，无明显黏液和血丝，粪便潜血阳性。对患者进行流行病学调查后发现，患者有赤脚在田地劳作的习惯。

根据患者临床表现及实验室检查考虑寄生虫感染可能，采集患者粪便进行实验室检查后查见寄生虫卵（图 8-30），诊断为寄生虫病。对患者进行驱虫治疗及对症治疗后，患者痊愈，半年后随访，患者再无以上不适状况。

【实验设计要求】

1. 请根据患者血常规检查结果判断患者的贫血类型。

2. 请列举患者临床表现及实验室检查提示寄生虫感染可能的指征。

3. 根据患者的临床表现、实验室检查及病史,提示可能被哪种寄生虫感染?

4. 根据疑似感染寄生虫类型,可对患者粪便标本采用哪些适宜的实验室检查方法?并进行方法学评价。

5. 请对患者粪便标本镜下所见虫卵(图8-30)进行形态描述,判定为哪种寄生虫感染?

6. 请根据粪便标本镜检结果出具病原学诊断报告。

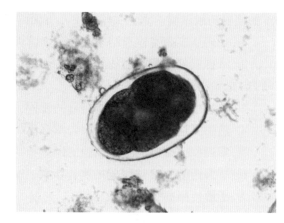

图8-30 线虫卵镜下形态

【分析讨论】

1. 患者在当地医院未能明确病因的原因是什么?

2. 该寄生虫病的感染途径及如何预防再次感染。

(梁晓萍)

二、疟原虫感染

【实验目的】

1. 根据患者的临床表现,可以与相应寄生虫的致病及临床特征相联系。

2. 能够对患者进行流行病学调查。

3. 镜下识别常见疟原虫形态特征。

4. 能够对疑似疟疾患者进行标准的标本采集及相应的实验室检查操作,能对实验结果进行准确判读,并出具相应报告。

【患者病历】

患者,男,33岁,无既往病史。5天前开始发热,自行服用感冒药、退烧药,症状未缓解,随后因"不明原因发热"入院治疗。患者入院后常规检测项目均未出现明显异常。对患者体温进行记录后发现其每次发热前有寒战现象,随后出汗体温恢复正常,数小时后又出现寒战、发热、退热现象。遂对患者进行流行病学调查,了解到患者1个月前有非洲旅行史,考虑是否为疟原虫感染。

【实验设计要求】

1. 如果怀疑患者疟原虫感染,应采集何种标本进行病原学检查?

2. 疟原虫病原学检查常用的方法是什么?应该如何操作?注意事项有哪些?对常用实验方法进行方法学评价。

3. 常见疟原虫分哪几种?患者可能感染哪种疟原虫?

4. 如果对患者临床标本进行涂片染色后,观察到图8-31所示镜下形态,请识别疟原虫种类、图中有

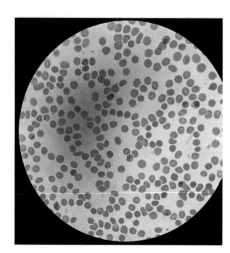

图8-31 疟原虫镜下形态

哪些虫期、对不同虫期的形态进行描述。

5. 患者出现的临床症状与疟原虫的发育过程有何关系?

6. 请根据镜下形态进行病原学诊断,出具实验室诊断报告。

【分析讨论】

1. 疟原虫虫种鉴别的方法。

2. 我国目前疟疾流行状况及以后流行趋势。

3. 疟疾的防治措施有哪些?

（梁晓萍）

三、蠕形螨感染

【实验目的】

1. 可使用透明胶纸法或挤压法对蠕形螨进行病原学检查。

2. 识别蠕形螨的镜下形态。

3. 鉴别毛囊蠕形螨与皮脂蠕形螨。

【实验材料】

不同类型透明胶纸、洁净载玻片、记号笔、显微镜等。

【实验设计要求】

1. 以小组为单位进行实验操作设计及结果比对。

2. 采样前对采样部位进行彻底清洁、普通清洁、不清洁等操作,清洁皮肤的同学以不同的方式进行皮肤护理(保湿水、保湿乳、保湿霜等),记录采样起始时间及采样结束时间。

3. 小组内成员以不同规格类型的透明胶纸进行取样,每人采集两个以上部位的标本。将透明胶纸粘贴在不同的采样部位,并用手指按压紧实。因胶纸规格不同,采样后的标本量不同。

4. 将已采样的透明胶纸粘贴在洁净载玻片上,显微镜下观察结果。

【实验结果观察】

1. 显微镜下观察采样结果:先低倍镜下查找视野,再高倍镜下观察虫体形态特征。

毛囊蠕形螨(图 8-32)和皮脂蠕形螨(图 8-33)的形态基本相似。螨体细长呈蠕虫状,乳白色,略透明,体长为 0.1~0.4mm,雌虫比雄虫略大,颚体宽短呈梯形,躯体分为足体和末体两部分,末体细长如指状,体表有环形纹。

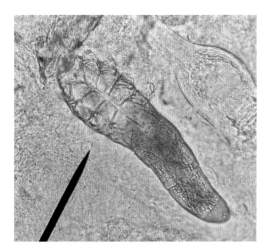

图 8-32　毛囊蠕形螨(400×)

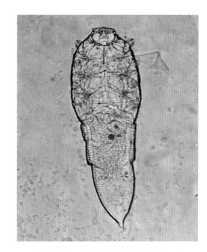

图 8-33　皮脂蠕形螨(400×)

毛囊蠕形螨：较细长,末体占虫体全长的2/3~3/4,末端较钝圆。雌虫有肛道,雄虫无。

皮脂蠕形螨：略短,末体约占躯体全长的1/2,末端尖细呈锥状。雌、雄虫均无肛道。

2. 小组内及组间进行蠕形螨形态分析讨论,对毛囊蠕形螨和皮脂蠕形螨进行形态鉴别。

【分析讨论】

1. 讨论蠕形螨采样的注意事项。

2. 分析蠕形螨阳性检出率的影响因素。

3. 分析自身皮肤状况与蠕形螨检出情况的相关性,并在小组内讨论。

4. 以上讨论结果以小组为单位在实验组内分享。

5. 对小组、大组、班级蠕形螨阳性检出率进行统计学分析,分析蠕形螨检出率与各因素的关系,并与相关文献报道进行比对后形成文字性报告。

（梁晓萍）